密西根大學航空工程博士、Natural Chi Fundation創辦人

丁天格 | 著

進入奇蹟的世界

先天氣運動

書泉出版社 印行

獻給

菩提達摩

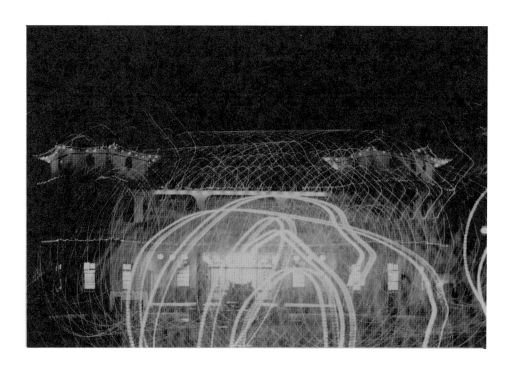

主奉達摩祖師之金龍寺，位於臺灣花蓮市
攝於 1985 年達摩祖師誕辰紀念日。

推薦序 1＿＿＿ **樂見「先天氣」功法的說明與發揚**

　　丁天格博士是一個奇特的人，他有赴美留學生中不算是獨特的工程博士學位，在美國的大學航空機械工程系中擔任教職二十多年。並且在機械共振與有限元素計算領域小有成就。但是使得他特出的是他對於中國傳統氣功的興趣和堅持理性探索的態度。更奇怪的是他居然因為一個小小的特殊機緣學到了他稱之為「先天氣 」的功法之後，廣泛的傳授別人，並且幫助很多人處理了棘手的健康與生死問題。而且居然好端端的將這些經驗用理性的手段，將中國文化中一直不易說明的一些觀念，如「氣 」、「道 」、「空 」、「性 」⋯⋯等，用科技專業和邏輯清楚的兩種特性，以英文像外國朋友介紹，現在又要以中文向華文讀者發表。

　　筆者由於類似作者的科技背景，以及長期對於研究傳統和最新文化思想的興趣，得以見過很多科技界的理論與實用界的氣功老師。除了少數將理論與實踐融合的名師之外，多半無法用理性的語言結合自己練功的成就整理出一套合理與創新的說明，並且長期為他人持續的服務。往往在某一階段就會遇見一些因為自己「身、心、靈 」障礙造成的瓶頸。尤其是被稱之為「習性 」和「因果 」的阻礙更是常見。我雖然只短暫的見過丁博士兩次，而且他也很直接的告知我他在美國的服務是收費的。但我似乎還看不出他的書稿邏輯和氣色有什麼問題。當然我也不能預測未來與保證自己的判斷正確，但是我倒是非常願意繼續觀察丁博士的「先天氣 」功法的未來發展，同時也要邀請讀者與同好一起來探索與討論丁博士的這本書。

　　丁博士書中引用了李嗣涔與王唯工教授對於人體潛能和血液循環共振

的實驗及理論，這都是我個人支持與較為熱衷的領域。因此自然認同丁博士的科技語言和觀點。丁博士並將他的「先天氣」來源直接聯繫到道家和佛家的核心思想：「無為」和「無心（或無念）」，這都是我多年努力才略有體驗的，但仍然不十分明白，卻又從經典中隨處可見，因此自然也無法表達異議。並且希望丁博士能夠累積更多實際體驗和助人個案，來說明和加強立論。因為在科技語言和這種佛道核心思想之間仍然有很多的空白，是不是每一個人都適合直接「契入本心」的練功方式？那為什麼又有這麼多其他的氣功門派？更不要說花了大量社會資源卻被少數外商壟斷的現代醫療體系黑洞？難道我們「回家的路」真是那麼簡單、明瞭嗎？

對於丁博士能夠成功的提升更多中外人士對於中國文化核心觀念的了解，以及促成更多的醫療手法與產業的創新，我是抱著祝福和期望的心情。但是我也知道這些最後的證明，還是要看丁博士本人能否保持當初他以氣功助人的起心動念，以及日後與他周圍學習「先天氣」氣功的學生，能否護持這種根植於「無緣慈、同體悲」的佛道核心思想，促進此時社會典範必須快速轉換和避免人類與地球更多災難的關鍵。

為此我樂於為丁博士的書寫序！

樓宇偉｜博士，中華生命電磁科學學會理事長

推薦序 2 _____ 《先天氣運動》推薦文錦集

「藉由《先天氣運動》，丁天格帶給此一對中醫的真髓與氣的本質之詳盡觀察是完整且精確的。他使用清晰與平易近人的文字，來描述氣與精神能量是如何對人類生活的發展有著深遠的影響。《先天氣運動》確實將組成人類的身、心與靈體結合成一體。主管一個在全世界最具盛名之一的東方哲學與整體療癒中心二十五年以來，我很難得有幸碰見一個對氣的本質之敘述能如此一般地透徹、深入，又引人入勝。」

馬力歐・賓內提 (MARIO BINETTI) ｜瑞士肯特爾整體療癒中心主任

「《先天氣運動》值得每一位從事醫療保健之專家的關注。我將一生歲月投入於主導今日醫療的創新醫藥與器械的一波波浪潮之中，我看到我們對生命的奧祕實在知道得太少。正當全世界的目光都關注於雙股螺旋 (DNA 結構) 或某種新的分子結構之際，天格展示給我們值得去審慎檢驗的另一途徑。在這本書中，天格帶領我們走過固有道家與佛家之精深理念，進而提出一套利用能量來改變我們的物質與精神健康的理論——有可能成為解決當今醫療保健業所面臨的許多難題的殺手級方案的一套理論。」

史蒂夫・華根 (STEVE WIGGINS)
｜ Essex Woodland 健康創投企業常務董事
牛津健康保險公司創辦人與前總裁及董事長

「我不是一個崇尚精神的人，所以剛開始讀《先天氣運動》時，是有些

不以為意的態度。但我很快就因丁天格在陳述他的觀點時所表現出極為清晰與動人心弦的筆觸，而被深深吸引了。當我開始練功以後，我更發現先天氣運動確實就是自然而然。它簡直是不知怎麼樣地移動你，沒有條規，沒有指令。我很快地就意識到我幾乎完全不需具有任何對精神領域的信仰，就能讓先天氣運動發揮出它所能產生的神奇效果，正如我所瞭解的：真正的精神性是真正自然的，無關乎任何思維，也沒有教條需遵守。一旦認識到這點，療癒即開始。」

肯恩・外恩斯坦 (KEN WEINSTEIN) ｜ Big Hassle Media 總裁

「作為一名終生研究中國哲學的學者以及一名從事中醫與療癒技藝的開業醫生，我讀過了數百本這些方面的書籍，但是我可以說，《先天氣運動》是我所讀過最好的一本這類的專著，這是因為此書在思想與文字表達上非常清晰，而且我也贊同天格所推崇的簡明又具有深遠意涵的真理。由於這本書，我對氣、陰陽，以及如何實現生活的平衡有更深入的瞭解。天格的這本書對於生活在黑暗中與全然地明白覺醒之間搭起了橋樑。利用簡潔與高雅的文字敘述以及適當的舉例，他清楚地闡明我們要如何能夠掌握先天賦予的完美健康與幸福。我們正處在人類進化的一個關鍵時刻，天格的這本書提供了指引與希望，讓我們能選擇一條比較開明的途徑。當務之急是在我們痛失良機以前，喚醒我們真正的本性。」

大衛・莫泰 (DAVID MORTELL) ｜ 中醫藥、針灸醫師

前言

威廉 · 史比爾（William Spear）

一九七三年，在我居留丹麥即將屆滿一年之際，我從朋友那裡得知在瑞典的森林裡有一座小木屋可供我在暑期中借住幾個星期。我住在那裡的時間，每日盡性地禁食與練太極拳，不料竟成了我人生中的一個轉捩點。那段時間，物質世界不再是我唯一依據的現實所有，精神世界也不再是個遙不可及的夢境。每天在清新的森林裡散步，我體驗到一種極度的寂靜，是我從不知道有可能達到的境界——並且對此我總是感恩地回應之。

二十年後，我在斯德哥爾摩主持一場週末講座時，受瑞典最大的傢俱製造廠商的邀請，而有機會再次重訪鄉間。在我回倫敦的前一晚，朋友邀請我參加一位美國藝術家的首展開幕接待會。邀請我的朋友認為我會希望認識這位畫家的先生，一位在混沌理論和類似的科學領域內作出重要貢獻的著名量子物理學家。基於能有機會認識一位出名的學者，以及結交當地藝術愛好者的興趣，我欣然前往。到達不久，我看見在場唯一一位看起來有可能是個教授的男士，他穿著一件破舊的魚骨紋夾克，有著一副深不可測的眼神。

我們被引見相識，不一會兒工夫，我們就開始單獨在一起閒聊著北歐式的小菜和瑞典菜的其他面貌。很快地，他直截了當地問我：「你是為了什麼來斯德哥爾摩的？」

「我是個老師，我在這裡有個講座。」

「哦，你教什麼呢？」他緊接著問，想打開潘多拉的盒子。

「我教風水。」

「哦，真的嗎？風水是什麼？」

「這個嘛，它是探討人與其所處環境間關係的一門學問。」

「我懂了。它是怎麼一回事呢？」

這裡是一個絕頂聰明的人，慣於以極為簡短的程序來搞清楚事物之原委，諸如一個烤麵包機是如何運作的？或一個碳分子長得像什麼樣子？等等「簡單」的事物。而我的挑戰則是，要對一個可以說是這個星球上最聰明的人解釋何謂「風水」。

「它是一種能量與振動，地球上的「磁力線」(ley lines) 和我們體內的經絡一樣——也就是中國人稱之為『氣』的東西，探討這些能量是如何流通於所有的生命體內。」

他無法置信地睜大了眼睛：「什麼能量？你在說些什麼？」

我設下的計謀似乎正如了我的願。

「我們經由研究古文明而得知古人清楚知道地球磁力線的存在，就像一個南瓜上的隆起線條一樣，以及在地球上有規律的能量流，還有這些能量是如何……」

「沒有什麼規律，」他插嘴說：「它是一場混沌。我們很久以前證明過，你到底在扯些什麼？」

在相當的西洋棋交鋒中，正是這一招，他拿下了我的皇后，我意

識到是該出幾個狠招的時候了。我是在跟一個量子物理學家談論「風水」，所以他的表示懷疑是可想而知的——而且我愈努力去解釋，情形只會愈糟糕，於是我變換我的策略了。

「所以說你懂能量，對不對？還有相對論？」他點頭同意，但他的臉上已呈現出一絲不悅。我靠近他低聲說：「而且你也知道時間與空間……那可是你的領域……」

「嗯哈。」他出聲回應。

現在很靠近他的臉了，就好像我要把原子武器解鎖密碼交給一個情報員一樣，我繼續說：「所以你懂得『無限』，對不對？」大為震驚，他正打算就此作罷之時，我發表了我最後的聲明：「嗯，我們兩人都研究『無限』，但最大的差別是你在裡面研究它，而我卻是由外面往內看。」

毫不掩飾的困惑表情顯示他陷入了困境，他問：「你是怎麼跑出去的？」

正逢其時來將他一軍，我揉了揉我的臉，直視著他的眼睛，說：「我像瘋了的一樣從我的『心』出去的。」

他急忙往後一頓，似乎怕我的下一個舉動可能會從口袋中抽出一把刀，或像蝙蝠俠電影中的小丑般地發出格格笑聲。不論怎麼樣，他想要逃走——於是，轉過身去，他走開了。看來我的傲慢的代價是失去與他閒聊他精彩一生的經過。

一個星期以後，我打電話給邀請我的朋友，謝謝他在我造訪期間的款

待。就在我們的交談接近尾聲時，他說：「我可不可以問你當晚在畫廊裡你跟我的畫家朋友的丈夫之間的閒談？你到底跟他說了些什麼？」

「怎麼了？」我接著問：「發生什麼事了？」

「我的朋友告訴我，當晚回到旅館後，她的丈夫無法入寐而繞著房間踱方步，看得出來還不停地自言自語：『他怎麼跑得出去？怎麼做到的呢？這是不可能的……他怎麼能出得去？』」

大多數人都害怕像得了失心症般「離心而去」的想法。在現實裡，卻沒有什麼比能短暫地從不休止的紛擾嘈雜聲中脫離而休息一下更令人愜意的了，因為這樣的劇本每日反覆演出千百回。在我們頭腦內的不停的喧鬧聲大多是告訴我們與事實相反的東西，我們的心裡會念：「別光坐在那裡不動，做些事情！」「要有所為！」「完成它！」「讓此事成！」而這麼一個玩笑話：「別盡在做事情，坐著！」很有可能來自於丁天格。

我跳出了我的「心」，這在很大一部分上得感謝練「先天氣運動」所產生的自發表現。我自我青少年時期就會冥想靜坐，但跟先天氣運動比起來可是完全不一樣。在練先天氣運動時，我們不用咒語或手印，我們不需暗號，同時也不必面對特定方向或練某一特定功法。

丁天格，一個謙恭之人，他的人生旅程上的體驗引導他將其一生之信賴置之於心性之上，他已默默地影響了成千上萬的人們回歸到萬物的根源，同時又能不費力地體驗內心中的寂靜──我們每個人都擁有的療癒能力。他似乎體現了老子──我最崇信的哲學家之一──的教導精義中所說的：「絕學無憂。」天格是那種罕見的教師，他不教你如何去做，或如何去思考，他這位療癒大師深識所有的療癒皆發之於內。

　　物質層面與振動世界之間的橋樑存在於像丁天格這樣普通人的生活領域中。自古中國的大學哲人有謂：「大隱隱於市。」實際上，作為一個工程師與科學家，天格是一個大隱，他研究實質的橋樑以確認你開車過橋從河流的此岸到彼岸是安全無虞的。但他更是一個大隱，其所從事的是去鑽研更重要的橋樑，來跨越我們的覺性與所有生命體之間的隔閡，亦即聯結我們到無形世界的橋樑。

　　這本書不會要求你相信任何東西，因為真理總是比那些東西來得簡單得多。你將體驗到「先天氣運動」是如此接近天然的本源，而且等著你去體驗的會是你一生難得的一次機會。恭賀你踏出此旅程的第一步。當我們脫離我們的「心」時，所呈現的一切是如此美妙——而且正是現今世界所迫切需要的，或許可說是比歷史上的任何時刻都更加需要。在一會兒工夫裡，離開你的「心」可能意味著你的念頭跑到你的左手肘上，或你的右肩胛骨上；不過，再多練一會兒之後——等你身上的堵塞緩解了，你稍稍脫離開你大腦的思維，同時前方的路開啟了——你會發現你到了那裡，就是你一直在等你自己的地方，在你那光輝燦爛的心房裡。

　　我在瑞典禁食的那段記憶，讓我回想起那個時光是多麼地無憂無慮，但是還得感謝天格提供了工具讓我回到我曾經歸屬的地方。

　　當我們走出自己心中的森林，而且最終能看清所有的樹木，我們將永遠無法再對事物的複雜性有所妥協。這本書提供所需的資料來進行此趟旅程，那正是走向我們本性世界的旅程。

威廉 · 史比爾（William Spear）
| 總裁－祈福基金會 (Fortunate Blessings Foundation)
www.williamspear.com litchfield,connecticut summer,2010

中文二版序

　　本書首版是以《氣運動》為書名而出版的。我經過再三的考慮，決定還原它原有的書名——《先天氣運動》，亦即英文版原著 Natural Chi Movement 的中譯名。

　　這本書的主旨是為了建立一個合理、完整的理論基礎來闡述與引導大家認識，進而進入精神的世界。自出書至今已過數年，綜合讀者的建言與我自己持續對書中論述再三驗證，發現所有理論與陳述都尚屬無誤。因此，新版除了增加一些新的資料與想法外，沒有對原文作大幅修改，僅在文字上做些優化與改正。

　　最主要的改變大多集中在第八章〈醫藥與療癒〉中。這其中反應了過去幾年裡所發生的變化。尤其是在這段時間裡，我在觀察與幫助病患的療癒過程中，所得到的領悟與看法。

　　我利用氣所具有的超凡特性幫助許多有意或無意的人來療癒他們的病痛。所謂氣的超凡特性是在它的非物質層面，也就是「無」的層面，例如無遠弗屆、無所不至、無所限量等等。長久以往，我們僅能在宗教教義乃至於神鬼傳說中接觸到這些緲無邊際的概念，所幸先進的科學研究已有跡象顯示非物質現實的存在。我想假以時日這些概念不僅不是無稽之談，而會成為真正科學不可或缺的概念。如此一來，目前所謂的科學反而會成為未來人眼中的不科學甚或野蠻不文明。

　　總而言之，氣的這種特性允許我在醫療的探索途中可以說是無往不利、事倍功半。許多現今醫學所不可突破與認識的醫療上的難題，都有機會在我個人的醫學研究中有所斬獲。雖然我可能還沒有完整的解答，但卻有機會得悉可行的正確途徑或至少能確定目前醫療所誤入之歧途。如果有幸在未來我的看法得到肯定而造成人類在醫學上的革新，那豈不也間接肯定了氣在幫助我們認識真理的有效優越性。

　　《先天氣運動》是一本藉由討論氣來引領大家完整認識我們所生活之真實世界的書。它也是有史以來首部以理性的科學與哲學態度來定義與闡述這個世界之精神成分的著作。如此我們的視野大開，進而得以開展人類接下來的進化。而在此書二版付印之際，全世界的政治、經濟都適逢一個詭譎多變之秋。同時機器人與人工智慧的發展與應用也正進入一個新的紀元。科技從此將深入人間，並會對我們習以為常的社會與經濟秩序產生深遠的影響。

　　儘管可預見新科技的發展會促成各行各業的狀態發生大的變革，而且改變的幅度與速度將超乎常人的意料之外。我認為其中最為甚者，可能是醫療行業。人工智慧以及機器人在醫療實踐上的廣泛使用會造成醫療與健保費用大幅降低，而且又能提升醫療的品質與效能。不過，如果我們在醫學理論基礎上沒有革命性的創新與認知，許多目前的不治之症還是無解。因為由不對的理論所引導的科技並不能解決問題。要改變現今的困境，我們不能在錯誤的道路上繼續努力，而要以新視野來另闢蹊徑。正好本書為人體的健康提出了一個嶄新的觀點與理論基礎。它極有可能會對人類新創醫學中發生一定的影響力。為了要在此風雲驟變的時代裡能夠有所實質的貢獻，我趁此改版之際對第八章的內容加以更新與補充。我同時也意識到有必要更詳細與整體地討論我所體會到的醫學上的新概念。希望能為人類未來醫學的創新盡一份綿薄之力。

中文版感言

《先天氣運動 (*Natural Chi Movement*)》——講述的是關於我所倡導的獨特氣功。不過，這不是一本教人怎麼練功的書，卻是一本說明為何以無法勝有法的書。先天氣運動沒有任何功法可教，也沒有任何東西要記得，它呼應了老子所言的「無言之教」與達摩所提出的「不憶一切法」。

十二年前就在心中蘊釀著寫這本書，但一直無從下筆撰此「無言之教」，如此蹉跎四載才開始動筆寫它。為了能以最理性、最客觀也最有邏輯性的態度來探討這個困擾人類千古之久的課題，我決定以非我母語的英文來敘述我的想法，主要是恐陷於古聖賢之文字障而淪為八股文。沒想到此念竟然使得最終的結果非常成功。這本書在探究精神領域的真理上有創新的理論，所有的理論也經過我親自以科學方法反覆加以驗證，結果是令人鼓舞的。

《進入奇蹟的世界》（*Accessing the World of the Miraculous*）是此書的副標題，代表著人類至今對精神世界的無知與嚮往。無知是因為我們無從接近它，由於我們物質屬性上的執著，致使我們連思想都遠不及那個世界。不是我們不想接近精神世界，而是我們不得其法罷了，這本書可算是絕無僅有地為大家提供了一個新的途徑來認識它。說新其實也不新，老子與佛陀早已發現，只是我們一直沒搞懂罷了。唯有無為與無心才進得了那個「無」的世界。無對有是個沒有極限的概念，有了「無」，對我們來說就沒有什麼是不可能的，故而我們都嚮往之。

　　我寫此書不是以練功、修行或做學問者為對象，而是寫給普世大眾的。全書深入淺出環環相扣，一共分為九章，每章各具主題如下所述：

第一章＜奇蹟是怎麼發生的？＞為本書之導論，直述我寫此書之原委與目的。

第二章＜肉體與精神＞表明了人與萬物乃至於整個宇宙的生成具有物質與精神兩大元素，而物質與精神的平衡象徵了和諧與人體的健康。

第三章＜氣＞是以我自己對氣的認識來闡述氣為何物，以及氣在武術、風水、氣功、健康與醫療中所扮演的角色。

第四章＜明其道＞是從哲學的觀點來理解精神世界的存在，引用儒、釋、道的學說來介紹中國哲學之真義。

第五章＜緣起＞敘述我個人自幼練武、練氣至參禪悟道的過程，並牽引出我所考證的「先天氣運動」之起源與思想。

第六章＜先天氣＞說明了先天氣在人體內擔當著平衡物質與精神能量的一種機制，建立了一個理論來詮釋先天氣運作的原理。

第七章＜運動＞運動是先天氣運動原理中不可或缺的一環，本章從近代振動學理論來解析自發運動產生的原理，再結合達摩祖師對運動發生的現象與本性之間的關係。

第八章＜醫藥與療癒＞則討論了中西醫藥的長短，介紹了以氣療癒的方法與展望，引用了許多我發現或實踐的以氣療癒他人的實例來幫助解釋

一些現象的發生。

第九章＜生命、死亡與解脫＞揭露了生命與死亡之間的微妙關係，此為我的一項空前的發現，且有實驗可證實此一新理論。

　　十幾年前，一開始打算要寫這本書時，我沒費多久時間就大致確定了以上九章的大綱、標題，甚至它們的排列順序。結果，這些最初步的想法竟然能完完整整地保存下來，至今看來還是覺得不可思議。其中唯有在少數幾章的名稱上作了些許地更改。不過，最終內容完成得如此圓滿，著實是始料未及，一切過程猶如神助。許多關鍵的觀念和資料都會及時地出現，而且是不偏不倚、不多不少又恰如其分地呈現出來。是自性地顯現？是先天氣的功能彰顯？還是來自精神世界的祝願？無論如何，這本書的成功，由英文版發行後一些無名讀者們的回響中可見一斑，一位讀者這樣寫道：「這本書將困惑人類千古的難題──一個基本上無法以語言文字講出來的東西──表達得清清楚楚，使其必定在人類史上占有一席地位。」

　　雖然此書在編撰時，就以淺顯並平易近人為本，但因為所涉及的題目是如此地不易以平常的思維所能理解，所以為了能更深刻理解本書所闡述的論點，建議多看幾遍，反覆讀個三遍亦不為過（有西方讀者就聲稱讀了三遍才融會貫通），在其間體會到真理時，心中的喜悅自會是無可言喻的。

　　儘管英文版耗時多年才得問世，中文版的誕生也非一蹴可幾。原本以為只要英文的內容正確紮實了，重新寫成中文不就是家常便飯一般了嗎！其實並非如此，中文的白話文似乎尚未進化完全，尤其對精神領域乃至於氣的實質性敘述都缺乏樸實可靠的詞彙可供揮灑自如，稍不留意就會

落入八股，或成了硬生生的譯文，結果不是未盡原意，就是生澀難懂。所以我一開始以為先請人幫我從英文翻成中文，如此對忙碌的我會起些事半功倍的效果，結果事與願違，不但沒有得到預期的效果，還牽引出一些想像不到的，潛在於中西文化本質上差異所形成的問題。因此我不僅要勤力而為地反覆校稿以確保不失原意，並且要不厭其煩地請人試讀與指正以期達到最佳的可讀性。事實證明，我的努力沒有白費，結果是意外地得到「焉知非福 」。

這一路上幫助我走過這段優化過程的朋友們實在多得不勝枚舉，不容我在此一一謝過。不過有兩位具有代表性的人，我要特別提出來感謝。

陳瑞——北京故宮博物院研究人員，是第一位自告奮勇來幫我翻譯文稿的人，她的勇氣開啟了本書的撰寫序幕。她完成的初稿又經過了我和許多朋友們不斷地改進，一直到最後，一位任職於紐約州勞工局的郭曼麗女士義氣相挺自願幫我校稿，她是臺大中文系畢業的高材生，又在美留學工作多年，中英文俱佳。她每日工作之餘，利用在地鐵上的空檔，有系統地將全文從頭到尾仔細校過一遍，猶如畫龍點睛，也成就了本書的完整性。除了以上兩位女士以外，還有多位為我盡心盡力指點校正的友人們，我在此呈上無比的謝意。

英文版感言

我相信我就是那個最佳人選——有可能也是唯一的人選——有能力來寫這本書。我生長在臺灣，但我成年後的人生大半都在歐美度過。這樣的經歷給了我機會能夠以兩種很不相同的世界觀來看待生命。而且在專業上，我又同時跨足於物質與精神兩個世界中——身為一名工程師，而另一方面又是致力於「氣」的事業之人。正是因為我的成長過程與我所從事的工作，造就了我在精神能量以及其在生、死、病與健康問題所扮演的角色上所具有的獨特觀點。

我寫這本書是應許多我的氣功班學員的要求，以便能將一天課程中的未盡之處，以更透徹的方式來解釋先天氣運動的原理。我第一次嘗試有關先天氣運動的寫作是在九○年代中期與我的助理馬丁‧侯西 (Martin Halsey)，他是一位當時居留在歐洲的美國人，我們一起製作出一本當作講義的小冊子。當時這本小冊子解決了我課程所需的燃眉之急，但卻仍未能充分地反映先天氣運動發揮效用的原理，主要是因為當時我自己都還在琢磨這套理論。

一九九七年，友人吳世枚託了我到洛杉磯開會的同事帶回一本書給我，我與世枚僅有過簡短地兩面之緣，一次在紐約，還有一次在她居住的洛杉磯。她送給我的那本書是赤松先生所譯之《菩提達摩之禪宗教義》(*The Zen Teachings of Bodhidharma*)。對於這份禮物，我是懷著十二萬分的感激，正是因為她的這份禮物，讓我開始詳研達摩的精深教義。結果，這成了啟發我讓我在此書所闡述的理念整合得更為完整的最後一塊關鍵性拼圖。然後，又等了七年，直到我感覺思想與視野都已成熟就緒才開始動

筆來寫。我從二〇〇四年正式開始寫此書，一共花了六年來完成。

我希望藉此機會向一些人表達我的感激之情，因為沒有他們的支持與幫助，這本書就沒有問世的可能。

泰勒·寇 (Taylor Call) ｜自從在十四年前上過我的氣功課程後，就開始幫我推廣、安排與協助主持先天氣運動課程。泰勒的協助將全書的構想趨於完善，同時她也適時適當地找來合適的人幫我圓滿地完成這項計畫。她對發揚光大先天氣運動的熱忱與努力是鼓舞大家向前邁進的一股動力，我深切地感謝她無私的奉獻。

黛博拉·勾稽 (Deborah Gouge) ｜敏銳流暢的寫作與編校技巧，對於我能清楚傳達這個難以言傳的題材上發揮了重大的助力。我寫此書的初衷就是希望能讓每一個人都可以進入這個精神的世界，不過，等我開始著筆的時候，我才意識到要傳述有關精神的領域是多大的挑戰，更何況是要用並非我母語的英文來撰寫。黛博拉的專業能力、洞察力，以及合作力對我能完整表述我的理念上起了相當的作用。

威廉·史比爾 (William Spear) ｜一位公認在健康與環境議題、風水、自然建築，以及社區規劃上的權威，而且多年來一直是先天氣運動的一名忠實擁護者。他具有助人適時掌握時機的天賦，而我多年來在許多方面上都是他這項天賦的受惠者。最近的一次是將我介紹給北大西洋書籍出版公司 (North Atlantic Books) 總經理理查·郭辛格 (Richard Grossinger)，因而促成了此書的出版。我在此對他給予我的支持致上最誠摯的敬意。

張建國 ｜我的好友，他讀了本書的初期草稿並給予我極為中肯的意見，允許我使用他的畫作為第四章中的佛陀圖示，更讓我在書中分享他的家人

所經歷的故事。

蘇菲・沃普博士 (Dr. Sophie Volpp)｜柏克萊加州大學東亞語文學系教授，為本書作出了重大的貢獻，確定我正確地使用中文之拼音與意譯。

陳樑柱博士｜西科斯基飛行器公司 (Sikorsky Aircraft) 的資深工程師，在我主導的研究團隊中與我共事達十年之久，對第七章中有關振動與直升機設計議題上提供了重要的資料與建議。

大衛・莫泰 (David Mortell)｜一名傑出的針灸與中醫藥醫師，很細心地審閱了本書的初稿，確保我對中醫藥解釋的正確性。

唐娜・裴拉提那 (Donna Peratino)｜在華盛頓特區主辦過多次先天氣運動課程，而且很熱心，不厭其煩地幫我來回讀過幾個版本的草稿，貢獻了非常重要的啟發。

凱西・葛拉斯 (Kathy Glass)｜給原稿作了詳盡且有深刻見解的校稿。

我的學生**潘瑋和陳筠竹**｜幫忙製作了大多數書中的圖表。

張斌博士｜在封面與編排美工方面的意見起了決定性的貢獻，同時慷慨地允許我使用她私藏的達摩畫像作為我第五章中的一個圖示。

理查・郭辛格 (Richard Grossinger) 以及北大西洋書籍公司的員工們｜提供了他們專業且深度的協助，使得我的原稿能順利轉變為這本書，而且還能送到各位讀者的手中。

康登・李茲 (Camden Leeds) 與傑夫・蕭 (Jeff Shaw) ｜為我的書與網站提供了平面設計與必要的協助。

我的兒女，于健、于恩與于容是我最早先的療癒對象，從他們身上得來的經驗，使我得以不斷改善我以氣為人療癒的技巧。我的大兒子于健是第一個讀此書完稿的人，並且提出了深具創意的想法。

我還要感謝成千上萬名參與過在美國、歐洲與亞洲各地所舉辦的先天氣運動課程的成員們。發生在他們身上的故事、練功的體驗與心得都教我意識到先天氣運動是個多麼珍貴的功法，以及透過每日例行的練功能成就些什麼。其中我特別要向那些奉獻出他們的熱情、時間、資源與承擔在各地負責主辦先天氣運動課程的人致以謝意。

對以上所述與不及備載之所有為此出書計畫有過貢獻的人，謹在此呈上我最真摯的謝意。

丁天格｜二〇一〇年四月

第一章

奇蹟是怎麼發生的？

奇蹟的發生並非違反自然，
而只是有悖於我們所瞭解的自然。
—聖・奧古斯丁（St. Augustine）

物質化生活方式的問題，
不在於其本身是否有誤，
而在於它的不完整性。
—大衛・西蒙（David Simon）博士，《回歸完整性》

二〇〇七年三月八日，美國有線電視新聞網（CNN）報導了一位幾乎全盲的人在祈禱治癒之後重見光明的事蹟。菲利浦・麥考德（Phil McCord）被診斷為高度近視和深度白內障，幾十年來他一直被法定為「盲人」，雖然經過手術後，他的左眼視力已有所恢復，但右眼仍需要進行眼角膜移植手術，不過這種高風險的手術很有可能造成他的右眼永久地失明。

麥考德先生在印地安納州泰瑞豪特鎮（Terre Haute）附近的森林瑪莉學院（Mary-of-the-Woods College）工作。有一天，校園裡教堂傳來的管風琴聲吸引他走了進去。以往他也常來這裡，但這一天他感覺到自己有必要向這位在一個半世紀以前創辦該學院的法國修女狄奧多・格倫（Theodore Guerin）院長祈禱。據麥考德先生自己回憶，他當時心裡虔誠地想著狄奧多院長，並默禱：「如果您能影響上帝，並能為我發揮您的影響力，我將無比感激。」第二天早晨，菲利浦・麥考德恢復了 20/20 的正常視力，而且他的眼角膜也痊癒了。

麥考德先生的主治醫師是一位權威的眼科專家，他在 CNN 的訪問中透露出他的困惑，因為這種治癒沒有任何科學解釋的依據。

梵蒂岡對此事件作了正式的調查，並宣告這是個奇蹟，並且是歸功於狄奧多院長的第二件奇蹟。二〇〇六年十月，羅馬教皇本尼迪克特十六世（Benedict XVI）將狄奧多院長封為聖徒，麥考德先生也因此去了羅馬參加這個典禮。

這個故事播出時，我正好在看 CNN 的節目，鑑於我長期以來對健康和療癒的興趣，這則報導吸引了我的注意，但其中真正讓我關注的，是麥考德先生在節目結束前所說的那段話。

　　儘管他被神奇地治癒的事實促使了一位女性升入「聖界」，但菲利浦・麥考德對自己是否活生生地驗證了這項奇蹟而產生了質疑。他對採訪者說：「我心中總有部分的我仍然在想，也許這僅僅是因為有些事情我們還不能理解而已，也許一百年或五十年之後，某人會說：『哈，我現在終於明白那是怎麼回事了。』」麥考德先生並不懷疑他痊癒的事實，他只是質疑將其稱為奇蹟是否貼切。

　　我同意菲利浦・麥考德的說法，雖然我們已經創造了一個極度依賴科技的生活方式，但卻仍然無法解答許多攸關生與死的問題。與其以嚴謹的科學態度來探討這些現象，我們卻因為便宜行事而將這些無法解釋的事件說成是上帝神祕莫測的傑作、奇蹟，或者簡單歸之為特例，甚或完全否定它們存在的事實。而這就是目前我們是怎麼樣來調適我們自身在認知上所出現的缺失。

　　CNN 就麥考德先生的案例採訪了一位眼科專家，他指出：「作為科學家，我們喜歡尋求對事物的科學闡釋。但當我們遇到一些無法解釋的事物時，它就會讓我們感到有些不安。」對一個人來說，當面對一個無法解釋的現象，卻也正因為它的無法解釋而不會被調查研究時，這種不安可算是一種合理的反應。類似於麥考德先生治癒的這種現象已超出了唯物真理的界限，也就因此不在現代科學的研究範圍之內。而這種狀況實足以引起任何人的不安。

　　我認為我們所謂的「奇蹟」，其實僅僅是那些我們至今還沒有一個邏輯性解釋的事物。這裡我要澄清的是，我之所以提出如此一種說法，並非是在反對上帝的存在，或宇宙萬物的神奇與偉大；事實正好相反，拋開個人對上帝的信仰態度，我認為我們的世界是雄偉恢宏的，也是令人心生敬畏的。從我個人的經歷來看，我深信我們是生活在萬事萬物皆有

可能的現實世界中。我絲毫不懷疑麥考德先生所言發生在他身上的這個
治癒過程，而我以為問題的癥結在於我們不願意去探索，去試圖瞭解究
竟是什麼使他痊癒的事實。

在我從事的相關工作中，我曾見到過許多不能用我們目前所知的物質
現實法則來解釋的療癒案例。我曾目睹未經過手術、化療或放射療法而
痊癒的癌症腫瘤患者；我見到從未曾開口說過話的自閉症兒童突然清晰地
成句說話，並且維持好幾小時，幾乎看不出他們患有這種不治之症；我
也見過返老還童的現象，一個老祖母的銀髮逐漸變回她年輕時的淺栗色。
有些人稱這些現象為奇蹟，而我卻不以為然。在我所認知的世界中，所
有形式的不尋常療癒都是自然的過程，就像完美的健康一樣。

缺失的部分：精神成分

我寫這本書是希望讓別人都能進入這個非凡的療癒世界。這個世界——
和在它上面所有的生命體——是由物質與精神兩種成分所組成，而我們之
所以被受制於進入這個世界，是因為我們對於物質的先入為主。現代的
世界是一個以物質現實為上的世界，它是一個有喜好、有感覺的世界，一
個以「行為」與「擁有」為基礎的世界。因之，我們將所有非物質的
東西，要不是附之宗教，就是歸入無從解釋的領域。

這裡我需要指出的是，我所提及的精神實質與宗教沒有任何關係。精
神領域與宗教世界是有區分的，宗教可能是獲取精神能量的管道之一，但

不必為了進入精神領域就得去信奉宗教。你可能是一位相當深入精神層面的人，卻不見得信奉或涉入任何宗教。然而，大多數人，尤其是西方人士，並未對此兩者加以區分。他們幾乎完全關注於物質世界，並將精神與宗教劃上了等號，因此之故，我們也就失去了通向精神王國的通道。因為我們不注重精神層面，所以我們被屏除在精神的世界之外。

我們讓自己對生命中如此主要的層面視而不見，將因之帶來後果。由於我們專注於物質層面，所以導致我們無法理解這個我們所生存的世界。大衛·西蒙博士（Dr. David Simon）在其《回歸完整性》（*Return to Wholeness*）一書中以優美的文筆描繪出我們到底缺失了什麼：

物質化生活方式的問題不在於其本身是否是錯誤的，而在於它的不完整性。當今最偉大的科學家告訴我們，這個世界可能不像它看起來那樣實在。通過二十世紀優秀的物理學家們的觀察，我們得知隱藏在物質表面之下是個異常神祕的非物質世界。雖然對我們的感官而言，呈現於我們面前的環境是眾多單一實體物質的集合體，但眾所周知，以原子結構為基礎所組成的所有形體的區間大部分是空的。一個原子的電子和原子核之間的相對距離，和銀河系中兩顆恆星之間的距離是一般的廣闊。甚至連組成原子的亞原子物質，歸根究底也是非物質的，因為只要我們一試圖在空間中對其精確定位，它們就消失在概率的迷霧中去了。根據印度古老阿育吠陀科學的傳統看法，由形體與現象組成的整個宇宙，只是由非物質的能量與信息暫時聚集而成的，所有這些事物歸根結底都是非物質性的。[1]

由於我們不瞭解這個世界，所以我們才會認為它是個充滿危險的地方，並且認為只有去掌控它才能讓我們感到安全。最終顯露出的結果，不僅是我們缺失了什麼，更同時是我們對自身和其他物種所造成的傷害。這些我將在後文中詳細討論。倘若我們能放開我們的視野來加入精神層

面，那麼，我們將會更加地瞭解這個世界和我們自己。增進對世界的認識，可能有助於我們學會與之和諧相處；而增進對我們自身的瞭解，卻會使我們的可能發展不可限量。

如今，許多人已經開始意識到精神成分在我們文化中的缺失——那就是我們過度地注重物質，並對非物質的世界視而不見。對此有不少各式各樣有關於如何去彌補此殘局的意見。但是，我們真正的問題出自於我們對於精神能量乃至於如何獲取它知之甚少，甚至毫無概念，而大家提出的意見也大多是關於在形式上去「做」些什麼。殊不知對於通往精神世界，你卻什麼也「做」不了，因為所謂「做」，只能發生在物質能量的世界中。所以那些已意識到在他們的生活中，以及在我們的文化中有所缺失的人，徒然面對大量的建議和好主意，卻對於如何找到這些缺失的東西毫無辦法。人們開始無所適從——作為一種文化現象，我們已經迷失了。

我們現在所處的這種狀態在一九九四年的《阿甘正傳》這部電影中以喜劇化的情節生動地描述了出來。電影中的主人翁是一個智力低於正常水準的男子，但卻擁有影響世俗文化與歷史事件的神奇力量。在母親和一生中摯愛的人離他而去之後，阿甘從他們家的前廊站起，想要去「小跑一下」。阿甘從小就喜歡跑步，然而，這一回他跑著跑著，穿越了城鎮，穿越了鄉村，穿越了阿拉巴馬州，然後一路跑到了太平洋岸。他轉身回頭，又一路跑到大西洋岸。在之後的兩年中，他跑步來回橫越美國大陸四回。逐漸地，愈來愈多的人加入了他的隊伍。媒體的攝影開始聚焦在這位「奇人」身上——他成為頭條新聞。人們總覺得他想要說些什麼，或者他知道些別人不知道的東西。於是，一大群人簇擁著、追隨著他，耐心地等待阿甘透露些他的「珠璣慧語」，他給人們帶來了希望。終於，在連續跑了三年兩個月之後的一天，他突然停下來了。他轉過

身，身後追隨的人群馬上安靜下來，期盼著要聽他終於會說些什麼。阿甘緩緩地說：「我好累啊，我想我現在要回家了！」等反應過來，追隨的人群中隨即有人吶聲喊道：「那我們現在該怎麼辦了？」

這一幕場景生動地描述出我們當今所處的狀態，它表達出了人類渴望進化的需求。我們老是往自身之外去尋求解答。這是因為我們對太多的事物都不了解，也因此我們總是以為其他某個人一定比我們知道的要多，所以我們喜歡「跟風」。殊不知我們追隨的人，可能也沒有我們所要尋找的答案。而這正代表著我們是多麼地迷惑。

我們對於精神世界的無知實不足為奇。有關精神能量的議題，不論是以文字或言語來討論，都不是件容易的事，因為我們討論的東西是虛無的——你看不見精神能量，聽不見它，品嚐不到它，感覺不到它，也聞不到它。事實上，甚至可以說根本就沒有「它」的存在可供人看、聽、嚐、觸或聞。我們所說的能量，僅能通過「自然無為」與「心定冥靜」才可以接觸到的，而這兩者，對我們生活在這個瞬息萬變、聲光陸離的世界裡的人來說誠非易事。至於我之所以知道精神能量的存在，也是經由它產生的結果而得出的結論。我希望能藉由這本書為您打開一扇通往精神世界的大門，期望你能從中懂得精神能量的涵意，並能進入到這個世界裡。

忽視精神世界的結果

　　之前我提到了我們對精神世界的無知會帶來嚴重的後果。我相信，今天我們所遇到的許多問題都可歸咎於對精神認知的缺失。現在，讓我們來簡短地審視一下與每日生活息息相關的三個方面——如何保健、如何飲食和如何鍛鍊。我相信我們在這些方面的處理，由於缺少對精神能量的理解，是不得其法的。為求簡約，以下我將專以美國為例來闡述。

　　在美國，人們為了自己的健康而費盡心機。美國人在健康醫療方面的支出遠遠高於其他任何國家。二〇〇七年，在經濟合作與發展組織（OECD）的三十個國家中，美國人均健康醫療支出為每人 7,290 美元，超出了其他 OECD 國家平均支出的兩倍。[2] 除此之外，健康醫療總支出占其國內生產總值（GDP）的比例也較高。同年，美國的健康醫療支出占了它的 GDP 的 16%，又幾乎是雙倍於 OECD 其他成員國的平均支出。[3] 儘管有如此高的支出，美國人卻仍不健康。三分之一的美國女人和一半男人都患有癌症；每三個美國人中有超過一個患有某類型的心血管疾病；差不多每十二人中有一人患有糖尿病。根據二〇〇九年美國中央情報局所發表的數據顯示，美國在平均壽命方面的排行位居全世界第四十九位，與阿爾巴尼亞和波士尼亞並列。[4]

　　儘管導致美國健康醫療行業的成本不斷高漲和美國人不健康狀態的原因有很多，但我認為，其中的一個因素是它「只認可物質」的文化環境。我們無視於「真正之健康本質，實為一種物質與精神能量的平衡」。因此我們的健康觀是局限的，而且我們擁有健康的能力也同樣是局限的。

在西方，實施醫藥治療的主要目的是為了對抗我們周遭和體內的惡性與侵入性力量，包括細菌、病毒和癌細胞等。從現代醫學的觀點來看，這個世界是個充滿危險的地方，因此我們理當對之膽怯。可確定的一點是，這個世界滋養著愈來愈多的病原體，以至於我們必須為保護自己而抵抗之。我們致力於一途既是去積極研製出更好與更強的抗生素，來對付更厲害的細菌菌株；當然，結局總是以自然界占上風而告終。由於普遍過度使用抗生素，造成細菌中的抗生素抗體菌株也在持續不斷地進化，對此我們一籌莫展，但也只有在這條不成功的路上繼續奮鬥下去。我們對於要如何對抗這些新滋生的變種細菌毫無把握，但我們開始意識到，在無意之中我們已捲入到這場永無休止的循環當中。在其間，被我們用來消滅當前這一代細菌的抗生素卻催生出了下一代更致命的細菌。而僅僅這一個實例就展現了我們如何因為對這世界的缺乏認識，進而扭曲了西方醫學如何來對待生命、死亡與健康。當然，還有許多其他的例子。這個結局就是形成了一種文化，使人們對疾病甚至於他們自己的身體心生恐懼，進而甚至使生與死這些本屬於自然的過程，反倒成為了科技介入與危機管理的時機。

設想，如果我們賦予醫藥一種比直接跟微生物和疾病對抗更為適當的功能，那麼，我們是否能得到更好的效果？假使我們確實去構思一套醫療體系，除了檢視發炎與感染之外，更去探究問題的起因——所謂的「起因」並不是指對身體某一部分造成破壞的某種病毒或細菌，而是那個在你的生理系統中讓這些病原體趁虛而入並在體內產生病灶的「弱點」——那又會怎麼樣？其實那種醫學才能真正對付並解決問題之根本，而不是想方設法地去對抗那些僅僅是因為體內有不均衡與弱點等原因而猖獗發展的病原體。再者，假如醫藥是用來讓人們能保持他們的健康而不只是對抗疾病，那又會是如何呢？

我們的問題出在我們視健康就如同我們看待生活中其他事物一樣，將其當成是一種物質現象。為了獲得健康，我們到處找處方。老是在問：「我該用些什麼？」「我該吃些什麼？」「我該做些什麼？」生病了，就找醫生或治療師要藥方或各種療法來讓我們好起來。如果我們將健康看做是一種物理現象，那麼上述這些就完全可以理解。但事實卻非如此！單單「身體」僅提供我們健康的部分寫照，就好像單單「精神」也只提供我們一個不完整的形象。不管我們吃什麼食物，服用什麼營養品，或做什麼健身運動——甚或不管我們用了多少藥和治療——都無濟於事，除非我們能讓組成我們的精神與物質能量達到平衡，否則我們保持健康的能力是有限的。而達到這種平衡的關鍵就在於東方文明中的「氣」，它能讓我們同時擁有物質和精神的能量。幾千年以來，氣一直是傳統中醫理論的基礎之一，關於氣的知識成為遠東地區人們的健康與幸福之源。同時，理解「氣」對我們如何生活及準備死亡將裨益良多。

由於我們對精神世界認知的缺失所帶來的問題中，另一個實例就是我們與食物之間的複雜關係。我們生活在一個食物富足的星球上，但是，平均每八個人中就有一個人正在忍受著長期飢餓的折磨，與此同時，肥胖問題又普遍存在。根據美國國家健康統計中心（The National Center for Health Statistics）的資料，差不多每三個美國人中就有一個肥胖者和大約兩個超重者。肥胖問題正在全世界快速蔓延，而此同時，也是有史以來第一次開發中國家中體重過重者超過其飢餓人口。

在美國，許多人為「吃什麼」而困擾，他們不知道如何做簡單的天然食品。在傳統社會中，人們通過世代相傳而延續這些知識，但現在我們已經失去了這種智慧的傳承。對於許多美國人來說，吃飯似乎只是必須完成的生活瑣事，因之以方便為原則；而對另一些人來說，他們僅務實地關心食物的美味和美好的感覺；還有一些人則變得執著於只吃或不吃某

類食物，他們指望藉由食物（經常是偏執的）來使他們健康。基於此，重新審視我們對待食物的態度就極其有價值。我們應回歸到認識食物最原始的本質，即是提供我們維持生命的能量罷了。

有一點值得我們去探討的是，超市貨架上那些閃亮包裝內的東西是不是真正的食物，是不是在生產過程當中已失去了其最本質和最自然的成分。通過將食物轉化為經濟商品——這就是在一個以物質取向為主導的世界所必經的合理結局——我們創造出一種為滿足貨架需求而非營養需求的食物供應方式。我們的食物上沾滿了殺蟲劑、除草劑、基因改造的有機體以及其他化學物質，而其中大多數是有毒的或者是致癌的。藉著生產食物之名，人類正在肆意地砍伐、破壞熱帶雨林，毒害地球，使海洋生物、植物和動物物種瀕臨滅絕，並以可怕的方式對動物施以各種殘忍行為。但是，試想如果我們能將視野拓展至精神領域，那將會如何影響我們吃什麼、怎麼吃以及我們與我們賴以獲取食物的生物鏈之間的關係呢？

健身運動在我們生活中所扮演的角色，是用來探討我們只關注物質生活所造成的問題中的第三個例子。從自然需求上來講，我們需要活動我們的身體。但問題是，怎麼個活動法兒呢？我們是在有效地運動呢，還只是在浪費時間做些對我們健康毫無益處的運動呢？

我有一個朋友，特別注重自己的體重和外表，所以他總是要注意保持自身處於良好的體質狀態。和許多其他人一樣，他關注外表更勝於健康的狀態。不久前，當他感覺體重上升時，他就決心要更加努力地運動。我這個朋友是一個意志力非常堅強的人，凡是他想做的事，他一定會盡全力來完成。由於他急於求成，所以他開始苦練一套以快速有效減輕體重而著稱，結合了跆拳道與泰拳的健身運動。在勤奮鍛鍊了幾個月以後，這位朋友被診斷出有一側心房過度擴張，因而引起了高血壓，現在

他恐怕得在餘生中長期服用降血壓藥。雖然並不一定是這項運動直接引起了這個毛病，但很有可能是因此而加重了病情。對我來說，這確實是一個因不當的運動而造成嚴重後果的教訓，同時，我領會到這種困境而不禁要說：「我的朋友怎麼可能會知道他在做的是錯誤的運動呢？」

顯然，只關注於物質世界的傾向，使我們在選擇如何運動時，只考慮到物質方面的需求。但是，如果我們能將精神能量也考慮進去的話，我們會選擇什麼？若是有可能什麼健身運動也不用做，又會怎麼樣呢？

如果我說什麼健身運動都不用做，對大多數人可能都是不可思議的，因為大家通常做的所有運動都是物質的。一般來說，人們做健身運動的理由不外乎以下幾種：有為增進健康的，有為身體更加矯健有活力的，或是為了減肥的，也有為了擁有結實健美的外觀的。在本質上我們所認知的運動都是屬於物質性的，不僅運動時身體要活動，同時大多數各種形式的運動也往往附帶著需要消耗體能；除此之外，許多運動還必須學習它的規則以及如何去做，有些甚至還要求記憶。大多數運動都不是一個人搞得定的，還可能需要搭檔、老師、教練以及器械設備等，通常還要通勤到特定的運動地點，凡此種種都要花費時間的，而時間在當今社會可是一項珍貴的物品。許多運動往往還要求身體的協調與靈活性：協調性愈好，你就做得愈好。擁有相對健康的身體和活動能力，也是參加許多運動項目的先決條件，這些項目就不適合那些健康狀況或活動能力較差的人。除此之外，大多數健身運動做起來不是事倍功半甚或徒勞無功，就是過於激烈，結果總讓我們感到體力透支和疲憊不堪。所以，運動——至少是通常形式的鍛鍊——並不一定都對我們的健康有所貢獻。

這對競技運動而言，就更加明顯了。所有的競技運動都是為了挑戰人類體力和體能的極限而設計的。這樣日積月累，大多數競技運動都會對

運動員的健康造成傷害。它們將人的體能逼迫到一個極限，因而導致運動員經常負傷。我們很少見到專業運動員，如足球或籃球隊員，在退役或年邁之際仍保有著完好甚或尚屬可以的健康狀態。

以上所舉的這些例子都表明了運動是一種物質現象，同時也反映出物質性運動在本質上的局限性。而最大的局限在於，如果要繼續享受運動所帶來的好處，就得不間斷地運動下去。體能鍛鍊增強了體能，也因此強化了身體的物質條件。但是，用不了太久身體就會消耗掉那些能量，需要進行補充。這就形成了一個從運動達到能量補充、然後身體耗盡能量、接著又需要運動來補充能量的永無休止的循環。一旦你停止了運動，它的效益就消失了。這不像把錢存在銀行裡一樣，隨著時間的演進，你存入的錢跟著在累積，而到了一個程度，你就能依靠你所存下來的錢退休並賴以維生。對於體能鍛鍊來說，一旦你停下來，你原來所積累的能量就會逐漸減少，直至耗盡為止。

試想，若是有可能將健身運動變成為一種超越純物質現象的方式，那會怎麼樣呢？如果有一種運動方式能將精神能量轉化為物質能量，又怎麼樣呢？可想而知，這種運動方式的益處應該會不勝枚舉。第一點也是最重要的一點，就是沒有什麼要特別做的。再有就是這樣的運動方式能幫助你糾正身體所出現的問題，維護你的健康，延長你的壽命，並且推遲甚或停止老化的過程。而且，因為這種健身運動不是靠「做」的，因此也就不需要你去學習或記憶任何東西；由於沒有所謂對或錯的做法，所以也就不可能做錯。你可以隨時隨地進行鍛鍊，一個人或和其他人一起；你也不需要老師、教練、特殊的器械設備、協調性或任何特定的健康狀態和靈活度的要求。總之，與其不得不持續不斷辛苦地運動，還不如讓這種運動方式成為你理想化生活的一部分。最終，你所做的每件事情都將算是在進行這種運動，因而讓你能隨時隨地持續不斷地獲取精神能量。

這種健身方式確實存在，我將會在本書的後幾章中來討論它。而當你能進入精神能量的世界時，這僅僅是所有可能發生的一部分。掌握進入精神世界的能力，即意味著擁有創造現在稱之為「奇蹟」的能力。

保健醫療、食物和運動是三個生活中最基本的層面，而在所有這三個領域之中，我們似乎都迷失了。我認為，我們的迷惑遠不止於這些領域。我們的文明整體上正處於危機之中。而我們的困境還要再雪上加霜，因為我們正處在這樣一個教育系統的控制之下，致使我們相信我們目前所做的都是正確的。但是，如果你理性地分析一下我們目前的處境，我們不禁要問，我們是否實際上在做對的事？與其勉強地繼續現有的生活型態，倒不如退一步來看清楚究竟問題出在哪裡。我們應該回顧我們的歷史，質疑我們的生活方式，甚至是一些我們最珍視的信念。我們必須回到最基本的本質上，我們需要探究那些實際的問題。但是，到底我們應該探討哪些方面的問題呢？我認為，值得探討的是每一項與生活有關的事物，特別是與我們的健康和人生幸福有重大關係的事物。

我們顯然正生活在歷史上一個重要的關口，但是，我不確定這究竟是福抑是禍？誠然，我們處在探索生命真諦的交叉口上，同時面臨許多可以選擇的方向。如果我們能沿著科學的途徑來尋找答案，那應該是理想的；但依目前科學實踐的作法而言，我們並不能馬上經由科學得到想要的答案，這是因為現今的科學家似乎不再願意去對那些他們無法解釋的事情進行探索。但是，這並不意味著我們就該停下探索問題的腳步。

東方對上西方的觀點

回顧一下，我們是如何陷入這個只關注物質的狀態了呢？我相信，是我們在科技方面所取得的成就，使我們的視野變得如此不均衡。在過去五千至六千年文明的發展進程中，我們能看到進步的演變差不多發生在每個領域——哲學、藝術、語言、醫學、宗教以及所有我稱之為「物質的」或「物理的」文明。縱觀歷史，我們在這些不同領域的進步一直比較一致；然而，直到最近幾個世紀裡，由於西方世界中科學的廣泛應用，人類在物質文明領域產生了巨大的突破。在飛速發展的科學中，我們竭盡所能地對物質世界造成重大的改變。在過去一百年中，這方面的進步是驚人的。我們已經脫離了馬匹和馬車而進入汽車與太空旅行的時代；以前的戰爭用步槍、刺刀和不易移動的機關槍，而現代的戰爭是用電腦操作的核能殲滅戰。總之，在與物質存在相關的每個領域，包括交通、通訊、計算和製造業中，我們的進步實在是足以令人興奮的。

我們在物質世界的進展如此之大，以至於與生命中其他層面的發展不成比例，然而，這種現象正在危及我們未來的持續生存。隨著我們在物質上的發展，我們與生命中的精神層面已漸行漸遠。我們創造了一個物質主宰的世界，我們的關注點在於更多、更好與標新立異。在我們已經創造的物質革命中，精神層面很容易就被忽視了。長此以往，我們逐漸遠離了自身本質最核心的部分，而習慣於只局限在部分的現實世界裡。

值得注意的是，東方文明在對待物質與精神現實的問題上有一種極其不同的觀點。東方文明發展中受到哲學的影響遠遠超過了來自宗教的力量。與西方人相比，東方人對於哲學和精神層面有著較深刻和透徹的理

解，對宗教則不然。在東方，哲學是通往精神世界的道路。

另一方面，西方文明則幾乎完全依靠宗教來進入精神世界。因此，西方在宗教的發展上是遠比東方發達；但這種「優越性」的代價卻是失去了精神思維的自由。在西方，發展精神思想的自由很少，就連對精神層面的自由思維也比較缺乏。

從這裡，我們看到了平衡法則，這也正是中醫最基本的理論基礎之一：如果你的某個部位比較虛弱，那別的部位就應該比較強。當東方在精神發展的層面領先之際，它在物質發展上，包括科學上的發展，卻落後於西方。但這並不是說科學在東方是缺乏的，而是科學在東方文化中的地位並不像在西方那樣主導一切；此外，東方的科學同時包含了物質和精神這兩個層面。從另一方面來說，西方雖然在精神層面較弱，但其在物質層面，尤其是科學領域上卻顯得較強。也就因為現今西方的主導地位是如此之強，以至於西方科學就代表了現代科學。總而言之，西方世界居於主導地位的是關於物質世界的邏輯思維，正如同東方世界是以對於精神世界的邏輯思維為主導一樣。

很不幸的是，西方式的發展模式已成為現代社會通用的發展方式。而且，毫無約束地物質進展所造成的問題，是我們整個地球所必須承擔的後果，更何況這種發展的成果只被相對少數的人在享用。

我們所面臨的問題是極為艱鉅的。由於我們對所處的世界，乃至於我們自己，都僅具有片面的認識，以致我們做了一些不明智的選擇。例如，我們已經創造出一種不可持續的追求消費型生活方式；我們正急速地消耗地球的自然資源，並且汙染水源、空氣和土壤而毒害我們自己；工業的發展正在引起、甚或促成了潛在的災害性氣候變化。我們正處於生

物學家所說的「第六次大滅絕」之中。人類之外的其他物種正以每年上千種的速率在滅絕，而自然的物種滅絕的正常速率應在每年一種左右。回顧地球的歷史，以往僅發生過五次大規模的物種滅絕；而這一次是首次由單一物種的行為所引起的毀滅，而我們，就是那個物種。

亞伯特‧愛因斯坦曾說：「科技的進步就像一個病態罪犯手中拿的斧頭。」除非我們學會瞭解，並進而平衡生活中的物質與精神層面，不然我們可能很快就會走上不歸路，再也無法恢復因手中所持「科技的斧頭」所造成的破壞。

科學探索精神現象的需求

我認為，為了瞭解生活上的精神以及物質層面，我們還是需要求助於科學。但正如我之前所說的，由於科學實踐的作法，它目前還不能提供我們所要的答案。也因此，我們需要去改變我們怎麼實踐科學的方式。

誠然，在現代世界中，生活中沒有其他方面能與科學所具有的範圍、廣度和權威相比。至今為止，科學使我們的物質進步變得可能，但卻未促進生活中其他方面的進步。而其中最主要的原因就是因為科學忽視了精神世界，也所以它已經成為我們持續精神進化的絆腳石。

在科學的所有學科中，生命科學似乎處在一個特別尷尬的地位。就連科學家們都承認，我們至今仍然還沒有完全清楚地認識任何一種生命體。

對於生與死的過程，我們還有許多知識上的空白。在過去一百年中，我們對於生與死得到了什麼更深入的認識呢？在此，我並不是否定已有的任何成就，但相對於其他科學的分支來說，我們在這方面的進步可謂是微不足道。除此之外，對於我們所生活的星球和人類自身，我們還有許多尚需探索的未知事物。我們有能力設計和生產最尖端的科技儀器，但我們卻對我們究竟是誰，以及我們的宇宙是怎麼運行的，都缺乏最基本的認識，足以使我們有能力妥善運用我們的高科技設備於造福我們自己的福祉。

我們對生與死的無知使我們在思維上不可避免地走入了西方的二分法，即將物質現實世界的歸為科學，將精神世界的歸入宗教，正也就是因此而限制了我們的洞察力以及我們的能力，去認識我們自身和其餘的生命。試想，如果我們將科學探索僅僅局限於一部分存在的事物之上，那麼我們又怎麼能期望能真正地認識這個世界和我們自己呢？科學是我們借助以瞭解我們的世界的主要手段，而當我們急切需要利用它的嚴謹手段來進行瞭解時，它又讓我們大失所望。而當我們正處於進化的關鍵之際，我們再也不能接受任何以感覺不安甚或否定為藉口，來取代我們賦予科學探索真相的使命。在西方，科學的方法是為了幫助我們探究與驗證各種不同現象而發展出來的，這也正是科學的實力所在。而由於西方的主流思想是集中在物質方面，因此西方的科學也幾乎全都關注於物質。但是現實中有很大一部分的事物是在科學探索的範圍之外——而我們卻對之視而不見。

任何一位科學家若涉足這些無法解釋之事物時，就要冒著成為笑柄或在圈內被唾棄的風險。現代科學不是一個孕育創造力與發現新事物的溫床。而這種情形在西方和遠東皆屬實，因為在今日的全球文化中，西方科學設定了大家遵循的標準。但值得慶幸的是，即使是在如此苛刻的環

境中，依然有人挺身而出。

李嗣涔教授就是這樣一個人，他是國立臺灣大學電機工程系的教授。一九九三年，李教授開始調查關於四川省一些擁有超乎尋常能力的孩子們，例如能以耳朵來辨色與識字和用手指來閱讀。李教授找到了這些孩子，並開始對他們進行研究。他的同事對其所從事的研究路線抱以奚落的態度。儘管如此，李教授仍然堅持下來，並取得了顯著的成果。經他證實，這些超乎尋常的能力確實存在，而且他甚至能通過訓練來增進這些孩子們的特殊能力。多年以來，他將研究項目擴展至具備各種特異功能的人，例如北京的一位女士擁有促進植物生長的能力，她甚至能使已經煮過的種子復活。李博士目前在臺灣頗負盛名並受到敬重；並且在二〇〇五年被提升為這所臺灣最著名大學的校長。

我認為李教授是一名學者和一名真正的科學家。他以一份堅定的決心與毅力，經由探索特異功能為何存在的事實，來為人類尋求新的發展前途。像李教授這樣的科學家並不是為了自身的利益在做研究；正好相反，當他們去探索未知的事物時，他們早已將自己的聲譽置之度外。然而通過研究唯物真理之外的領域，他們在幫我們所有人建立一個可持續性未來的可能發展。我的期望是將來能湧現出更多尖端的研究，去探索諸多關於我們的本質，以及與生命、死亡與健康過程息息相關的問題。

因為我一直在強調科學的重要性，因而，去瞭解實踐科學研究的方式顯得至關重要。目前有兩種主要方式，它們分別是「基礎科學」和「科學方法」。基礎科學指的是我們所謂的「硬科學」，就是建立在理論基礎之上的學術研究。當一個理論被提出之後，即要經過多次實驗的檢驗，或者被拋棄，或者成為了真理。然後，你將可以應用這個理論於任何事物來解釋被探討的現象。

　　科學的真正價值在於建立一個基礎的理論，這個理論能從本質上為科學思想打好基礎。牛頓的重力學說就是這樣一個實例。它是一整個科學分支及工程學科的基礎理論。雖然後來愛因斯坦更新了牛頓學說，但卻沒有否定其價值。由此說來，一條理論並不一定成為最終的真理，它只需要在某一時期成為思考或真理的基礎即可。而這也正是基礎科學的價值所在。

　　但是，這卻不是今日在西方實踐科學的典型方式。實際上，科學家採用所謂的「科學方法」來間接地認定某一事物是否屬實。而科學方法通常是在缺乏足夠資訊以供有系統地形成理論時，用來確認現象或假設的一些方法或方法論，科學方法在程序上包括觀察、資料搜集、分析、形成邏輯假設、導出經驗公式，並有時以反覆試驗法來驗證，還有統計分析。統計的方法是最常用的。採用這些方法的科學家或許已經有了一些假想與假設而它們需要進一步證實，但卻並沒有嚴格的方法可用來進行證實。坦白言之，科學家們通常是在無可奈何的情況下才使用上述方法。

　　讓我們來看一個假設的例子。譬如說，你開發出一種打算用來緩解心臟病的藥物。但是，如果沒有一個堅實的理論作後盾，你實在不能說這種藥一定有效或者為何有效。你所有的只是假設，最了不起，也不過有個關於藥理的薄弱理論。因此，就算是通過實驗手段，也還是不能以嚴謹的和數學的方式來證明任何事物。不過，你可以採用相當數量的人作為樣本來進行臨床試驗，並以此來驗證這種藥是否有效。你能知道在服用你的實驗藥的那一組中有多少比例的人是治癒的或改善的，然後你用之來與對照組的結果進行對比。如果實驗組的結果優於對照組，那麼，你可以說這種藥是有效果的。但是，即便是效果很好，你也不可能有一個理論來解釋它為何好，充其量也只能宣稱你的研究顯示了這種藥對於某一比例的心臟病患者是有療效的。而在許多實例中，這樣的「結果」往

往與事實背道而馳。

當西方科學家的研究大多還沒有達到有理論支援的地步之際，傳統上的東方則不盡然如此。傳統中醫是以理論為基礎，它是建立在經絡、氣與平衡的理論之上，所有理論都是經過數千年的實踐發展而來。而諷刺的是，西方的科學方法被當成是硬科學，反而東方的方法不被視為是合理的。

科學界對於科學方法是非常有包容心的。所以我建議我們應該抱著一視同仁的態度，來對「氣」等精神現象進行檢驗和證實。但是到目前為止，我們甚至缺乏一個科學認可的方法來觀察這種現象，更遑論進行研究了。如果我們能採用科學方法透過實驗來研究精神現象（也許有些現象可被同意為適合做研究的），那麼我們就能採用同一種方式來逐步地形成關於精神現象的科學理論。設想，如果科學能為我們探索有關生命、死亡、疾病和健康的未知領域，那將帶來如何的憧憬呢？

這本書的宗旨

我原本寫這本書的動機全然是為了服務那些參加我的氣功課程之學員。我一直在練我稱之為「先天氣運動」的獨特氣功，這是一種配合自然運動的冥想。自一九九〇年代初以來，我就開辦了練功班，而我之所以決心要寫一本書，主要是因為許多參加我的練功班的學員們對我一整天下來的講述總覺得不夠，進而多次向我要求更多這方面的資訊。然而，當

我開始思考如何動筆的時候，才意識到這裡面有許多理念需要很有系統的方式來進行組織，同時也發現這些理念其實對於幾乎所有的人來說都相當重要。另外我還意識到我可以透過這本書，為大眾提供一個可能與一般正常教育下所產生的思維完全不同的觀點。這也就是我之所以擴充我寫這本書的初衷的主因。我相信，不管你是否有練先天氣運動，我在這本書中所呈現的所有資訊都是至要的。

這本書的目的是提供另一個觀點來讓我們能看清楚生命、死亡以及我們的多維世界。具體來說，我的想法是希望藉此來闡明組成所有生命之能量的本質。我關注生命與健康的議題，所以我相信本書對於任何一位期望有理想健康的人來說都是彌足珍貴的。但我必須指出的是，這本書跟其他關於健康的書籍不一樣。我不對你該為健康做些什麼開出任何配方，我的目的是希望拓展大家對於健康的看法——那就是「健康是一種物質與精神的平衡狀態」。而拓寬了我們對健康的視野，也就不得不讓我們對死亡的觀念有所改變了。在通過與許多人在彌留之際時的接觸，我領悟到了一個與死亡本質相關的空前發現——我將在此書後面的章節中進行討論——終有一天，我希望這一發現能夠得到科學的證實。歸根結底，我始終懷著要為我們人類種群進化做出貢獻的宗旨來撰寫這本書。

除了提供這些資料給那些致力於使自己的生命和健康趨於理想化的人們之外，我也針對科學家們來寫這本書，是為了要建立一個模式，冀望有一天它能成為決定物質與精神之間的關係之理論基礎。更主要是我希望能讓更多的人得以接近這個超凡的療癒世界，同時我尤其期盼能鼓舞更多主流的科學家來探索這個世界，進而發展出一個對它更完整的認識來造福大家。我深信我們人類這個物種的未來，依賴於這樣開明的研究。

我們需要投入不懈的探索和努力才能確保人類進化的延續。如果我們

繼續現在的自以為是，那麼我們可能永遠無法解決由此而產生的問題。愛因斯坦曾極其妥切地提示過：「問題不能以相同於產生它們的意識水準來解決」。只有敢於闖入未知的領域——進入一個我們不知道會發現什麼的世界中——我們作為一個物種才有可能繼續存在，並旺盛下去。

我是極少數中能寫像這樣一本書的人。我出生並成長於東方，卻在成年之後一直生活在西方國家，因此，我在兩種文化中皆很自如。我出生於臺灣並且有幸在傳統中華文化的薰陶下長大，而這種文化與宗教的關係和世界上其他任何文化與宗教的關係截然不同。傳統的中華文化是極其開放的，沒有人會強迫你去做任何事。你不需要去信奉任何宗教，不用上教堂，也無需崇拜任何上帝或神祇。當然，同時你也有自由去加入任何宗教，而在一些特定的時候，特別是在處理與死亡相關之事時，許多中國人確實會借助宗教與精神的力量。總之，沒有來自於文化或社會的壓力去迫使你遵從任何一個特定的宗教信仰。這主要是因為中華文化中已經成熟地發展出多種哲學思想，譬如說，儒家就是一個成為替代宗教來輔助維持社會秩序的哲學思想。它提供了嚴格的是非道德準則，讓人們有所遵循。正是由於在這種環境的孕育下，中國人形成了與西方人相當不同的價值觀。

一直到我來到西方國家後，我才意識到我的成長教養與生活與許多其餘的世界是多麼地不同。年輕時，我離開臺灣到歐洲和美國求學，先在愛爾蘭都柏林大學三一學院（Trinity College）獲得學士學位，最後在美國的密西根大學取得了博士學位。學業完成之後，我就成家定居於美國。

正如同我對東西方的文化都尚屬融會貫通一樣，我悠遊自如於物質與精神兩個世界中。並不是很多人能擁有我這樣的經歷，尤其是在這樣一個對物質和精神兩者之間傾向採取嚴格二分法的西方世界中。以專業的

訓練和職業來區分，我是一名航空工程師。（我的兒子經常以「火箭科學家」這一稱謂來取笑我。）而另一方面，我也是一名所謂的氣功大師。雖然我並不習慣這個頭銜，但卻似乎也沒有什麼其他方式更適於用來描述我在精神能量方面所取得的成就。

我很幸運地擁有一種特殊的天賦。我不僅能夠察覺和感應精神能量的存在，而且我也有能力以穩定和有效的方式來引導它的流動。我在使用精神能量來達成特定結果時，也的確能夠做到心想事成的境界。靈敏度是條件之一，不過能夠操縱或運用精神能量的能力，則是項得天獨厚的禮物。我在我的先天氣運動課程中所做的，就是將精神能量傳遞給所有參與者——這個過程我稱之為「開功」。而我也正是利用這種方式來幫助那些生病或垂死的人。由於這種天賦，我能做一些大多數別人無法進行的實驗，也因此我獲得了少有的關於精神能量方面的知識。同時因為我所受過的工程師訓練，而使我致力於為我所體驗的精神現象，帶來科學化的理解。

貫穿於此書，我討論的就是我所領悟到的精神能量，以及它對於我們的生命所帶來的深刻影響。尤其值得注意的是，我特別論述的「先天氣運動」——不僅是因為這是我所熟悉的，而且也由於它能為我所闡述關於精神能量的論點，提供了一個清晰的示範。「氣」是通向精神世界的媒介；至今為止，氣功——我指的是練氣的方法——是我們目前對展示精神與物質世界之間的關係唯一可靠的方式。而顯示那個關係，也正是我的意圖。

如何運用這本書

在以下的篇章中，我與大家分享我所知道的精神世界。有一些我所陳述的是從中國歷史、哲學和醫藥學中得來的資料，其中有一章則是緊密地依賴於我在工程方面的相關知識。總體來說，大部分我所寫的內容直接來自於我運用精神能量幫助我的家人、朋友與客戶的親身體驗。

我藉討論中醫的一些主要的概念，來解釋為何一個精神的觀點是與科學探索相容的，以及是如何認識到這種觀點是不可或缺。我的目的是為我所陳述的觀念提供一個扎實的思維基礎。即使這類的論述可能早已有人在別處提到，然而我認為大部分熟悉這些概念的人對它們的認知是零散的及缺乏系統的。如果你得到的概念是片面的，那麼，即便你可能對它們有一定程度的認知，但卻未必能夠領會其所依賴的基礎理論。

以氣的概念為例來講，它是數千年以來中醫和其他一些領域的基本概念。我想大部分讀者對「氣」這一名詞都不陌生，而且可能還頗有一番見識，但我懷疑大多數人對於什麼是氣，以及它是如何作用的，都缺乏實質上的認識。我認為，如果缺乏一個完整的基本原理，會削弱這些概念的效力，讓它們變得難以理解，或者至少減低了原本應有的功用。總之，在對於概念的理解上所得到的真正的價值，不僅僅是在於引起人興趣的片面資訊，而是在於它們實質上的思想基礎。

為什麼這是那麼重要呢？我打一個比方來解釋這個問題。如果我們把十個盲人領到一頭大象旁，這是他們任何一個人都沒接觸過的動物，然後我們讓他們伸手摸象，再告訴我們這是什麼東西，結果我們可能會得到十

個不同的答案，雖然他們每個人說的都是部分的事實，但是沒有一位能做出完整的描述。摸到象腿的人說大象長得像一棵樹幹；另一個摸到象鼻子的人說牠像蛇一樣柔軟又易彎。諸如此類，他們每個人都做了部分的描述，而且都是準確的，但卻沒有一人能傳達出整體的形象。

我的目的是把完整的畫面傳現給各位。正因如此，我想提出一個不情之請，我希望你能從頭到尾地逐頁閱讀此書。當然，如果你只對「氣」感興趣，那麼我建議你閱讀第三章和最後兩章。但如果你想瞭解精神與物質世界之間的關係，以及這種關係對於生命、健康和死亡的重要性，那麼你就需要閱讀全書，或至少大部分的內容。總之，從頭至尾仔細閱讀，還是不失為領會我在本書所提出之所有觀點最好的辦法。

還必須指出的是，我論述某些概念的方式可能對有些人來說是不正統的。事實上，我是在試著確保每一位讀者都能理解我所提出的概念，我的目的是要在現代科學與精神世界之間，以及東方與西方思想之間，架起溝通的橋梁。就目前的情況而言，類似於「氣」之類的概念在現代科學中尚無一席之地，因為西方科學家們尚未承認氣是一個有根據的概念。在本書裡，我設法對「氣」這一現象進行解釋，來顯示我們有將它納入現代科學理論之中的可能性，正如同我們當初接受無線電波和電磁現象那樣。必要的時候，我們還可以設計可靠的實驗，以運用科學的方法來檢驗氣，以及其他精神現象的存在事實。

最後，我還想提醒大家，在我們今天的世界裡，我們太過於以物質為導向，以至於對精神領域難以敞開胸懷。本質上來說，我們期待一些有形的東西，一些我們可以學來的知識，或者我們可以學著去做的事情。但是，這些通通與精神領域毫無相關。「有為」是我們所認知的，但在精神領域之中卻沒有「有為」一席之地。「有為」包括了每一項我們所

熟悉的事務——諸如觀察、學習、思考、理解以及所有各種各樣的活動。這些都是物質的表現形式，它們不存在於精神世界中。在嘗試打開精神能量之門這件事上，我們像一隻貓一樣追逐著自己的尾巴，那會是毫無所獲的。即便這隻貓能夠抓住自己的尾巴並咬上一口，那也未必是牠所想要的。在我的先天氣運動課程中，當有些人不能領悟這點，他們就特意去尋求其他方法，對我所說的進行修改或補充，以尋求理解；但他們總未能如願以償。因此，當他們回頭來找我，我還是奉勸他們與我在此告訴各位完全相同的這幾個字：「無為」、「無念」，這就是通向精神能量世界的管道。

我意識到「無為」這一理念對於一般人來說可能會難以理解。現代社會中，我們所觀察到的和重視的都是物質形態的東西，因此對於「無為」和「無念」的概念，甚至連去想像都很困難。但我認為，為了打開精神世界，我們無論用任何方法嘗試去接近它都是值得的、有意義的。打開精神能量的世界，將轉變你對於生命、健康和死亡的體驗。我相信，對於人類的持續進化、我們地球的完好及未來，邁向精神世界將是必要的下一步。而簡中奇蹟——「無為」才是我們通往精神世界的必要之道。

參考文獻

1　David Simon, MD, *Return to Wholeness: Embracing Body, Mind, and Spirit in the Face of Cancer* (New York: John Wiley & Sons, Inc., 1999), pp. 11–12.

2　Comparing U.S. Healthcare Spending with Other OECD Countries. http://seeking alpha.com/article/146992-comparing-u-s-healthcare-spending-with-other-oecd-countries.

3　同上。

4　The World Factbook, Country Comparison: Life Expectancy at Birth. www.cia.gov/library/publications/the-world-factbook/rankorder/2102rank.html.

第二章

chapter 2 | 肉體與精神

天地與我同根
萬物與我為一

僧肇（384-414），東晉高僧

　　人是由什麼組成的？若不以微觀概念上的分子、蛋白質或 DNA 來看，而從最廣義概念上來論，「我們」是由什麼組成的呢？當被問起這個問題時，大部分的人首先想到的會是我們的身體，因為身體是實在的，你可以觸摸它、看見它、嗅到它、聽見它，甚至品嚐它。但是，以一個人的整體意義來說，我們的存在絕不僅止於肉體。那麼，除了肉體之外，我們另外的那部分是什麼呢？是精神、靈魂、心性、抑或是其他？我們對於自身的這一部分又有什麼瞭解呢？

　　在這一章中，我們要探討一個由肉體和精神所組成的人之「模式」。不過，在我們討論這個模式以前，我們需要先瞭解什麼是我們所謂的「肉體」和「精神」；簡單來說，這兩個概念分別對照於我們的「身體」和「靈魂」。但這又代表什麼呢？什麼是肉體？什麼是精神？

　　從最廣義的層面來說，肉體代表的是物質世界，我們也可以稱之為「地」；精神代表了精神世界，我們也可以稱之為「天」。「肉體」具有物質世界的所有特性——從感官上來說，它是有形而且可探覺的，有清晰可辨的外表，同時，它是會改變的、是有限的；相對而言，「精神」則是無形而不可探知的，既無可塑性又不會改變，而且它是無限的，因此，精神不像肉體般會遵從於物質現實中的法則與規律。

　　由此可見，人類是由兩個完全不相同的要素所構成；換句話說，我們是兩個不同世界的綜合體，同時，我們也是這個廣闊宇宙中不可分離的一部分。為了能確切認識我們自身，我們必須要先瞭解我們所生活的宇宙——包括我們之外的，乃至於人類出現以前的世界。

宇宙的形成

　　遠古的中國流傳著一個關於宇宙誕生的精彩故事，相信宇宙的形成經歷了三個階段。宇宙初始，萬物皆為「一」——這時候是一個極不穩定、移動頻繁、瞬息萬變，並且充斥著各種聲響、搖擺和震顫的世界；沒有任何物體是靜止不動的，也沒有任何物體有固定的形態。總之，這個階段裡沒有一致性和連貫性可言，整個宇宙就如同是一片混亂的漩渦。

　　中國人把這一史前時期混亂狀態的階段稱作「混沌」，也可稱作「懵懂」狀態。在此混沌的狀態下，任何東西都不可能形成；只要有任何東西開始變得清晰可辨，並具備了某種特定的形態，那麼它一定會產生變化，且將持續不斷地變化下去。可想而知，在這一階段裡沒有出現生命形態並不足為奇，因為生命體根本無法在這種條件下生存。

　　為了更形象化地描述這一混沌狀態，你可以把它想像成做蛋糕的過程。一開始是將麵粉、糖、雞蛋和水攪和在一起。這個時候，蛋糕還沒有成型，同時也無法區分出混合漿中的各種成分，這正是宇宙初創時的情景——沒有任何東西是清晰可辨的，而且無法將每種要素與其他成分區分開。元朝大書畫家趙孟頫的妻子管道昇所寫的名詩〈我儂詞〉中所寫的「我泥中有你，你泥中有我」之情境，恰好對我們宇宙的這一段原始給了一個生動確切的寫照。

　　這種混沌的狀態一直一直地持續著，直到有個東西——就是我們所謂的「氣」——帶來了一個狀態上的改變，這改變標誌了混沌階段的結束和第二階段的開始。古人相信在宇宙發展形成的某個時間點上，氣的作

用使持續的變動和聲響都平靜下來，各種元素開始可個別分辨得清楚。
這種氣一直延綿不斷，並不斷創造著秩序，甚至到了今天，氣也總是促
成變化的動力之源；沒有了氣，就沒有了變化。

　　儘管所使用的術語不同，但現代物理學家所描述宇宙初創的情景與中
國古代哲學家的描繪竟然是驚人地相似。物理學家將宇宙起源追溯至所
謂的「大爆炸」時期，理論上這是發生在一百三十億年前的事情。物理
學家史蒂芬・霍金（Stephen Hawking）也從理論上證明了大爆炸的發生。
他論述到，一般相對論裡所描述的任何擴張的宇宙都始於一元體，也就
是物理學家所說的「黑洞」的核心部分。這種一元體並沒有體積，但
卻有無窮的密度和無窮大的牽引重力。物理學家相信，如果一個物體落
入黑洞之中，潮湧而來的力量將作用其上，而分裂它的組織成分──包
括原子和亞原子層級的微粒，它也就成了萬物混為一體不可分辨的大漩
渦，即一元體黑洞中的一部分。

　　根據物理學家的說法，我們的宇宙起源於一元體。在大爆炸之後，萬
物開始分離，並且變得清晰可辨。下面摘自史蒂芬・霍金的《胡桃裡的
宇宙》書中的一段話解釋這一切是如何發生的：

這個宇宙究竟是如何起源的？ 大多數天文學家會回答說這個問題至今
仍有爭議：宇宙起源於一場巨大的爆炸，我們稱之為大爆炸（the Big
Bang）。這個大爆炸理論最初是由愛德溫・哈伯（Edwin Hubble）提出
的，他觀察到宇宙正在膨脹。如果將宇宙的歷史視為一部長篇影視劇
的話，那麼，假如你用倒帶的方式來放這部片子的話，那將會看到怎
樣的情形呢？ 所有星系之間會愈來愈近，直至最終全部被擠碎並合而
為一，形成一個說大也大、說小亦小的球體……
這場大爆炸發生的同時即標誌著宇宙的誕生，與此同時，空間與時間

相伴而生，宇宙中所有的物質開始膨脹……

在宇宙誕生最初一秒左右的時間內，當光子相互碰撞並將其能量轉化為質量，同時四種基本力量也由一而分離出他們的個別體之時，質子、中子和電子等原子的組成成分都形成了。宇宙的溫度也在此時冷卻下來，從大約攝氏 10^{32} 度降到攝氏 100 億度。大約在大爆炸之後的三分鐘，當溫度降到攝氏 10 億度時，質子和中子相結合並形成了一些較重的元素（大多是氦）的核子。

……恆星和星系大約在大爆炸後的十億年開始形成。從那時起，宇宙一直持續擴張和冷卻，並產生出適於生命誕生的條件。[1]

假使古時候的中國哲學家們能夠與現代的科學家們對話，他們可能不會使用諸如黑洞和大爆炸之類的用語，但我相信他們會對這一宇宙形成之說表示贊同，並會將大爆炸的產生歸結於「氣」的作用。

氣是產生有序變化的力量之源。當宇宙中的萬物以混沌狀態存在之時，氣促使它們由一分為二：重的和有形的下降，而輕的與無形的上升。物質下降，精神上升；地下降，天上升。這就形成了我們目前所知的宇宙，即宏觀上的宇宙。

如果說宇宙初創第一階段的特徵是混沌，那麼第二階段則以「和諧」著稱。我們稱宇宙形成的第二階段為「和諧」或「平衡」狀態。中國人常說的「太極」就是這個意思。

在這個第二階段中，宇宙中的萬物皆以共生而又互相對立的成對形式出現，因此任何一物都有其相對體。陰和陽是兩極的兩個對立極面。陰不能離開陽而單獨存在，反之亦然；這就像光明與黑暗、高與低一樣相對而不可或離。而陰陽之間的平衡造就了和諧的狀態。

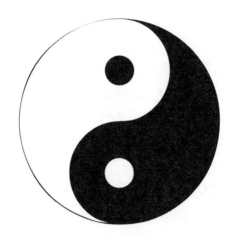

圖 2-1 太極或陰陽的標誌。

　　你可能已經對太極的圖形（如圖 2-1）相當熟悉了。它看上去就像是兩條魚在一起，相互纏繞並形成了一個完美的圓圈。其中一條是白色的，另一條是黑色的。我們僅僅看到每條魚的一隻眼睛，那條白色魚的眼睛是黑色的，而黑色魚的眼睛是白色的。這圖形有時候也被當作是陰陽的符號，太極圖是對相反事物之共存、兩個極端之間達到完美平衡狀態的描述，因此也代表了和諧、和平、平衡與安寧。

　　這個太極的圖形告訴我們：在這一和諧階段中，沒有任何事物是存在於極端狀態的。如果某些事物確實走入了極端，那麼，它的相反極一定會將其拉回至平衡狀態。這就好比如果你工作過勞久了，就會感覺疲倦且昏昏欲睡；如果吃了過多太鹹的食物，就會口渴想喝水，因為水會沖淡你所吃下食物中的鹽分。

　　關於「太極」的例子比比皆是。以海洋為例，它被視為是水的極致。但在每片海洋中都有島嶼，如此對全是水的狀況形成了平衡。在陸地上，湖泊與河流的存在則平衡了土地的乾燥與廣袤。如果將地球視為一

個整體，那麼海洋與陸地之間也構成了相對的平衡。關於陰和陽的其他例子還包括白天與黑夜、光明與黑暗、炎熱與寒冷、男性與女性、年輕與年老，以及黑與白等等。我們目光所及，到處可見對立的兩極——即陰與陽。陰陽平衡則產生和諧，而和諧意味著均衡的狀態。當陰陽交融，則萬物皆有可能。

　　陰陽交融標誌著宇宙形成第三階段的過渡期。通過這兩種和諧元素的結合，另一種元素誕生了，我們稱之為「生命」或「可能性」。因此，宇宙形成的第三階段，也是最後的階段，就是一個生命誕生、萬物皆有可能的狀態。我們稱這個階段為「三才」，代表著生命或可能性形成的三要素：天、地和人。

　　雖然我們至今尚不清楚生命最初究竟是如何起源的，但遠古的中國人相信，生命的起源與宇宙創立的順序相同：先是一團未分化的混沌狀態，然後這團混沌開始分離出和諧的要素，最終兩種要素又融合，進而產生了生命。

　　生命最初形成的過程在某種程度上可能是宇宙混沌狀態的微縮版。[2] 最初的生命無疑是相當混亂的，沒有形狀並隨意亂動的。現代科學家認為它甚至可能只是某種小的核酸鏈，逐漸一點一點地經過一段漫長的時間，生命體進化到最終發展出一種形體和一種精神體，再漸漸地進化成為人類。而人類也像其他哺乳動物和其他物種一樣，進一步分為陰和陽，即男和女。這也是宇宙形成的過程如何在較小的週期循環一遍遍重複的例子。

　　正如「氣」引起了大宇宙形成過程中的第二階段一樣，它也促成了創造小宇宙——生命——的第三階段。由於氣的作用，生命出現了，並繼

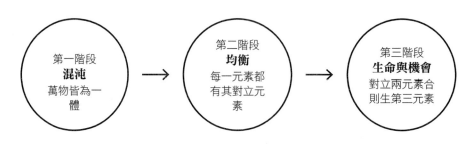

圖 2-2 創造過程的模式。

續不斷地進化。氣是藉由不斷產生愈來愈優質和細緻的特性,來驅動有序變化,也是那個永遠在總體上助長進化,以及在具體上扶持每個生命之產生與表現的力量。

　　圖 2-2 展示了宇宙形成過程中三個階段的模式。這個模式雖然簡單,卻相當具有說服力。第一階段是混沌狀態,萬物皆為一。第二階段是極化狀態,萬物皆以成對之元素與其對立元素所形成之共生對立狀態。第三階段通過相對立兩極的融合而誕生,即生命或稱之為「萬物皆有可能」的時期。

　　在中國,眾所皆知的宇宙故事,混沌初開,所有一切都始於「一」,從「一」產生了「二」,然後由「二」而生「三」,進而誕生了無限的可能性。在《道德經》中,老子將這一思想歸納為:

道生一,一生二,
二生三,三生萬物。[3]

　　我們可以將這段話奉為創造萬物之法則。相對立兩極的融合,產生出了所有的可能性。整個宇宙作為一個整體是如此形成的,而宇宙中的萬

物也是通過這種方式產生的。生命本身即遵從這種方式，從天與地的融合誕生而來。任何創始的過程都是相似的，結果也是相同的，那就是新的可能性。這對於人類是如此，同時對其他每一種生命形式——每一種動物、植物、昆蟲、無機物和微生物——亦皆如此。而每一種形式也是宇宙的無限可能性之一項表現。人類在此尤是如此，我們是迄今為止，由天地能量融合而產生的最高等表現形式。因此可以說，人類是所有可能性的核心。不管是作為一類物種或一群個體，對於我們本身，乃至於出自於我們，一切皆有可能。

人類：天地之合

由中國哲學的觀點而論，人類就如同其他所有生命體一樣，是從陰陽結合產生而來——我們是天地合一的產物。億萬年前，天地在宇宙形成的第二階段中分離，而天地在每次新生命的開始又再次結合。

就在我尋找插圖來幫忙說明一些此書中所觸及的概念時，我很偶然地發現圖 2-3 所示之圖畫可為它作完美的詮釋。這幅名為〈維特魯威人〉（Vitruvian Man）的畫有可能是達文西（Leonardo da Vinci）的所有作品中最出名的一幅畫。對西方人來說，它是一份研究比例的手稿，又名「人體比例圖」，有時也譯作「黃金比例」（Canon of Proportions）。然而，從一個中國人的眼裡看來，這幅畫卻正好描寫了我們所謂的「三才」——即天、地、人三元素與它們之間的關係。中國人耳熟能詳的「天圓地方」概念，透過這幅畫，把一個人巧妙地同時安置於一個圓圈

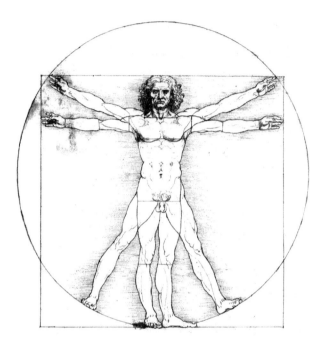

圖 2-3 維特魯威人：如同所有的生命，「人」是經由精神世界（天）與
物質世界（地）之結合而生，中國人天「圓」地「方」的概念與此圖契合。

和一個方塊之內，達文西不但創作出了一幅令人千古難忘的巨作，更將
「人為天地之子」的意境表達得淋漓盡致。

　　現在讓我們試以能量的方式來看待這種結合：天帶來精神能量，地供
給物質能量。所有的生命形式，包括動物、植物和無機物，都是由天地
合而產生，僅因成分比例不同而有了分別。例如，一隻狗體內的物質能
量所占的比例就比人類要來得高，而一塊砂岩中物質能量的比例又比人
或狗高出很多。說得更明白些，如果我們假設人類是由 50% 的物質能量
和 50% 的精神能量組成的話，與此相比，一隻狗可能是由 70% 的物質能
量和 30% 的精神能量組成，而一塊砂岩則由 90% 的物質能量和 10% 的精
神能量組成。

　　每一個「我」都是從天地中創造出來的。精神能量構成了我們精神體的基礎，而物質能量組成了我們的肉體。我們通過肉體才能看、聽、嚐、聞、觸摸、移動、思考和感覺。所有我們得以感知周遭世界的方式──包括我們的感官、行動、思想、感情和意識──都在我們物質機體的層面內。大多數的我們是以我們的身體來驗明正身。因此，每當提及「我」的時候，大多指的是自己的肉體。以至於有些人甚至根本沒有意識到精神的存在。

　　我們不能以瞭解肉體相同的方式來理解精神體。我們可以通過檢測感官的敏銳度、活動的靈活度與幅度、知識的廣度、情緒的穩定性與健康狀況來得知物質機體的狀態，但卻沒有相對的方法來檢測精神體的狀態。根據我們的瞭解，我們的精神體影響著我們的心理狀態，尤其是思維的清晰度，但是，除此之外我們知之甚少。有人說人類並沒有可用來理解精神的溝通語言，並且我們可能永遠也無法擁有這種語言。而語言、理解、思想和知識──我們心理上的所有層面──都存在於物質世界中。既然「理解」本身就包含於我們的肉身之中，精神也就理所當然地在我們的理解範疇之外。

　　雖然精神體超越了我們的理解力所能及，但它對於生命來說，確實是與肉體一樣地真實，而且也是一樣地不可或缺。為了當一個活的人，我們就需要有一個物質體和一個精神體兩者合而為一；這兩者的結合就形成了生命的開始，而兩者的分離則是死亡的表徵。當「天」與「地」的能量交融在一起並達到足夠水平時，它們就構成了一個完美的人。

一個主宰健康的模式

　　我在上文中已經述及，人類就像所有的生命體一樣，是從精神能量與物質能量的結合所產生的。在此，理所當然地，我將同樣地把我們健康的模式建立在這種能量的基礎上。我們可以說「健康就是精神與物質能量之間的一種平衡狀態」，然而，單靠這種平衡本身並不夠。我們還需要這些能量都達到一個足夠的量才能確保健康。

　　這個以一種陰陽平衡的模式作為健康的概念，是源自於傳統的中國哲學。在此模式中，陰和陽分別代表了物質能量與精神能量，而其中顯然有一種機制的存在，能控制，並致使陰陽狀態趨於均衡，並且也能決定最終的能量水平。我在本章的後面，乃至於之後的整本書中都在討論這個機制。

　　從出生起我們就有了生命，並帶著一定的能量，這些會隨著時間而增強或減弱。我們都知道，隨著身體的增長，我們需要更多的能量，因而物質能量會持續增長到三十至四十歲，甚至更長的時期。與此同時，我們的精神體也在增長，並反映在與日俱增的智慧成長與精神能量。但是，我們並不知道這種精神的增長是否會像身體的成長一樣，到一定年齡就停止了。

　　我們確實知道的是，我們每個人都會到達身體不再繼續增長的那一刻。屆時物質能量會停止增長，然後開始衰退，同時，智慧的發展也趨於減緩。從這一刻起，我們開始衰老，並且變得易於生病。也就是在這個時候，我們可能見到一些退化性疾病的出現，常見的有心臟病、癌症、關

節炎，以及所有讓人難以避免的衰老性疾病。

有一些特殊因素會導致我們能量的衰減，但在大多數情況下，這些誘因的本質都是物質性的——就像身體受傷、環境汙染，以及缺乏一些保持健康的基本需求，如健康的飲食、身體鍛鍊、新鮮空氣和陽光等——因而它們會引起物質能量的衰退。除此之外，還有一些因素則會降低精神能量，例如感情上的創傷就是常見的因素之一，這可以普遍到從一般日常的壓力到如戰爭創傷後壓力疾患一樣極端的症候群。總之，不管是物質能量還是精神能量的衰減，都能引起能量的失衡。

能量失衡

任何不夠完美的健康狀態，如果不是因為精神能量與物質能量失衡，就是總體能量不足；而當物質能量減弱至零的時候，就是死亡發生的時候。

若要真正地理解能量失衡，則一定要謹記：我們的精神與物質能量之間的平衡是一個動態的過程。失衡之所以會持續發生，是由於這兩種能量的個別增減所引起的。通常，我們與生俱來的本能會隨時自我調整而使之重返平衡，但是當不平衡的狀態持續時，問題就會隨之而來。一般來說，這是因為精神和物質其中一種能量經長期的過度消耗而造成的。一旦此種情形發生，由其所產生的健康問題的嚴重程度，將直接與能量失衡的程度息息相關，也就是說，精神與物質能量的失衡愈大，則衰老與疾病的程度就愈嚴重。

精神能量與物質能量之間的「相對差異」是生死攸關的關鍵因素，在影響我們的心理與生理健康上扮演著一個決定性的角色，並且最終還決

定了我們是生或是死。這裡所說的「相對差異」，我指的是兩者間對比的差異，也就是這兩種能量對比的比率大小，而不是個別的絕對值。

這裡舉個例子來說：老張通常都處於很好的健康狀態，讓我們假設精神與物質能量的大小是可以用數字來衡量的，而假設 1.0 為良好的健康狀態。老張原本處於典型的平衡狀態中，兩者都是 1.0 的水平。不幸的是，他並非事事如願。先是離婚了，不久又在工作的建築工地受了傷，從此心灰意冷，並且無法繼續工作。另一方面，他開始不注重飲食起居，停止鍛鍊身體，並酗酒成性。接下來的三十年裡，他體重大增，幾次心臟病發作。逐漸地，隨著時光的消逝，老張的物質能量每下愈況，最後降到了 0.001 的水平。毋庸置疑，他現在的身體健康狀況是很糟的。但如果在此時，老張的精神能量水平仍保持在 1.0 這一健康範圍內，而物質能量則已降至 0.001，因為這兩者之間的差距變得很大，很有可能會危及老張的性命。不過，這種情況並未發生，因為正如同發生在一般人身上的一樣：他的精神能量水平同樣也隨著物質能量的降低而遞減。我們假設他的精神能量現在是 0.0015 的程度，於是相對來說，老張的精神與物質的能量仍然處於平衡狀態。雖然可想而知他在這種低能量、惡劣的精神狀態，以及岌岌可危的健康狀態下是飽受折磨，但是就因為居於這樣一個能量的平衡，儘管能量低下，卻足以使他存活下去。

關於能量的平衡與失衡，一共可能歸納出四種狀態。其中兩種是平衡狀態，而其餘兩種是失衡狀態。第一種情況，你的物質能量與精神能量處於平衡，且總體上能量處於較高的水平，因而使你擁有強健的身體和旺盛的精神。這是一種健康狀態，甚至可以說是完美的健康。第二種情況，你的物質能量與精神能量處於平衡，但總體能量處於較低的水平，因而使你身心兩虛。後兩種情況則都屬於不平衡的狀態。第三種情況是物質能量較高，而精神能量較低；而第四種正好與之相反，即較低的物質

能量和較高的精神能量。接下來我們就先來討論健康在這兩種失衡狀態
下的情況。

當失衡的狀況是物質能量強而精神能量弱的話，那麼，人的心理狀態
必將受到影響。一般來說，精神能量的下降會影響到思維的清晰程度，並
甚至會引發不同種類的心理疾病。與此同時，生理上的身體狀況卻可能
繼續保持強健。我們往往可以見到處於這種失衡狀態的人可以忍受常人
無法適應的極端天氣條件（如極熱或極冷），而不會生病。

當失衡的狀況是由精神能量遠遠高於物質能量而導致的話，其結果是
身體虛弱但精神強盛。在這種情況下，人會保持思維的清晰度，但身
體則會變差。這種人可能是由於起居飲食不當而造成身體健康狀況的衰
退，但與此同時，卻仍追求著精神的提升，譬如練瑜伽、做祈禱或勤於
學術研究等等。德蕾莎（Teresa）修女基本上就顯示出了這種失衡狀態。
隨著年齡的增長，她的身體日漸虛弱，但其精神卻更加地強盛與輝煌。
當相對強大的精神能量與較弱物質能量之間的差異大到一定程度之時，人
在生理上就會變得虛弱，因而身體也會衰敗，然後死亡會來得比正常情
形要快。

無論如何，據知還有另一種特殊的形態，也是在精神能量遠遠高於物
質能量的第四種情況下所產生，這種情況通常僅發生於高深的靈修者刻
意為之的結果。他們的肉體繼續維持在常態，而其精神能量卻超高到導
致精神或靈魂與肉體的分離。一些瑜伽、道家或佛家的修行者能以這種
方式達到超凡入聖的境界，或使其精神脫離肉體。我們稱這種脫離肉體
而升天的呈現方式為「白日飛升」，相較於普通的死亡方式，有些人更
為嚮往於這種方式。

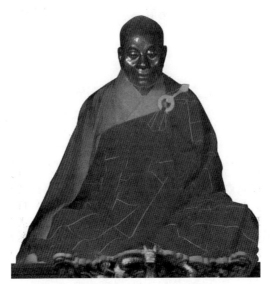

圖 2-4 保存於南華禪寺之六祖慧能真身。

傳說中六祖慧能就是這樣涅盤升天的。慧能，出生於西元六三八年的中國南方，最初是一位不識字的農民，後來他成為禪宗的第六祖亦即最後一位祖師。西元七一三年，他的靈魂離肉體而去，而其肉身經過香油防腐處理後，一直保存在今日位於廣東韶關的南華禪寺中。令人不可思議的是，數世紀以來，其肉身仍保持著栩栩如生的樣子。根據描述：

他的屍體不但仍未腐爛，甚至還散發出一股香氣，其胸腔仍保持在自然的位置，而且皮膚依然平滑光澤，且有彈性。西元一二三六年，當蒙古軍隊追捕南宋最後一位皇帝的殘餘之師，並滅其於廣東之時，據說蒙古士兵曾侵入六祖慧能的墳墓，甚至殘暴地用劍剖開其胸腔。但當他們看見他的心臟和肝臟仍保存完好時，心生恐懼，遂停止了破壞行為。[4]

慧能的肉身至今仍安置於南華禪寺的六祖殿中，另外還有兩位也同樣

保存著肉身的和尚陪伴在兩旁；我自己曾親眼目睹，他們三位都是呈現蓮花盤坐的姿勢，看不出任何乾枯或腐爛的跡象，他們看上去就像活著的一樣。我的一位雕塑家朋友也曾親眼見到，並說像這樣栩栩如生的肉身是不可能以人工仿造的。所以就實質上來說，他們的身體並未死亡。

在我們結束這個話題之前，我還必須提及另一種會使能量上下起伏的方式：在非常罕見的情況下，能量可能會強力爆發，當這種情況發生時，人體會在非常短的時間內經歷一個超高能量的湧入。我相信這就是為什麼有些人在極度危急的狀況下，會展現出超乎尋常的力量，而以往我們僅能以奇蹟來解釋這種現象；我同時相信，這也是武術家李小龍所能掌握的眾多本領之一。

李小龍在武術的鍛鍊上是一位勤奮且意志堅強的人，他實際上已將武術昇華至藝術的層面。我認為他能夠操控自己的能量，並在非常短的時間內將自身的物質能量與精神能量一齊提升到一個相當高的程度。換句話說，他有能力在瞬間爆發出高強度的平衡能量，而他運用這種爆發的能量來增加他打擊的力度，其威力就遠遠超越了其他習武者所能達到的力量。但是，繼之而來的問題是，人的身體不能承擔長期以來這種能量迸發所引起的生理效應；也就是說，過多的能量在過於集中的一段時間內聚集在體內，而使身體無法承受，假若經常性的這樣練武，也就危害更深。我認為這種能量爆發而造成劇烈的創傷，是遲早的事，這有可能是血管破裂，或者對心臟、大腦造成傷害。在危害發生的瞬間，物質能量肯定會急劇下降，而此同時精神能量依然維持在較高的水平，結果導致物質能量與精神能量之間產生了巨大的差距，進而肉體與精神很可能會產生分離。這種分離的發生是瞬間的，更是致命的；我懷疑，這種狀況就是造成李小龍死亡的原因。

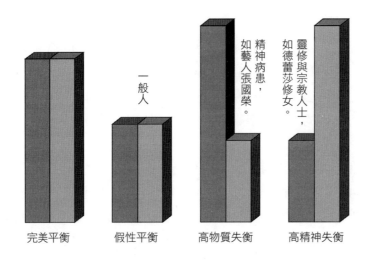

圖 2-5 不同平衡狀態之下能量水平的差異。

假性平衡

　　每當出現精神能量與物質能量失衡的時候，有一個先天的調節機制會試圖將兩者帶回平衡狀態，通常是先以降低較高能量的一方來行之。基於能量平衡的重要性，這一個與生俱來的功能同時也是必要的。而當這種「再平衡」程序成為了常規，其結果就形成了我所稱的「假性平衡」，即精神能量與物質能量處於平衡，而身體內總體能量尚不足以維持完美的健康狀態。現代社會中我們所認知的健康其實大多屬於這種假性平衡。圖 2-5 展示了四種不同形態之能量水平——完美健康、假性平衡、物質能量高而精神能量低之失衡，以及精神能量高而物質能量低之失衡的對照。

　　假性平衡是一個必須要認識的重要概念，因為缺少了它，我們就無法確認出什麼是完美的平衡與完美的健康。假性平衡也算是一種平衡狀態，但顯然不是完美的健康狀態。相反地，它是一個能量與健康日趨消退的狀態。長此以往，當你的總體能量下降到一定水平，健康狀況就會衰退，疾病和衰老過程也將隨之而來。然而當你的物質能量下降為零時，就將是你往生的時候。

　　假性平衡通常啟始於引發精神能量或物質能量水平發生變化的某一始發事件。如前所述，能使能量平衡產生變化的因素通常在本質上是物質性的，所以，讓我們就從當物質能量衰減時會發生什麼開始談起。

　　我們知道，除了遺傳病之外，我們的身體還會受到外來的侵害，例如受傷、感染和環境汙染等，這些都會對身體帶來破壞並使健康走下坡路。雖然這個過程可能是逐漸的和連續性的，但我們也可以把這個過程當成是階梯式的。每件重大事件的發生都可能大量地改變著我們體內能量平衡的狀態。通常來說，這個過程的發展如下：一個突發事件使人體內物質能量急劇下降，物質能量的減少引發了陰陽平衡的調節過程——首先使精神能量自動降低，一直到達一個與物質能量相當的均衡狀態；然後一些反覆發生的事件會逐次導致物質能量的下降，每次都會相應地引發這一平衡機制。每一次這個平衡過程並非一蹴而幾，而是經過一個上下曲折如鋸齒型的模式和路徑。最終，人體的總能量將穩定在一個新的平衡點上。而這個平衡點的人體能量通常低於其在始發事件發生之前的水平。

　　我們仍然以前面討論過的老張為例。在建築工地的事故發生之後，老張的健康狀況並不是一次性衰退的，而是在三十年的時間內逐漸惡化的。那次受傷之後，他並未返回原來的工作崗位，而只是四處做一些雜活的零工來勉強度日。這些工作使他長年以來經常接觸到各種有毒物質，包

括做油漆工時所用塗料的化學氣體，焊接水管時材料中所含的鉛，還有在拆除衛生間與清理別人的儲藏室時所接觸到的黴菌與石棉等。一次又一次地，他的物質能量在一點一點地衰減。與此同時，老張在那場意外事故之後停止了鍛鍊身體，也不好好地吃，這又對他的物質能量產生了消極的影響。更糟的是，他開始酗酒；每狂飲一次，物質能量就下降一些。每當物質能量有所衰減，陰陽平衡模式即會將其精神能量拉低至一個新的相對平衡點上。如今，雖然老張在每種能量上都已大為偏低，同時也承受著心臟病與意志消沉等身心上的折磨，但他的精神與物質之兩種能量還是處於一個相對平衡的狀態。如此這般，他應該可以繼續活下去，只要他能繼續保持相對的能量平衡與一定的物質能量。

假性平衡也同樣地可能因精神能量的下降而引發。例如，感情上的創傷可能導致精神能量的減弱。這個調節過程與上一種情況類似——精神能量減少引發了調節陰陽平衡的過程，進而物質能量的水平也相應地減少，最終達到一個新的平衡點。之後每當一個事件或類似情況一再發生時，每次都遵循這一過程，即精神能量的下降伴隨著物質能量的衰減。總之，雖然在上述兩種情況下引發平衡調節機制的誘因不同，一個是純粹的物質性，另一個則與精神能量相關，但我們看到了相同的結果，即新的總體能量在一點一點持續不斷地減少。

假性平衡與健康

我之所以提出「假性平衡」這個概念，是為了易於分辨促成健康狀態的能量平衡條件。假性平衡並不代表健康，它是一種平衡狀態，但其中處於均衡狀態的能量平均值都在不斷下降至愈來愈低的水平；也就是說，當一個人的總體的能量水平在不斷減弱時，同時你的健康和活力也

隨著時間的演變而逐漸衰退。

　　有了這種先天機制的特性，一旦你陷入了假性平衡的狀況時，有沒有任何方法使你能提高你的總體能量水平並達到完美的健康狀態呢？事實上，確實有些方法（最起碼在短期內有效）能提高物質能量。一種方法是透過食用高品質的食物和補品來改善你的營養，另一種則是通過適當的運動。雖然營養和合適的運動方式都能提升能量，但大都沒有持久的效果。來自食物的能量勉勉強強剛好夠補充身體所消耗的能量，為了提供更多的能量並增進營養，許多人求助於各種補品以求增強能量，但這些也並不是都能被吸收的。即便能被吸收，也得不間斷地服用，才能持續見到效益，這和食用高品質食物以及運動的效果頗為相似。這也就是為何我說這些辦法通常只能短暫地提升物質能量的水平。還有，就算這些補品能被身體消化吸收，但經過長期服用後，不但效果減退不如以往，而且物質性失衡的副作用也將伴隨而來。

　　到此為止，我們已經討論了精神能量與物質能量的總體平衡。現在，我要簡要地談談單純的物質性失衡狀態。物質能量是身體的陰陽平衡達到均衡狀態下產生的結果。而身體的陰陽平衡卻是一個複雜的議題，它是構成中國傳統醫學理論基礎的主要部分。相對而言，精神能量中說不定也存在著類似的陰陽平衡類型，只是我們不得而知。雖然這些議題已超出了本書的範圍；但是，在此之所以要提出物質失衡這個議題，是因為每當我們試圖提升物質能量時總會遇到這個問題。

　　我們前面提到的進補方法——例如吃營養品、補品等——有可能造成物質性失衡的不良後果，且最終將成為總體平衡與健康的負擔。當你正常食用普通和自然均衡的食物時，通常不會引起身體失衡。不過，當食物被拿來當作藥物使用時，往往我們是刻意去造成身體失衡。因為藥物原

本就是用來糾正生理系統上出的問題，其採取之途徑就是刻意去造成失衡的；也就是說，當你的身體出了問題要糾正時，你通常需要採取矯枉過正的方式來達到目的。當然，如果僅是食用普通、均衡的食物，你雖無法治癒什麼病，但卻也不會引起能量失衡。

以此類推，服用補品也同樣會引起物質能量失衡。補品可能會使總體能量增長，但維持這種能量增長狀態的唯一方式，是繼續不斷地服用下去。如此，問題便會相應而生：這些補品產生了與「以食物為藥餌」所造成之相似的後果，它們會使人體內的物質能量處於失衡狀態。長期下來，它們對人體內的總體能量均衡和身體健康帶來了反效果。

例行地做一些適當的體能運動，有時可能會有助於維持一個好的能量水平，但這樣的效果比較可能發生在那些擁有良好精神狀態的人；也只有在良好精神的狀況下，才可能通過運動來使總體能量達到較好的水平。無論如何，除非你同時有能力使精神能量維持在高水平上，而且還堅持鍛鍊，來持續得到能量上的優勢；否則的話，你就陷入一場艱苦的奮戰。這也就是為何有時候鍛鍊並不是大多數人所樂意為之的原因，因為那像是在做苦工。通常來說，你一旦中止了你的例行鍛鍊，你的能量水平就會馬上下降。

在典型的假性平衡狀態下，日復一日地，你的總體能量將會愈來愈低。在後面的章節中，我們將討論在這樣情況下，如何提高總體能量水平以致能恢復完美的健康狀態。而我在這裡可以透露「精神能量」就是關鍵之所在。

完美的健康

當我們的精神能量與物質能量處於平衡狀態，並同時位於一個足夠高的水平上時，我們可以說是在享有著所謂的「完美的健康」。在這一狀態下，我們不會衰老、生病或死亡。除此之外，任何不夠完美的健康狀態，則是由能量失衡或總體能量未達到理想水平所造成的結果。

要想擁有完美的健康，不但需要較高的總體能量水平，還要有適宜的條件，以及能一直維持能量平衡的方式。三者中，控制能量平衡的機制是與生俱來的，所以我們接著要討論對完美健康來說至關重要的其他兩個要素──總體能量水平和我們生活的環境條件。

完美的健康只有在理想的條件下才有可能，這些包括理想的環境條件、理想的情緒狀況以及所有其他的理想狀況。這可能意味著極其平淡無味的生活和永恆不變的狀況，也就是說，沒有任何的波瀾起伏。顯然，這種理想狀況在今日的現實生活中並不存在，實際來說，我們既沒有理想的環境，也沒有恆久不變的條件，因此，我們的能量會自然而然地消減。我們為了滿足身體正常運作所需要的能量，每日必須費盡心思考量吃些什麼和如何運動，往往已經是疲於奔命了。在這種狀況下，任何超出正常的能量需求──如身體受傷或過大的壓力等──都會造成肉體的透支。這個狀況就好像你賺的錢原本就剛好夠你過日子的──付清日常的帳單和滿足各種財務上的義務之後，每個月底都分文不剩──不巧偏偏車子拋錨了。假設這時車子非修不可，然而修了車嘛，你就會負債。在這個假設的情形下，你將從此永遠擺脫不了債務的糾纏。同樣的道理，當人們面臨額外的能量需求時，大多數人身體內的能量負債現象將會發生；這也是人們之所以陷入假性平衡的狀態而度餘生的原委。

　　賦予我們所生活的環境，我們究竟有沒有可能達到完美的健康狀態呢？我們是否有可能擁有充滿活力的健康和長壽？如果可能的話，那將是怎樣達到呢？由於我們會在自然而然的狀態下持續地消滅能量，所以我們需要尋找一種方式來補充失去的能量、修繕任何損傷、並慣常地使身體保持清新以減少能量損耗的速率。這將是一套完整的方案，但問題仍停留在「如何做」之上。

　　在我們的文化中，我們通常認為不生病就是健康。這麼看來，你可能會覺得將健康等同於青春永駐和長生不死是荒謬的或不切實際的，但它卻並非如此。人類是至今為止，天地能量結合所產生的最高表達形式。我們每一個人都是宇宙中無限可能性的表達。那麼，你認為下列何者是對宇宙無窮的可能性的最佳寫照：是享受快樂、幸福，有活力、健康長壽的人類？還是如我們今日這般，平均壽命只有七、八十歲，最後不是因病而死，就是各個重要器官相繼衰竭而亡的人類呢？

　　許多古文明的歷史中都流傳著一些活經數世紀的人瑞的軼事，他們不像我們現代人一般僅僅活個幾十年而已。根據中國古代有關於彭祖的記載，他活了至少八百餘年。生為顓頊皇帝的玄孫的彭祖，到商朝末期（約西元前一一○○年），他的年齡已達到七百六十七歲，而且還未出現衰老的跡象。

　　西方古文明中也有關於人瑞的記載。《聖經》中有瑪士撒拉（Methuselah）的故事，他在一百八十七歲時生下一個兒子，而自己活了九百六十九年。瑪士撒拉並不是《聖經》中的異類。在〈創世紀〉中所提到的九位長老平均年齡達到九百一十二歲。這些故事都隱含著健康的真正涵意。

　　儘管這些記述可能在他們敘述那些壽滿數百歲的人瑞時誇大其詞，但是他們卻揭示了有關長壽的古老智慧，並且也啟示了真正健康的涵意。《聖經》中並沒有告訴我們這些人瑞們長壽的祕訣。但在中國文獻中，卻詳細記載了彭祖的生活習性和修練，包括他如何能活過了八個世紀還不見衰老跡象。[5]我相信，在他的這些與眾不同之生活習慣與修練，有三點應該是他一生健康長壽的關鍵。

　　第一點就是他對生活的態度。他的生活方式，與當時的人們乃至現今大多數人極為不同。彭祖淡泊時事、政治、社會地位、財富、聲譽以及其他一切金錢可換之物。他喜好「平靜與安寧……關切他自己的生命，並掌控自己的身體。」雖然我們接著所要提到有關他每天進行的修練方式是那麼高深莫測，但相比之下，卻遠遠不如他在心境與情緒上的控制來得重要。

　　他的第二個長壽祕訣是他盡力避免任何可能對身體的傷害。彭祖體認出：長壽之道，簡單來說是「不能讓身體受到任何傷害」。他認為，除非我們遭受到傷害，則依照常理來看，一個人應該自然而然地就能活到一百二十歲。這樣說來，完全避免死亡是有可能的。他還列舉了許多種違反長壽之道的做法，包括「……苦思久遠的事情或者強記些事物……；憂慮、歡樂、苦惱與悲傷……；狂喜、悲憤及暴怒……；不知疲倦地索求……；陰陽失調等等。」[6]

　　他的第三個關鍵的長壽祕訣是練氣且每天進行精深地修練。這種修練中他採取有意識的步驟去修補其身體的創傷，並恢復自身的能量，如此，他保持身體持續的清新狀態。一旦身體出現任何創傷的跡象，例如衰老、退化或疾病時，他就會做導引、呼吸吐納和內觀行氣──特別專注於身體不舒服的部位上，以卻其病。除此之外，他還特別提及做導引

氣功的重要性，他說：「如果你擅於此道，則邪氣就不會侵入到身體中。」他每天從清晨到中午都運行呼吸吐納和內練的功夫。據說，氣在彭祖體內如行雲流水般的順暢。

肉體與靈魂之關係

　　肉體和靈魂是屬於兩個截然不同的世界。而要理解肉體和靈魂，最好的方式可能是將它們視為兩極來對待，這也意味著它們各自的本質與對方是截然相反的。在前文中，我已經討論了「極」的本質。藉此，我對它們之間關係的特點做一個總結，並列舉於下：

- 從本質上來說，兩者在每個方面都是對立的。
- 任何一方若單獨存在的話，那都是毫無意義、沒有作用，且無所可用的。
- 兩者的結合對創造新事物帶來無窮的可能性。

　　肉體與靈魂是絕對的對立。它們之間甚至不存在最遙不可及的共同之處。一方是實體存在的，另一方則虛無縹緲；一方有重量，另一方卻毫無分量，一方是黑暗的，另一方卻是光明的。像所有對立的事物一樣，對於肉體與靈魂，我們只能從理解兩者之間的關係來著手。

　　想像你正站在室外，腳下的萬物是大地，頭頂上的萬物是天空，地平線將世界分為兩個完全不同的兩個部分——一部分是實體的，而另一部

分是虛空的。大地與天空形成了兩極。當你站在大地上仰望天空，會看到天空是由大地來承托著的；但當你從太空船上所傳來的圖像中，由外太空中展望大地時，看到是由天空環抱著的地球。若你能將大地和天空分開為兩個截然不同的個體，則沒有任何一個會看起來跟現在一樣，也沒有任何一個還具有現有的特徵。它們不再會被認作是大地和天空。無論是大地或是天空，缺了對方，它們就不復存在。

　肉體與靈魂之間的關係，遑論去下定義，甚至僅只是去理解，我們都處於劣勢，這是因為我們無法時而在地球上仰望天空，時而從太空俯瞰地球一般地變換我們的立足點。肉體與靈魂之間的關係如何，對我們來說，取決於我們視角的出發點，而我們的觀點卻早已根深蒂固於物質世界之中。我們生活在物質世界中，所以只能從物質的角度來認識肉體與靈魂，如果我們能轉換到精神世界中，同時，如果我們能從精神的觀點來看待生命，那麼我們的視野將完全不同。但是，我們被限制於物質層面，如果我們試圖用肉身的六根來觀察精神世界，那我們是白費功夫的，我們觀察不到精神世界，也不知道從精神層面來看肉體與靈魂之間的關係會是什麼。儘管如此，我們去定義肉體與精神之間的關係還是很重要的，而有一個可行的方法，就是採用邏輯推理的方式。

　我們既已假設肉體與靈魂是相對立的兩極，所以我們也可因此而設定物質世界與精神世界同樣是對立的兩極。如果採用演繹推論的方法，這樣我們就可以很簡單地以消去法來助長我們對精神世界的瞭解。不論什麼事物在物質世界中是對的，我們就能邏輯地推斷出其反面在精神世界也是對的。例如，我們知道物質世界是有形的，那麼，精神世界就是無形的。通過邏輯推理，我們能促進對精神，乃至於對物質與精神世界間之關係的看法。

　　另一種方式來幫助瞭解肉體與精神之間的關係是以電腦為例來進行類比分析。一台電腦是由硬體和軟體兩部分組成的，硬體就相當於我們所說的肉體，軟體則與精神相類似。電腦是硬體與軟體的綜合體，不管是硬體還是軟體，都不能單獨運轉。硬體是各種零件的組合，但如果沒有安裝軟體，它就不能執行任何任務，沒有了軟體，它只是一個看上去像個電腦的盒子罷了。另一方面，軟體本身是沒有形體和功能的，它只是個概念，你看不到它。當然，軟體可以安裝在光碟上，但光碟本身不是軟體，它只是軟體的載體而已。

　　通過身體的感官，我們的認知覺得「硬體」就是電腦。這也是合乎情理的，因為，軟體不是顯而易見的，因此我們很容易忽略了它的重要性。實際上，硬體決定了電腦的物理性能的極限——究竟能運算得多快，同一時間能運行多少功能，能儲存多少資訊以及能否處理一些特定的任務等等。軟體本身則具有無窮的潛力，但它需要附著於硬體之上來發揮它的功能，沒有了硬體，它像個幽靈一般，它不具有實體；另一方面，硬體也需要軟體來驅動，否則，它就是死的。我們可以說，是軟體賦予硬體以生命。

　　正如電腦是硬體和軟體的結合體一樣，人類，或者說所有的生物體，都是肉體與精神的結合體。類似於電腦的硬體，你的身體設定了生理指標，但沒有了精神，肉體是死的，「精神」是那個能使肉體活起來的東西。反之，精神本身如軟體，具有無窮的潛力，但它必須與肉體相結合才能發揮這些潛力，否則，它是沒有形狀與實質意義的。

　　當物質性的肉體居於主導地位時，一切事物都是有限的；反之，當精神主導時，它將超越物質現實的局限。而有趣的是，你愈是努力，物質主導性就會愈強烈；反其道而行之，則是「無念」——即不用心去思

考——這才是通往以精神為主導的世界的關鍵。

我們是精神與肉體的結合，天地能量融合之產物。「肉體」是有形的，因此，我們能感知它，它也讓我們去感知；我們能移動它，它也依著我們的移動而改變；我們能思考它，它也是我們思維能力所及之所在；我們能對它產生感覺，它也是我們情感的發源地；我們能意識到它，它也是意識存在的王國。相對而言，我們對於「精神」幾乎一無所知，但卻一刻也不能離開它——就像我們不能沒有身體而存在一樣。

當我們的精神能量與物質能量處於平衡，且都位於足夠高的水平之時，我們體驗到的是完美的健康狀態。而如前所述，任何不完美健康的狀態，都是由能量失衡或總體能量低於理想水平所引起的。我們如何能在維持或創造足夠高的總體能量的同時，又能保持肉體與精神之間的平衡呢？這將是我在後面的章節中所要討論的問題。

參考文獻

1 PBS, Stephen Hawking's Universe, Segment entitled Universes: Big Bang Universe. www.pbs.org/wnet/hawking/universes/html/bang.html.

2 如果某物具有生命，那麼它就是一個小宇宙。它不僅是更大範圍宇宙的一部分，同時也是大宇宙的微縮版。因此，每一個人類個體都是一個小宇宙。每個人體內都蘊藏著宇宙，每個人也都是一個宇宙體。

3 老子：《道德經》第四十二章。

4 Keith Stevens, "Chinese Preserved Monks," *Journal of the Hong Kong Branch, Royal Asiatic Society* 16 (1976): p. 294.

5 葛洪：《神仙列傳》www.sagesource.net/china/translations/pengzu.html.

6 同上。

第三章
chapter 3 | 氣

道生一，一生二，
二生三，三生萬物。
萬物負陰而抱陽，沖氣以為和。

一老子，《道德經》

　　北京的黎明，在市中心區離我經常住的酒店不遠處的公園裡，成千的人們在這裡聚集，他們散布於花草與樹叢間，大多數人看上去都到了退休的年紀。他們穿著簡單、寬鬆，許多是以十到五十人的規模集合成群，排列著整齊的隊伍，以和諧統一的步伐移動；當然，也有人個別地獨自站立或活動著。他們之中有些人在大聲叫喊，有些人則安靜地閉目冥神站立；有些人在上下揮舞著胳膊，還有些人有節奏地捶打身體。而更多的人正在伴隨著優雅舞動的步伐進行著一項緩慢、明確而有板有眼的動作。

　　在中國大陸和臺灣的公園、廣場，以及許多空曠的野外中，類似的情形每天都在重複地演出。每個地方的人數或多或少，有三三兩兩的，也有數以千計的。是什麼讓這些人有志一同？是他們共同的目的——投身於這種特定的身心鍛鍊與修行全都為了「練氣 」。

什麼是氣？

　　我不理解為何那麼多人能信心滿滿且言之鑿鑿地談論「氣 」。由於「氣 」不是一種物質現象，因此我認為要理解或者解釋它都絕非易事。我有充分的理由相信，雖然「氣 」是一個許多人都習以為常的術語，用來表示許多不同的事物，但對於它是什麼，以及它是如何作用的，其實都知之甚少，甚或一無所知。我發現許多書本中對於「氣 」的解釋都很具有誤導性，即使是一些專家在論述與「氣 」相關的議題（如氣功、傳統中醫或風水）時亦是如此。

　　在向讀者闡釋我所理解的「氣」之前，我想先請你放下這本書，自己思考一下這個問題：究竟什麼是氣？

　　每當我提出這個問題時，總能得到許多種不同的答案，但人們最通常是如此說「氣就是能量」，或是說「它是存在於每種生命體中維持生命所必需的生命力量」。不論在西方或在遠東地區，「力量」和「能量」是大多數人和書本用來定義「氣」所使用的關鍵字眼，但是，在我的中文詞典中，對於氣的解釋就有十種不同的定義，而且均未出現使用「力量」或「能量」的詞彙：

1. 氣體
2. 特指空氣
3. 氣息
4. 指自然界冷熱陰晴等現象
5. 味道
6. 人的精神狀態
7. 人的作風習氣
8. 生氣，發怒
9. 欺負，欺壓
10. 中醫指人體內能使各器官正常地發揮機能的原動力 [1]

　　由此可見，上述定義全未提及「力量」或「能量」。

　　氣的英文字是「chi」，它在英文中的發聲是「chee」，相對應的是華語中「氣」的發音。而非常巧的是，「氣」在韓國、日本、中國大陸的某些地區，以及「chi」在一些歐洲國家如德國、義大利和西班牙，同樣都發做「kee」。「氣」有時也拼作「ch'i」或「qi」，但是

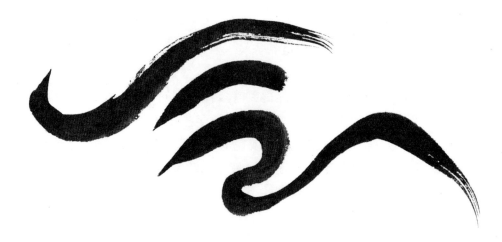

圖 3-1「氣」字草書，張充和書。

都發「chee」這個音。「qi」這種拼法是「拼音」的拼法，「拼音」
是中國普通話中最常用的標準拼音系統。它是上世紀五十年代，中國大
陸為了方便，以全世界通用的羅馬字母來表達漢字讀音的音標系統，或
者可簡單視它為一種羅馬字母化的注音符號系統。另外有許多人將梵文
字「普拉那」（prana）等同於「氣」，但我不認為它如「氣」一般
可廣泛地同時應用在大宇宙與生命體中的小宇宙。

　　如今「氣」的概念已被人們廣為應用在許多不同的地方，但也因
此，「氣」這個字已被濫用到各行各業，而且幾乎已到了言不及義的地
步。這也是為何讓我難以下筆用文字來表達它的原因，因為這個字的模
糊性太強。西方人沒有真正地瞭解氣，但同樣地，東方人也沒有好到哪
裡去。在東方，人們採用「氣」來描述或度量生活中的各種層面，包
括健康、財富和幸福。在日本，當兩個人相互問候對方時，最典型的開
場白便是：「你的元『氣』好嗎？」在中國，「氣」同樣被用來形容
人的身體狀況，例如：「你的氣色看上去好極了！」意思就是「你看上

去很健康！」在遠東地區，當你在進入某人的家裡時，可以說「你家房子的氣不錯。」雖然東方人習慣使用這個字來談論生活中方方面面的事物，但卻不一定瞭解其真正的涵意。

在中文裡，「氣」這個字同時用在代表空氣的氣，和我們本題中的氣。對於古時候的中國人來說，這兩種現象都同樣是不可捉摸且不可言狀的。但這不一定代表兩者所表達的是同樣的東西。我傾向於認為，中國人是借用「空氣」的「氣」來表達「氣」的涵意，因為他們找不到更好的方式來描述不可捉摸的和難以名狀的東西。

當我想到「氣」，我想到的是什麼呢？從我自身的經驗和認知來看，我認為它仍是一個未知的領域，但感覺上，我認為「氣」是物質與精神世界之間的媒介或橋梁。

我們可以把「氣」比作無線電通訊。在過去的幾個世紀中，直到二十年前，幾乎所有遠距離的通訊都需要用某種物質性的連接——不管是郵局傳遞的信件，還是某種電線或電纜，電報、電話或甚至連網際網路都是依賴於電線和電纜。但是現在，通過無線電通訊技術，人們可以在一間咖啡店裡打開筆記型電腦，用它和世界任何一個地方的人進行交流。我們還可以使用手機與位於撒哈拉沙漠的辦公室通話，或是在喜馬拉雅山山頂與在祕魯的祖母進行無線電通訊。我們可以想像無線的通訊技術是人與人交流的媒介或橋梁，但我們並不能以任何方式看到或是感覺到任何媒介的存在，而通訊的實現卻是它存在的有力證據。以此類推，「氣」是精神世界與物質世界之間的橋梁，而經由它所實現的那些結果，即是其存在的有力證據。

我傾向於認為，「氣」並非一種能量，但它卻能激發能量場；同樣

地，我不認為氣是一種力量，但它能產生力量。儘管「氣」有時會以物質現象的形式展現出來，但「氣」的作用是作為使物質發生變化的催化劑。我們以風這個現象來打個比方。雖然我們所能感受到的風是一種力量，更即便是風的效力能轉化為能量，但它卻不是一種存在的能量。風的基礎是空氣，而不是能量或力量，風是空氣的流動所產生的，因此在真空的環境下就沒有風的存在。這種流動是因為某種原因而產生──通常氣壓不平衡是引起空氣流動的主因。就如氣壓不均衡會起風一樣，「氣」能激發能量並產生力量──即便它本身不是能量或力量。這也就是為什麼我不使用「能量」和「力量」這兩個詞來定義「氣」的原因。

我還認為氣具有導引流動的作用。傳統的中醫學家相信氣能引導能量在體內流遍全身──頗類似於電流在電線中的運動方式。如果你想觀察電流在電線中的流動方式的話，你將看不到任何電流，就像看不到人體內能量的流動一樣。在上述這兩個情形中，同樣都沒有切實可見的物質在流動，但卻存在著能量流動的證據。

我認為「氣」的真實角色是催化劑、啟動者和驅動力。它促成了物體的運動，同時引發了流動。在第二章中，我在討論宇宙形成之初的情形時指出：當萬物混沌一團時，正是「氣」的作用使萬物的區分開始發生。甚至可以說在萬物形成之前，「氣」就充當了啟動者的角色。

氣與中醫

「氣」這個概念是由中醫首先引用的，用它來幫助理解那些其他方式無法解釋的現象。「氣」的起源與中醫的起源相互交錯，最早可追溯至五千年前，早於有記載的歷史，而其哲學上的背景則可以說是植根於道家的傳統學說之中。

氣的概念是中醫的核心原理與整體理論的基礎。在這些理論中，氣通常代表的是人體內維生所必需的能量。在中醫各種不同的學派中，大部分都將氣視為引導體內能量與血液流動的源泉。傳統中醫書籍中關於「氣帥血行」的描述，意思就是氣到何處、血到何處。

為了清楚解析「氣」是如何引導能量，中國人制定出了一套經絡理論。所謂經絡，即人體內氣運行流通全身的管道或通路。根據這套理論，人體內的氣必須處於平衡，人體才能達到健康。氣的運行如果不均衡——太快或停滯——都會導致疾病，而只有恢復了正常的運行，才能重建平衡與健康。

經絡系統是一個循環系統，類似於血液循環系統，但是，與靜脈和動脈這些生理的通道有所不同的是，中醫認定的人體二十條經絡是非物質的。如果將人體解剖，你會看到動脈、靜脈和血液，但卻看不到任何經絡，也沒有絲毫「氣」的蹤跡可尋。

我們可以用個類比，如果說血液在靜脈和動脈中的流動，類似於電流在電纜與電線中的流動，那麼「氣」和經絡則更像是一個無線通訊的系

統。我們今天之所以能運用這個比喻，是因為我們生活在一個大多數人都瞭解或使用無線通訊設備的年代。

在西方醫學中並沒有與「氣」相對應的概念。西醫知道能量的存在，但卻沒有途徑影響、控制或操縱它。西醫中不存在關於氣運行流動其中的經絡系統概念，甚至沒有任何方法來建立關於這個系統的理論。與西方醫學相比，中醫在這一方面遠遠超越了他們。

「氣」的理論是非常有價值的。數千年以來，中國人一直在運用它，它也確實發生了效用。有關研究已經證實了針灸與中醫其他治療方法的合理性與有效性，但是，雖然科學可以證實「氣」所產生的效用，卻還是無法證明氣的存在。即使在今日無線通訊技術如此發達的時代，也還是沒有關於「氣」與經絡系統存在的科學證明。

在西方，醫學是建立在科學的基礎之上，而科學是建立在有形的與物質的現象之上。為了證明氣的存在，科學家需要借用物理的方法來進行觀察與衡量。觀察和衡量是科學的必要手段，但也正因為西方科學家對於「氣」的觀察或衡量束手無策，所以他們也就無法證明氣與經絡系統的存在。基於此，西方醫學至今仍不認可氣以及經絡系統的「合法地位」。

氣功

　　歷史上，「氣」的概念最初是被用來描述健康狀態以及如何影響健康的，所有以練氣為主來增進健康的修練方法，我們統稱為「氣功」。氣功在古代有許多不同的名稱，而其中最著名的就是「導引」，其主要是以操練一些動作來引導「氣」運行全身而名之。[2] 氣功的起源可追溯至三千年前中國薩滿教巫師的動物舞蹈。[3] 西元前六世紀的一組十二片刻有銘文的玉器堪稱為最早的工藝品——銘文上使用「導引」一詞——證實了氣功被用做為治療用途的事實。[4]

　　在所有流傳至今的中國文獻與文物中，沒有一項比「導引圖」更能表現古代氣功的鍛鍊了。「導引圖」長一百公分、高五十公分，是一九七三年在湖南長沙發現的一座漢墓中出土的一片彩繪絲綢。一幅經過考證揣摩以後繪製的還原圖如圖 3-2 所示。在此圖中一共繪有四十四個人形，用來圖示一些主要功法的動作，而許多人形至今在原圖上仍可辨識。

　　這件重要的古藝品是在一個據考屬於西元前一六八年的墓葬中找到的，考古學家在一個意外狀況下發現了這個墓。由於它是在木炭與白膏泥的層層包圍與密封之中，所以二千年前亡故的女性墓主屍體仍保存得相當完好，看上去就像是剛入葬的樣行。導引圖是該墓中她的眾多隨葬品之一，這幅彩繪的圖示還附有文字標示與注解，解釋了每種功法動作，並將各種功法與特定病痛的治療方法相連對應起來，表明了氣功在當時已被用作醫療養生的用途。除此之外，在導引圖附近還出土了一本帛書《卻穀食氣篇》，對導引功法引導「氣」運行的理論，提供了詳細的解釋。

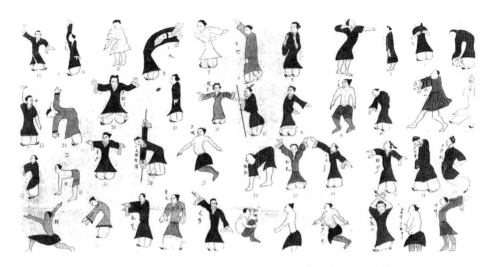

圖 3-2 導引圖之還原圖，一幅彩繪絲綢描繪出氣功之各種功態。

　　「氣功」一詞結合了「氣」與「功」兩個字，「功」代表的是功法、功能與功效。這種修練配合著冥想與放鬆狀態，將身體活動與呼吸吐納結合起來。直到二十世紀中期，氣功在中國還是一項被嚴密保守著的祕密，其中祕傳的知識通過道家中師徒傳承的模式而延續下去。對於遠東地區大多數人們來說，氣功是神祕的，也是謠傳與荒誕不經之說的題材。如果有人想要去弄清楚它或尋覓名師來拜師學藝，他不但得離鄉背井到處去尋覓，同時也得不到別人的支持與鼓勵，而且最終往往是無功而返。當然，還有可能在武術學校裡學到氣功，但那裡教的多半是增強體能與勁道的方法，而非增進健康之道。

　　環繞著氣功的神祕一直持續到二十世紀中葉，由於中國大陸當時是一個貧窮的國家，醫療資源一直處於匱乏狀態，中國大陸政府開始鼓勵人們運用一切可能的方式來增進健康，其中包括了練習氣功。時至今日，中國大陸練習氣功的人數估計已經達到六千萬至兩億人。

在過去，許多人練氣功是為了增進健康，而且大多採取了靜坐的方式來練習。甚至於在今日，對於某些人來說，「靜坐」與「氣功」是同一件事。最典型的是道家所發展出的一套以靜坐來行氣的完整體會。道家修行者創出了一種以靜坐為主，結合特殊的呼吸吐納技巧，及各種動作的修練方式。他們聲稱，通過運行循環體內的氣，就能保持健康、預防疾病，還可能治療某些疾病。

道家認為，位於腹部肚臍下方約一寸之處的丹田，是人體「氣」的貯集之地，練氣功就是讓我們增強體內的氣，並將之儲存於丹田。根據道家學說，練氣就是煉內丹，因此，丹田也被稱為「產丹之處」、「煉丹場」和「煉丹爐」。

在古代，帝王們經常徵召道士為他們煉丹藥，特別是長生不老的金丹。道士們使用直接置於火焰之上的高溫熔爐，將所有成分融化、蒸發和濃縮，煉出一粒粒功效強大的大補丸。長期下來，「煉丹爐」和「金丹」這兩樣東西成為在丹田儲氣和運氣過程的代表，丹田也被當作身體的熔爐所在，「氣」在此處滋生和轉化，成為供應人體能量和必須治病時所用的「萬靈丹」。

氣的神祕感

我已經記不得第一次聽說「氣」這個字是在何時了。雖然這個字一直伴隨著我的成長，但我甚至在孩童時代，就意識到「氣」是在我的理解

範圍之外的東西。在這一點上，我想我就像許多出生並成長在東方的人一樣。雖然我每天聽到並使用這個名詞，但「氣」仍然是一個被神祕感所包裹著的主題。在中國，除了一小部分研究「氣」或是從事與氣有關工作的知識分子、道士、僧人和與健康相關的從業者以外，大多數人所瞭解的「氣」，僅僅是從他們與傳統中醫的有限接觸，或是經由閱讀武俠小說，抑或是從有關風水方面的經驗所得來的。在這一節中，我們將審視武俠小說中對於氣的描述，以及關於風水的一般見解，旨在釐清有關氣的幻想和其真正的本質之間的不同。

氣與武術

和許多中國人一樣，我從小就喜愛讀武俠小說。就像在西方的科幻小說那樣，武俠小說在中國相當風行，這也是許多中國人學到「氣」是什麼的途徑。武俠小說通過對「氣」的誇張想像而激發了一代代中國人的想像力，同時也影響著相當數量中國人對於「氣」的效力的認識。我認為，這類小說也是造成「氣」對於大多數中國人具有神祕感的主要原因。這一類型的故事能在如《臥虎藏龍》之類的武俠電影中可見一斑。但就如同西方《蜘蛛人》之類的書籍和電影一樣，武俠小說和電影也過分地誇大了武俠們的能力。在這些作品中，武林高手能輕易飛走於樹梢和屋頂上，並在飛簷走壁之同時與人進行打鬥，還能從指尖發氣來凌空襲擊對方。顯然，這些故事有效地利用了人們對於氣的無知，創造出許多虛幻引人的故事。

我注意到多數武俠小說中有一個共同的特點，就是故事裡的高手們以氣療傷的能力，遠遠不如他們在打鬥中以氣傷人的本領。療傷的過程通常被描述得比打鬥更加困難且耗費體力。一名武林高手可以不費吹灰之力地殺

人或傷人，但為了幫人療傷，卻可能很快地耗盡自己所有的能量，而且他們進行治療時通常需要通過推拿或身體的接觸。「氣」總是被描述成非常珍貴且十分有限的資源，因此需要儲存和養息。當這些小說中的英雄人物在用氣助人療傷時，往往抱著將自己的性命置之度外的態度，因為除非能找到恢復元氣的方式，否則他們輸送給人的氣都將一去不復返，他們甚至有可能在為人運氣療傷時喪失自己的性命。

現實中，「氣」確實在中國武術的發展中起了重要的作用，而且從某種程度上來說，這種作用至今仍是舉足輕重的。一般來說，武術可以大致分為兩類。一類是「外功」，以鍛鍊身體技巧和動作為主的，空手道和跆拳道就是外功的例子。外功涉及到許多不同的身體運動——包括踢腿、拳擊、擒拿和摔跤，以及使用如刀劍和棍棒等武器的技巧。練習外功的人注重於身體的技巧、力量和速度，但很少用到氣。如果他們嘗試使用氣的話，通常也僅及於呼吸的技巧，而實質上呼吸與「氣」是毫無關係的。在中國有這樣一句諺語：「練拳不練功，老來一場空。」這句話是說除非能夠將氣功加入個人的修練中，否則在任何鍛鍊中所獲取的成果，例如力道，終將耗盡。在我看來，外功能導致的結果可能更甚於此，一般還可能包括伴隨老化而出現的疾病、疼痛，以及器官上的種種問題。

另一類武術稱之為「內功」，是在身體內部利用氣的特殊性質而鍛鍊的功夫。練內功者注重體內運氣的方法，將「氣」隨意念集中到身體各處，使部分身體變得堅韌，進而能抵禦外界強力的打擊。正因為他們練成了金剛不壞之身來達到防禦的目的，因此他們不太需要學習格鬥的技巧，鐵布衫就是內功的一個例子。雖然這類運氣的技巧對抵禦外來的攻擊有其優勢，但它們並沒有對健康帶來益處。內功的技巧並非遵循氣的自然流動規律，而是強迫氣以非自然的方式來運行。結果，練功者會隨

著年齡的增長而遭遇到健康的問題。

當然，也有些武術是以適當方法來運行氣的，例如太極拳。它是遵循氣的運行規律而獨特發展來的。太極拳被視為氣功的經典，它結合了外功與內功的優點，使練習者在掌握出色的格鬥技巧的同時，也擁有了增進健康的能力。

中國人認為武術可分為三個層次。第一層次以物質性的體能為主，也被視為最基本的層面，跆拳道為其中一種。第二層次是將身體的格鬥技巧結合了運氣防身的方式。第三層次，也是最高的層次，是以「氣」為主導，臻至此層次的功夫可以說是完全精神化的。

達到武功最高層次的人，往往看上去與我們想像中的武術家有很大的出入。我們總是將武術家想像成外表強壯，肌肉發達，而且動如閃電般快捷。但如果你能真正見到一位達到這種最高境界的人的話，你可能根本認不出他是個武術家。武功高人通常早已屏棄使用身體的力量，而專注於更深層次地發展心靈的力量，或者更準確地說，是精神的力量。

二十世紀初期，在中國流傳著關於兩位高層次武術家的故事。他們都具有傳奇的色彩：一位據說能行走於水面之上，另一位則是具有極深造詣的太極拳大師。一天，兩位大師相遇了，他們決定以武會友並一試高下。當時只見兩位大師相對而立，神情泰然，輕鬆自然，許久未動。最終，兩人都緩緩地伸出一隻胳膊，直到他們兩臂交叉快要碰觸的剎那，突然間，他們各自迅速地收回手臂。只見那位太極大師對對手說：「你贏了。你比我更鬆。」在這一級別的武術中，力量是蘊藏於精神之中的。為了使這種力量能釋放出來，就必須極度平靜、放鬆和自然，而這兩位大師就是在較量誰比較放鬆。

武俠小說中關於「氣」的故事，有許多遠比上述的傳說更令人瞠目結舌。他們對氣的理解從下面這個武術界的傳言中可見一斑：「一個武術高手若是到了爐火純青，能以意御氣的境界，則他能隔山打牛。」這可能嗎？至少我從未親眼見過這種事情。但正如我所說的，氣是一種催化劑——它有可能引起空氣的流動，但產生「隔山打牛」的效果似乎不太可能。但是，不管怎樣，我還是願意為大家留下一些想像與可能的空間吧！

氣與風水

除了武俠小說之外，中國人對於氣產生神祕感的另一種途徑，是通過對於「風水」的應用。風水是一門在中國實踐了上千年的關於空間布局的藝術，在字面上就是「風」與「水」的結合。關於風水的整個理論與實踐，是從墓葬（俗稱陰宅）的朝向與選址發展而來。「風水」這個名稱即來源於陰宅選址的兩條基本原則：藏「風」聚氣和與好「水」的相對位置和朝向關係。如同許多中國的玄學祕術一樣，風水術最初是為服務皇家而發展出來的。

古代中國人具有「事死如事生」的觀念。他們相信，一個好的陰宅風水，將惠及墓主後代的財富、聲望、健康、人際關係與整體的成就。風水的原則是建立於對氣在不同地點（如山頂上、河谷中或溪流畔等）上的觀察。風水師相信，一個地方的氣愈好，風水就愈好，在此下葬的墓主人的後代就會愈興旺。

為了尋找傳說中最佳的墓地，人們都在尋覓「紫氣」所在。傳說中最理想的墓地應是籠罩在一片紫色天空之下。自古以來，不論在東方還是

西方，似乎紫色都與皇家相關。中國人更視紫氣為王氣，紫色天空下的地方被視為埋葬先祖的吉地，因為這樣能庇佑其後代為王。據說，人人都希望能找到這樣的地方來安葬先人，甚至連皇帝也不遺餘力地尋找這種地點，以免被別人捷足先登而危及王位。

經過長期的演變，有關風水的實踐被伸展到活人的住宅（俗稱陽宅）的選址與布局中。今日，風水不但在中國廣為流傳，並已流行至全世界各地，人們不僅僅用風水來為住家和辦公室選址與布局，並且也以之為其生活與工作的地方來揚利氣並平惡氣。風水師們通常同時運用物質和非物質的規律，來決定某一個地點是不是一塊風水寶地。其中，物質規律是可以規範並改變的，例如在一個宅院裡樹的位置和房間的顏色等；但更重要的是非物質的規律，也就是那些不在物質規律適用範圍內的。非物質規律可被視為風水的精神層面，這往往僅憑著風水師對氣之存在與好壞的直覺感受而得出。

在威廉‧史比爾的暢銷書《簡易化風水》一書中，他討論了以直覺為基礎的風水論，並稱之為「直覺風水」。它主要依賴於風水師本身的「本能、感受和直覺」，而較少知識層面。[5]根據史比爾的說法，直覺風水能使人們對空間進行「點穴」，進而可以在房間或建築物中解除能量流動的阻礙，並根據需要來激發或平抑能量。

我之所以引入「氣的神祕感」這一節的討論，是因為我希望能將「氣的真正本質」從一般人對氣的幻想中分離出來。本書中所說的「氣」與許多人對於氣的不實幻想完全不同，我所說的「氣」，並不是那種從武俠手中發出來，當作武器以對付敵人的氣，也不是那種能使未來皇帝祖墳上的天空變為紫色的氣。我要鄭重地強調，本書中，我不是在討論大家所普遍認為的氣，而是就我所知的「氣」——乃是介乎於物質與精

神之間的橋梁，也是通往健康、生命和死亡的鑰匙。

氣的種類

　　我們對於「氣」的瞭解愈多，我們就愈能利用它來療癒自己和別人。為了瞭解氣的本質，我們首先需要審視氣的不同種類。

　　在古代的文獻中，沒有關於氣的種類的記載，就算曾經討論過，有關於氣的區別也是非常模糊的。但是，近年來，中國人在大力追求高科技的西方醫學之餘，也對氣功這一領域進行了相當的研究，經由觀察的結果，氣功界裡將氣分為三類：內氣、外氣和信息氣。我們也許有一天會發現氣不只這三種，或者這三類氣中的一種或兩種，實質上並不能被歸類為氣。但是就目前看來，這三種都可歸類為氣。

　　內氣就是相當於中醫學中「氣」的概念，攸關於能量是如何在體內流動，被視為是具有物質性的。但是，我們不禁要問，為什麼這種看似非物質的東西會被認為是物質性的呢？主要是因為「氣」是精神與物質世界之間的橋梁，它同時存在於兩個世界之中，因而能因地制宜地具有兩種個別的性質。內氣被視為物質性的，所以它的運行遵循著經絡系統的固定通道，而且還可以通過使用針灸、草藥和氣功來影響其運行。正如我在本章前文提過的，我們可以用氣功師們在體內儲存並增強氣的方法，來舉例說明內氣是如何被影響和控制的。他們利用道家的意守功法，去觀想一團能量聚集在臍下丹田之處，並長期以意引導氣，來強化

這種因氣而生的內能量，其效果就類似於在體內造一個電池，並長期不斷地為其增加容量，使它更加持久和強大，一旦需要時，身體就能利用這一能量中心來供給能量，以及用於療癒。

外氣是由內氣發放出體外而成的。氣功師利用外氣來進行物理治療，其主要功能是用來緩解病人的疼痛，也有些時候是為了增進健康和身體的狀況。內氣能以多種方式從身體發放出來，通常是透過手、手指或手掌心——這一點似乎是與武俠小說中描述的氣唯一相似之處。由於外氣是內氣的發放，因此它也同樣具備物質的特性，就如同外氣運行的距離是有其物理上的限制的。通常來說，外氣離其發功點愈近，它的功效就愈強。因此，病人的身體距離發功點（即發功者身上的發功位置，例如手指等）愈近，治療的效果就愈好。

我們還可以透過另一種方式來確認外氣是具有物質屬性的，那就是：它有時是可以看得見的。當我在用外氣為人治療時，有時我和我的病人都能同時看到有東西存在我的手和他的身體表面之間，有時看到的是像薄霧般的狀態，有時是一些迅速移動的粒子狀的東西，還有時是看到有東西在兩個表面間直通通地流動。外氣並不總是看得見的，照明條件似乎是影響其可視性的因素之一，不過，有鑑於外氣是能被感知、感覺，有時甚至可見，因此我們可以認定外氣是具有物質屬性的。

第三類的氣是信息氣。正如其名稱所示，信息氣是攜帶著信息的。我所宣導的「先天氣」就算是信息氣，相關「先天氣」的內容我會在本章後半部分和第六章中仔細地闡述。信息氣是一種非物質性的氣，我們無法衡量、感知或限制它的有效運行距離。但我們應該都經歷過，或聽說過有關於信息氣的經驗，例如一個作家在洗澡的時候突然想通了該如何為他的小說結尾，或一名母親在夜裡突然驚醒，感知到她身在遠方的

孩子剛剛去世了，或身患癌症的人通過他人的祈禱而痊癒等等。通常我們可能以靈感、超覺抑或是奇蹟來稱謂這些發生的事情，但它們都算是信息氣存在的例證。

我們能夠提供科學的證明來證實信息氣的存在，因為我們運用信息氣所產生的結果可以是具有重複性的，而任何能夠經過重複驗證的事物就是科學所認可的事物。鑑於信息氣是非物質性的，我們也就因此將是以科學的方式來證實這一非物質的現象。

我在「先天氣運動」練功班中將精神能量傳導至參加成員的過程，我稱之為「開功」。開功的這種現象可用來做科學驗證信息氣存在的一種實例，因為每一次被開功的人數是沒有限制的，距離上也沒有限制，被開功之人可以遠在千里之外，甚至是在地球的另一端。

多年前，我大約每月一次從美國東岸的康州飛到臺灣去進行開功。有幾次遇到了暴風雪或其他不良天氣因素而航班被取消，在那種狀況下，我只好從康州透過電話對臺灣的練功者進行開功，即參加練功的人依照原定的時間聚集在一個地點，然後我透過電話來對他們實施開功。

有一次我在義大利的米蘭開練功班，結果這個班必須同一時間在分處於兩個不同房子的房間裡舉行，因為這兩個房間都不夠大，單獨來說都不足以容納所有的學員，而臨時又找不到別的地方。這次可讓我很為難，因為我一次只能待在一個屋子裡，一時也沒有其他辦法來解決當時的困境。儘管如此，最終不管是否與我共處一屋，每一位參加學習班的人都同時達到了開功的結果。

我也曾經實驗過不使用任何物理連結方式（甚至連電話也不用）而成功

為地球另一端的人進行開功。這是一位朋友希望他在臺灣的家人能夠得到開功，於是我和他們約定好：某一天，他們在臺灣的早上九點做好準備，而我在康州相對應的時間是晚上九點，時間一到，我就專心為他們進行開功。結果非常成功。因為這裡涉及的是信息氣，所以開功並不需要遵循任何物理規律，而且是無遠弗屆的。在後面的一章中，我將會討論什麼是成功的開功，以及我是如何認定開功是否成功。

兩個世界之間的橋梁

正如在第二章中所述，肉體與精神是完全不同的兩個事物，也是兩個完全不同的世界。它們兩者之間沒有任何直接的溝通方式，因為它們之間根本不存在任何形式的溝通，「氣」是我們所知，在精神世界與物質世界之間的唯一橋梁。當然，也許它們之間存在很多橋梁，但每一個產生這種作用的，都是我們稱之為「氣」的東西。

老子在《道德經》第四十二章中提及了「氣」的這一作用。本章章首的引文就是這段話，現在讓我們來看看最後兩句：「萬物負陰而抱陽，沖氣以為和。」關於老子這本書的釋譯有很多版本，而我所看到的每個版本對這一段話的解釋都有所不同。大多數的作者在解釋最後一句時，都不直接而簡單地使用「氣」這個字，而是採用如「心靈」、「陰陽二氣」、「空靈的氣」等詞彙。這些文詞聽起來很是優雅，但卻缺少了邏輯性的內涵，經過逐字逐句仔細地閱讀，我發現這些譯文都未盡其義。

事實上，應該不難想像老子寫下這兩句文字的原意——就如同他的書的其餘部分一樣——是讓人逐字實實在在來讀的。按照字面意思來解釋的話，這兩句話中的第一句是對肉體和精神的描述。正如我在第二章中所討論的，「陰」和「陽」代表了事物的兩極，而中國自古以來，尤其是道家學說中，通常用它們來代表生物體的肉體與精神。他們通常以陰來代表物質的肉體，陽則用來代表精神。舉例來說，道家可能會這麼說：「某人通過修練已練成純陽之體。」意思就是他已經蛻變，脫離了陰的層面，成了純陽即意味著成仙。這個人可能仍然擁有肉身形態，但其真正的本質已經轉化為精神，他已經轉化為一位純精神的人、一個超凡的人，並且明顯地不再與我們這些凡人一般了。

回到《道德經》中的敘述，「萬物負陰」隱喻我們承攜著我們物質的肉身，就如同背負著一個包袱和累贅。緊接著的「抱陽」一詞在字義上影射了（有人）擁抱著一個輕如氣球般的東西以向上升起的景象。因此，這句話可解釋為「萬物背負著肉體而懷抱著精神」。我對於這句話的理解是：我們都背負著肉身的包袱，但在同時，我們為了渴望升天而緊抱著精神。這其中暗示著我們的肉體與精神在其本質之間存在著矛盾，而偏偏對於每一個完整的人來說這兩者卻非得共存一體，且不可或缺。

下一句「沖氣以為和」則描述了如何解決這一矛盾。它一共包含五個字，頭兩個字是「氣」以及一個描述作用在氣上的動詞，而後三個字在理解上應該沒有任何爭議，即「以達到和諧」。關鍵之處在於如何解譯這個動詞「沖」，我們通常使用「沖」這個字表示倒水或灌注的動作。因此，「沖氣以為和」可以解釋為：注入氣以達到和諧的狀態。

我之所以如此大費周章地來解釋我對這段話的理解過程，是因為我相

信老子在這本至今最廣為流傳之一的重要經典中所闡述的，與我所提出的見解是不謀而合的：「氣」為每一個生命體提供了肉體和精神之間的和諧，同時，「氣」也是聯繫兩個世界的橋梁。除此之外，「氣」也在兩個世界間擔當著能量轉化的作用。每當物質能量被轉化為精神能量，或精神能量轉化為物質的時候，「氣」就負責轉化的角色。

　　讓我們一起來看幾個這類能量轉化的例子。首先談「氣」將物質能量轉化為精神能量。我們以一群法師為某人的療癒而祈禱為例，祈禱本身是一種物質性的活動，故能產生物質能量。一旦這種能量被發出，「氣」就將其轉化為精神能量，這種精神能量能激發物質世界中的事物。一旦這種能量及於被祈禱之人，它又再度被轉化為物質能量，且具有治療效果。造成這些轉化的作用力是「意念」，法師們的意念使他們祈禱所生的物質能量轉化為精神能量，而接收者的意念又使之轉化而回歸到物質能量。我在這裡所描述的是一種啟發，「氣」可以啟發能量，一群法師一起祈禱可能產生大量的物質能量，這有可能引起重大物理現象的發生，如果被祈禱的人是開放接收的話，那麼，他們的祈禱將能帶來療癒的效果；但是如果被祈禱者不接收的話，譬如他本人沒有繼續活下去的意願，那麼這種祈禱將不能產生效果。

　　再舉一個例子：一九九七年夏末的一天，我正在觀看電視中有關德蕾莎（Teresa）修女的新聞，她看上去一如往常並無異狀。但當我從螢幕上看到她的影像時，我突然感覺到她患有心臟方面的疾病，並即將不久人世。我告訴身邊的妻子我的這些感覺，她說德蕾莎修女看上去頗為健康，之後我就沒去想此事，直到第二天我從新聞中得知她已死於心臟病發作。我對此事的解釋是：德蕾莎修女擁有極高層次的精神能量，當我從電視畫面中看到她時，我接收到了她一閃而過的能量，由此對她的身體狀況有所感知，而這正是通過信息氣傳達給我，並轉化為我的思想的物質能量的表

現。儘管大多數人未必意識到，但這是一個經常發生的過程。

由精神能量轉化為物質能量的另一實例就是靈感。我們會在瞬間意外地得到靈感，這是我們大家都曾經歷過的事，但對於作家、藝術家、音樂家、發明家和其他具有創新能力的人來說，則更為司空見慣。每當其發生之時，靈感是經由「氣」的作用將精神能量轉化為物質能量而產生。

精神能量包含著大量的信息。它是一個儲存知識的巨大寶庫；只要你能有辦法進入其中，你就能從中獲得相關資料或理解能力。當湯瑪斯‧愛迪生開始思考發明一個實用的白熾電燈時，他就產生了對於新點子的需求，實際上，他是發送出腦波去尋找所需要的信息。腦波根據需要而提供搜索方向，因而縮小了搜尋範圍；如果不這樣的話，我們會接收到太多的信息或是完全一無所獲。突然之間，靈感來了，並以物質的形式呈現出來。與此同時，「氣」將精神能量轉化為物質的形式。「念頭」本身就是物質能量，它們存在於物質世界之中，能夠被想得到、說出來、寫下來、記錄下來、畫出來，或是以其他任何方式表達出來。

為什麼有些人能夠得到靈感，而有些人不能呢？我認為這僅僅是因為有些人比較善於接收——這不是以任何意識形態而為之的，而是因為他們天生就具備更多開放的通道，以致能接收某類特定的信息。這是一項天生的能力，並非我們可以選擇或發展而得來的。我們不難接受這個論點，想想看擁有這種能力的人，通常不是詩人、作曲家就是發明家，而我們也總認為他們的才能是與生俱來的。有一些想成為作曲家的人，不論再如何地努力，卻可能永遠也寫不出一首真正的好歌曲，這正是因為他們沒有那麼容易獲得靈感。

發明家亦是如此，好的發明家會發明創作出許多東西。達文西就是一

個例子，他既是畫家、雕塑家，同時也是一位多產的發明家。愛迪生也是這樣，他相當晚才開始上正規學校，而且還是斷斷續續的，儘管如此，他也僅僅上了幾個月的學，他退學時，已經十二歲了。愛迪生不是一位好學生，以傳統觀念來看也不算是聰明，他的第一任老師甚至稱呼他為「糊塗蛋」（addled）。但是，就像達文西以及其他我們今日稱之為天才的許多人一樣，愛迪生富於靈感。結果，他被公認是歷史上最高產的發明家之一，總共擁有一千零九十三項美國專利，和許多其他在英國、法國和德國的專利。

我認為，只要人擁有一個具有功能性的大腦（也就是沒有腦死亡），那麼，大腦就是精神能量進入身體的入口。大腦是以電流通過上億個腦細胞，相互傳遞訊息而作用的。電流在各個腦細胞間跳躍，卻如同具有實質連結一樣的優勢。但我相信精神能量有時會攔截並介入腦細胞之間的傳輸，有可能是以「波」的形式表現出來。

每一種「波」的特性是以波長或頻率來界定的。我們所接收到的所有信息都是通過波的形式。當我們聽歌曲時，是一系列聲波作用於聽覺神經之上；當我們聞到花香時，則是香味以波的形式到達我們的嗅覺神經系統。我們每一個人所能接收到的各類信息，都受限於特定範圍或頻譜之內，而那些我們認為是天才的或有天賦的人，接收的範圍可能比正常人更廣，或者甚至能收到一般人無法接收的波長範圍。這也許就是天才的奧祕所在。

我認為，這些都是真實存在的，甚至包括像那些具有超感知覺（ESP），以及具有靈通能力一樣的非正統天分者。正是「氣」使一些人可以從精神世界得到指引或信息，不管人們怎麼稱呼它，目前還沒有確切的證據來證明精神性引導確實存在著。但是，我相信它確實經常發

生，而這正是因「氣」使然。

　　我還想申明一點：就像富於創造力的人能比一般人接收到更廣或更多頻段波長的波一樣，我認為自閉症患者所接收到的波，與非自閉症者接收到的是完全不同頻段的波長。根據病症程度的深淺，自閉症患者與非自閉症者可能在接收的波長頻段上有所交疊。自閉愈嚴重的人，他所接收的波長愈與正常人不同，他也就愈不可能與他人溝通。

氣與健康

　　我在前章提及，為達到完美的健康狀態有兩件事情不可或缺：物質與精神能量的平衡、足夠的能量水平。我們已經討論過了為何需要能量平衡，在這裡我們將審視氣在維持平衡時所扮演的角色，以及它是如何影響能量水平的。

　　正常情況下，我們什麼都不用做就能保持能量平衡，我們天生具備維持精神與物質能量之間平衡的能力，這是一項與生俱來的功能，其中氣充當了重要的角色。就是說可能有這樣一個機制──如我稱之為「先天氣」的──在負責維持這一平衡。除非發生了失衡，或當平衡演變為問題，否則沒有必要使用任何其他方法來干預這個過程。

　　為了幫助理解氣在維持精神與物質能量之間平衡中所起的作用，我們可以用熱氣球來做個類比。熱氣球是空中載人飛行上最早成功的一項技

術，它是由一個充滿熱空氣的袋子和一個裝乘客的吊籃所組成。讓氣球能離開地面而上升的，並不是其中的空氣，而是空氣的熱度。為了使氣球升得更高，你需要加熱空氣；而為了使其下降，你則需要冷卻空氣。一次愉悅的熱氣球之旅需要掌握好平衡：空氣必須足夠熱，才能使氣球飛行，但又得確保它夠冷，以保氣球不致升得太高，而且在到達終點時能及時降落。先天氣就是類似於熱氣球裡的控制裝置。就如同這個控制器調節氣球中空氣的冷熱一樣，先天氣能使我們的肉體和精神處於平衡，進而使我們有可能達到最佳的健康狀態。

這就是先天氣在正常條件下如何運作。但不幸的是，現代社會中的生活形態不能被視為是正常的狀態，先天氣的自發平衡功能可能尚不足以使我們維持最佳的平衡狀態。由於我們每天都處於生活壓力與有毒物質的侵擾，我們大多數人都生活在假性平衡的狀態中。正如我在前面章節中所解釋的，在假性平衡狀態中，雖然精神與物質能量之間維持著平衡，但其總體能量水平卻持續不斷地逐漸減少。舉例來說，如果你的精神能量因壓力而減少，先天氣就會降低你的物質能量來使兩者能量達到平衡狀態。如此雖然達到了平衡，但若壓力持續不斷，精神能量還會隨著時間而持續不斷地下降，而每當如此，先天氣就會相應地降低物質能量以維持平衡。假性平衡就是這樣一種以身體內總體能量為代價而換取再平衡的模式，在此情況下，雖然平衡得以維持，但隨著總體能量的下降，你的健康也在衰退。

當然也有可能發生——儘管相對來說是罕見的——先天氣未能發揮其應有的功能，而致使能量失衡的狀況。以我們今日所生活的世界的本質來看，精神能量弱於物質能量的這種失衡是比較可能出現，這種失衡狀態通常來說可能是出於感情創傷、長期壓力或其他原因所造成的阻塞引起的[6]，這種阻塞妨礙了先天氣接收精神能量的通道，進而造成其失去維

持平衡的功效。這種狀況較有可能出現在物質生活較為活躍——生活中充斥著各種活動，以致身心都處於極其繁忙的狀態——的一些人身上。例如一個電影明星在物質方面上是如此光鮮亮麗，但精神上卻極其脆弱。在這種情況下，如果先天氣未竟其功，則人體內的物質能量不得不保持在較高的層面，以維持身體的功能，因為如果缺乏了物質能量，身體將無以為繼。如此情形之下，儘管此人將不斷地承受著精神問題的煎熬，但是身體為了維持生存，而放棄平衡。

並非所有的失衡都是由阻塞而引起的，也有可能是有意地去造成能量失衡狀態。有一些以靜坐冥想為基礎的修行，是刻意去突破身體平衡機制的。特別在道家傳統中，有些文獻還詳細描述了以特定的打坐方法來練氣而修得正果，一些道家學派甚至宣稱有祕法以練氣配合靜坐就可修練成仙。正是這些方法從根本上改變了修練者的平衡狀態——從陰陽平衡（也就是物質與精神能量的平衡）轉化為純陽狀態（純精神狀態）。在轉化為純陽狀態的過程中，修練者放棄使用物質六根和諸如吃、喝、睡等其他生理需求。最終，他不再需要任何物質來維持自身了。

就我個人而言，我更關心的是健康和享受生活的能力，而不是尋求成仙之道，我相信你也應該是如此。為了健康，你首先必須確保能量平衡，同時你還得盡量避免淪入假性平衡，或者努力矯正脫離這種狀態，而成功的關鍵是盡可能保持一個足夠的能量水平。從實際上來說，要保持足夠的能量就意味著要能夠提高能量水平。在做法上，一種方法是循物質的途徑，多運動、吃健康食品，甚至補品等。這樣的做法照理應該會使能量增加，但問題是：單純地增加你的能量，並不一定表示你有能力來持續維持所得的能量。

任何系統都有一定程度的能量損失，舉個例子，一部汽車若沒有定

期的保養及調整，其燃油效率就不會好。時間久了，空氣濾清器會變髒，火星塞的頂端會積垢。這就是為什麼汽車需要定期保養來確保其最佳效能，並且延長其使用年限。同理，當你體內的能量流動未臻於最佳狀況，你就勢必會流失能量，因此，能優化你的能量的流動，你就優化了效率與效用。在這一方面上，我們的身體與其他系統沒什麼不同：如果想增加身體儲存能量的能力，你就必須優化和協調體內的能量流，其中最具體的方法就是使「氣」在體內毫無阻礙地暢通流動。為了達到這一目的，你可以求助於多種方法，例如針灸或某些形式的按摩，這些都會有助於疏通經絡上的阻塞。除此之外，做體能上的運動也能幫助人體維持「氣」的正常運行。

至此，我們只討論過如何從物質方面來提升能量水平，但是，若從效率的觀點來看，提升能量水平的最佳方式卻是與物質能量全然無關。單方面增強物質能量通常是要付出辛苦的代價，而效果卻不能持久。正如物質世界中其他事物一樣，物質能量是既有限且短暫的。你能增加它，但卻需要持續不斷地努力維持它。而且一旦稍事鬆懈你的努力，你的物質能量就會開始下滑。相對而言，精神能量是既無窮而且永恆的。因此，你一旦學會了如何獲取精神能量，你就得到了一個無限的能量資源，也就得到了真正的幸福與健康。

但問題是：你該如何去做呢？首先，我們先來排除掉一些無關緊要的因素，明確地說，就是任何物質性的因素——譬如藥物、食物和體能鍛鍊，因為通過物質的方式來獲取精神能量是不可能的。真正有幫助的其實是「氣」，因為「氣」是連接精神與物質世界之間的橋梁，假設你知道如何來運用「氣」，它可以成為通往精神能量的通道。我必須強調一下，上句所說的這個情況僅僅是個假設。千百年以來，人們一直努力尋求如何獲取精神能量之道，也致力於如何運用「氣」以得其道，但成

功者實屬鳳毛麟角。

　　傳統上，「氣功」和「冥想」被用來追求此目標。但值得注意的是，不管練功者如何聲稱，並不是所有形式的氣功和冥想都能成功地獲取精神能量。靜坐冥想，即限制身體運動的冥想，確實能獲取精神能量，但卻會造成精神能量遠高於物質能量的失衡狀況。

　　而許多種類的氣功也可能會讓你失望。有些功法，特別是那些運用預設的固定動作模式的功法，幾乎與一般體能鍛鍊無異，收效甚為有限。另外還有一些所謂「自發功」的功法，每當我向一些人提及先天氣運動時，許多人告訴我，他們在練自發功，而這種氣功的功法與我所描述的頗為相像。事實上，為了達到發功的目的，他們通常會借用一些音聲咒語，或採用意念導引，或是以特定的身體動作來開始。雖然這些形式的氣功看起來和先天氣運動頗為相似，但至少在一項核心層面上它們是完全不同的——這些氣功都採用物質方式試圖來獲得精神能量，而先天氣運動並不依賴於任何物質性的方式來獲取精神能量。實際上，確實有可能運用物質手段來達到自發功能，進而獲得精神能量，但是你需要一個很好的老師來教你怎麼練。但是根據我的經驗，這樣的良師可遇而不可求。沒有正確的引導，這些練法有可能會造成物質能量偏高的失衡，進而導致精神偏差的問題。

　　先天氣運動是我所知能使人直接獲取精神能量的獨一無二的練氣功法，更進而通過先天氣的運作，能提高你的總體能量水平，並在精神與物質世界之間取得平衡。總而言之，先天氣運動能夠讓你通過練「氣」來增進自己的健康。

參考文獻

1 《現代漢語辭典》（商務印書館，1992 年 12 月版）。
2 Kenneth S. Cohen, The Way of Qigong: The Art and Science of Chinese Energy Healing (New York: Ballantine Books, 1999), p. 13.
3 同上。
4 同上。
5 William Spear, Feng Shui Made Easy: Designing Your Life with the Ancient Art of Placement (San Francisco, CA: HarperSanFrancisco, 1995), p. 29.
6 阻塞可能是身體上或精神上的。我在此所指的是精神上的。這種阻塞狀態不一定停留於某處。它可能是動態的，也就是說它可能是會移動的，或甚至不存在於身體中任一生理部位。

第四章

明其道

人法地，地法天，
天法道，道法自然。

— 老子，《道德經》

凡所有相，皆是虛妄。
若見諸相非相，則見如來。

—《金剛經》

子曰：「朝聞道，夕死可矣。」

—《論語》

我是道路，真理和生命。

—〈約翰福音〉14：6

　　當我們對物質現象產生疑問時，我們可以求助於科學尋求解答。但對解答我們生存上遇到的各種在本質上不屬於物質性的問題時，科學就明顯有其缺陷。當我們想要多瞭解一些有關於精神的現象時，我們可以借助於兩個方向：即宗教與哲學，雖然它們兩者都提供了解答，但有所區別，宗教的解答是以信仰為基礎，而哲學則為我們提供了基於理性的探索。

　　若干年以前，當我為了在練氣過程中所產生的問題而試圖尋求解答時，我選擇了哲學。起初，源於好奇心，我開始遍讀書籍資料和所有我能找得到的文獻，最終，我察覺自己專注於中國的哲學。我發現，因為哲學提供了理性的與合乎邏輯的解釋，所以它能幫助我們思考，甚至還能幫助我們更深入地去思索超乎原先所探索的問題。

　　數千年以來，中國人一直在探索著關於氣、精神能量與精神領域的問題。中國哲學中蘊藏著浩瀚無邊的資料。我難以想像會有人能具備足夠的精力和歲月來通覽群冊。為了使我的探索能簡而易行，我最終不得不嘗試著對中國哲學進行一個總結。中國哲學中最有影響的三大家分別是儒家、道家和佛家。在中國，它們是主導的哲學思想，對於中國人如何生活與思考，以及中國的學術與精神文明的發展上的貢獻，遠勝於其餘百家的學說。

　　這一章我要詳盡地討論幾個概念，以助於明察洞悉精神世界，進而增進我們進入這個世界的能力。當然，我們還會審視一下關於這些概念背後的哲學思想。儒家、道家和佛家等各家哲學都分別為我們提供了必要的思想脈絡來幫助理解它們所引導的思想，若非這些思想脈絡，這些概念的本身將難以讓人瞭解。通常如果我們不知道事物之來龍去脈，就很難、甚或不可能瞭解其真正的內涵。

哲學

　　為了要真正地瞭解一派哲學，能多知道一些關於它所產生的時代背景通常是有所助益的。西元前五至六世紀間出現了世界上迄今為止最偉大的幾位哲學家：希臘的蘇格拉底與柏拉圖、印度的釋迦牟尼，以及中國的老子和孔子。儒家、道家和佛家也正是在這段時間裡發展出來的。

　　這幾個世紀正值中國春秋時期（大約從西元前七七〇年至四七六年）的末期和戰國時代的前期。那時是屬於周朝的時代，也正是經濟、政治和文化發生巨大變革的時期。可以說，中國在春秋時期所發生的變革，堪與兩千年之後西方世界發生的工業革命所帶來的影響相提並論。當時，中國人開始使用鐵器為工具，這不但促進了農業的發展，也因此振興了手工業和商業的發展。同時，藝術與建築興起，各種學術思想也開始繁榮昌盛起來，而形成了百家爭鳴的局面。

　　政治上，這是一個充滿著不確定和危機四伏的時期，諸侯們和他們的領地與子民們頻頻更迭替換，禮樂制度土崩瓦解。周朝天子已是名存實亡，中央朝廷的力量日益衰弱，政權大部分掌握在兩百至兩百五十個地方的諸侯手中，他們之間相互征伐，戰爭頻頻。雖然沒有一個諸侯國能號令天下，但較強大的諸侯吞併了周邊弱小諸侯的部分乃至全部領土。較小的諸侯國因為政局不穩，以及害怕蠻族入侵而疆土不保等原因，與實力較強的「霸主國」簽訂盟約，並願意受其統治。在《左傳》這一古老的歷史文獻中記載，在此兩百五十九年的時間裡，諸侯之間的大小戰爭達到五百四十場，其中有超過一百三十場的大型內戰，其實根據史料顯示，這樣的數字可能還是保守的估計。[1] 在這個將皇帝視為至高無上

的「天子」的土地上，如此混亂的局面讓人們開始懷疑上天，但另一方面，這種混亂反倒成了培育新興思想的沃土。

在此之前，中國的學術研究僅限於皇家與貴族階層；但春秋時期，學術已擴展至平民百姓的階層。這種情況的出現，至少可部分歸功於權利平衡不斷變化的結果，因為它創造出了一個不斷變換的貴族階層。當一個諸侯國被另一國滅亡時，戰敗國原來的貴族王室就失去了原有的權力和地位，但他們並未失去對學識的渴望，結果，民間的學術逐步普遍開來。

周朝到了這一時期，哲學可謂成了一項潮流，對於個人來說，提升社會地位與名望的最好方式，就是使自己的思想獲得廣泛採納與應用。因此，這時期幾乎每位中國的哲學家都提出關於如何有效治理國家的思想。但僅有極少數人的思想得到統治者的採用，儘管如此，這一時期湧現出的哲學思想，還是對中國學術和精神文化產生了長遠的影響。

顯而易見地，「道」幾乎是所有中國哲學的核心理念。我認為，如果通覽數千年以來所有不同思想流派的文獻的話，我們會發現其中大部分都是在闡釋各自對於「道」的理解。也因此，我們先放下儒家這一在中國占有主導地位的哲學，而從以「道」的概念起家，甚至以之為名的道家談起。

道家

在我剛開始流覽中國哲學的時候，最早注意到的書籍之一就是被視為道家經典著作的《道德經》。老子，這位道家學說的創始人，同時也被

一些學者稱作是中國哲學之父，在兩千五百多年前寫下了《道德經》，它毫無爭議地被列為中國哲學史上最有影響力的著作。《道德經》被翻譯成兩百五十多種語言，堪稱為全世界僅次於《聖經》被翻譯成最多語言的書籍。

「老子」在字義上可釋為德高望重的老者。這一尊稱冠加在原名李耳者，李耳生活在西元前六世紀的苦縣厲鄉曲仁里。根據《史記》中的記載，老子曾任守藏史（相當於今日的國家圖書館館長）。當時，相對於地方諸侯來說，中央朝廷已經式微。正當國家分裂、中央政權持續土崩瓦解之際，老子離開了朝廷，向西而行。

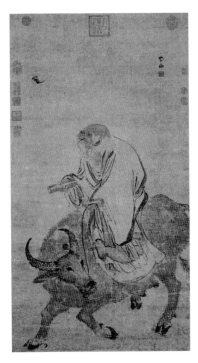

圖 4-1 老子騎青牛：張路（1464-1538）畫作，現藏臺北故宮博物院。

　　中國人向來擅長記載歷史故事，關於老子這段出走還有一則膾炙人口的故事。傳說老子倒騎青牛，來到函谷關前。守關的官員在老子到來之前已見到紫氣自東方來，知道這預示著聖人即將到來。[2] 因為老子當時已頗負盛名，所以當老子一到，守關之關令方即認出他來，當得知老子即將退隱域外，關令便懇請老子將其聖智書寫下來，以便傳於後世，流芳千古，否則不予他通過此關口。老子允諾，隨即從青牛背上爬下，並寫下了《道德經》。寫罷，便又騎著青牛離去，從此再無音訊。

　　《道德經》是老子流傳下來唯一的一部著書。起初，這小小一冊書並無書名。人們為了方便而稱之為《老子》，幾百年之後，它逐漸地以《道德經》聞名於世。《道德經》分上下兩篇，書名之由來是取自每篇的頭一個關鍵字。上篇從第一章到第三十七章，以「道」字開頭；下篇從第三十八章到第八十一章，首要字是「德」。「經」指的是重要書籍或教義，例如《聖經》即被視為「經」。

　　依我所見，《道德經》之所以能造成如此大的影響，其中至少有部分原因可歸結於它是一部由哲學家本人親筆書寫，以傳其道的真實記載，這不僅在古時候的中國是唯獨僅有的，就是在當時的世界哲學史上也是少有的。老子作為一個純學者，獨立著書傳世，而與之迥異的同一時代哲學家們則大多數以師徒耳提面授之實來傳道授業解惑，並未留下親筆著作。他們流傳至今的教學內容，也大多數是他們與少數學生之間問答的紀錄。中國的孔子、印度的釋迦牟尼和希臘的蘇格拉底皆是如此。更有甚者，在古印度，精神導師，亦即哲學家們，反對以文字的形式記錄他們的教授內容，他們認為文字記載並不是為此目的而設的。因此，孔子、釋迦牟尼（在此章後段討論）和菩提達摩（在第五章討論）的思想，都是在其口述後幾十年，才由他們的弟子書寫下來的。我認為，也就是由於文字記錄的時間相隔久遠，導致這些當時教導下來的哲學思想

的清晰度與深度都得大打折扣，更何況許多這類教義還是經由群體著作的。然而，《道德經》就不存在這樣的缺憾。

　　老子的哲學以「道」為中心。根據他的著述，我們可以總結一些關於道的特性：它是不可描述的，它與平衡、簡單和無為等概念有關聯。

　　老子在《道德經》開宗明義就指出「道」的本質是精神的，也就是非物質的，它是一個無法說得清楚，甚至不可冠之以名的東西。亦即所謂「道可道，非常道。名可名，非常名。」[3]在第一章後半部分，他還寫到：

有物混成先天地生。寂兮寥兮獨立不改，
周行而不殆，可以為天下母。
吾不知其名，字之曰道。
強為之名曰大。[4]

　　雖然「道」是不可名狀的，但我們還是可以觀察到它存在時所發生的種種現象。其中之一是「平衡」，即道產生平衡。老子曰：

反者，道之動。
弱者，道之用。
天下萬物生於有，有生於無。[5]

　　在物質世界中，萬物向極端移動，而當「道」存在時，他們趨向平衡。道的實質就是平衡。事實上，老子在上一段話的第一句中即表明，正是萬物的背道而馳才引發了道的動作。道減過剩而補不足，有了道的存在，弱的東西得到加強，而強者則被減弱。老子在上段的第二句中說到：弱者因此感激於道的作用；而反之，我們可以想像強者將不作如是想。

甚至連物質與非物質的區別，都屬於「道」所掌控的二分法。萬物生於無，而且最終也將回歸於無。道則是非物質轉化為物質的媒介，反之亦然。

道家經常說「大道至簡」。「簡單」這一概念對一般人來說可能非常難以捉摸，我自己也是花了幾十年時間一直在思考此問題之解，也許這種問題對於老子來說無疑是簡單到無須作答。而與「簡單」並行的是「無為」的理念，在《道德經》中，老子強調唯有通過「無為」才能發現道：

> 道常無為，而無不為。
> 侯王若能守之，萬物將自化。[6]

老子的啟示是：若以「無為」之道來行事，則一個人就能無所不能，正由於老子強調「無為」，故我們又稱道家為「無為哲學」。當人們遇到一籌莫展的事情時，他們會笑著說：「那麼，我們就無為而治吧！」雖然老子從未解釋怎麼才能以無為而成事，但他卻指出：有了道的存在，萬事萬物皆自然天成，並不需要我們刻意而為之。

老子的假「道」以「無為」之說，在他對政治與治國之道的闡述上表現得最為淋漓盡致。正如前文所說，在老子生活的時代裡，許多哲學家對於如何治理國家皆各有所見，其中孔子就頗為著名。但是，老子與他人不同的是，他除了提及「道」之重要性以外，從未解釋過如何來統治國家。他的觀點是，有了「道」就萬事天成。在他筆下的道是如有神助一般的，只要有道，就可以無為而萬事自然天成。以下即是一例：

> 我無為而民自化。我好靜而民自正。

我無事而民自富。我無欲而民自樸。[7]

我還想引用《道德經》中的一章來舉例說明老子以「無為」治理國家的哲學。隆納‧雷根（Ronald Reagan）總統在他的一九八八年美國國情諮文報告中，引用了這一章的頭一句：「治大國若烹小鮮」。我很懷疑雷根先生是否真正懂得這句話的涵意，其實我相信大多數人都不是真正地理解。當然，我們不能光看這句話本身就能理解其涵意，而需要進一步讀完全章，融會貫通後才能得其真意。如下摘錄此章之前半部分：

治大國若烹小鮮。
以道蒞天下，其鬼不神。
非其鬼不神，其神不傷人；
非其神不傷人，聖人亦不傷人。[8]

我看過若干種對這段話的解譯，但沒有一種與我相同。許多對第二句的譯文都類似這樣結尾「……鬼魂從此再無法力。」老子所使用的詞語有時非同尋常用意。「鬼神」從字面意思上來說分別指「鬼」和「神」，但如果仔細推敲的話，便知這並非其本意。「鬼」字還可以指壞人、小偷或騙子，我相信老子在此處的「鬼」指的是壞人，而非鬼魂。神者神通，則指的是壞人作壞事的本領。他的意思是，如果道在，則邪惡之徒就不再為非作歹了。

我對這段話的理解是：有了道，人民就自化了，而自化的壞人也就不再作惡多端了。接下來「非其鬼不神，其神不傷人」是說：並非惡人不再有作為，而是他們的作為不再傷害人了。也因為惡人不再作惡傷人，進而，國家也就不需要那麼多的嚴刑峻法了。「非其神不傷人，聖人亦不傷人」這點非常重要，因為就像惡人會危害老百姓一樣，嚴刑苛法與執

法者也能傷及百姓無辜。所以說，非但這些人作的事不再傷人了，連執法者也不會傷人了。老子最後總結說「夫兩不相傷，故德交歸焉」。

但是，這與「烹小鮮」又有什麼關係呢？我認為，老子的意思是烹飪「小鮮」（就是小魚）需待之以「道」。一般來說，小魚本身就很鮮美，但若烹調不當，則可能會吃起來有怪味，或聞起來有腥氣。中華料理中使用蔥、薑、蒜等佐料來去腥，並將魚的天然鮮味引領出來。只要使用正確的佐料，自然成美味。但是，如果你用了過重的調味料，那你反而弄巧成拙讓調味壓過原味，也就破壞了魚本身天然的美味。

我對於老子這段話的解釋與大多數人不盡相同，但只有如此解釋才能與《道德經》其他篇章相互對應。小魚特有的怪味與腥氣象徵需要被掌控與關切的各種社會因素，使用正確的佐料正如道之存在，各種社會問題自然化解。而各種調味料則相當於法律和持法者，太過嚴苛反而有害。烹小鮮僅需適量的調味料，正如管理一個大國只需要恰到好處地運用適當的法律一樣。

縱觀《道德經》，老子明確地指出，管理國家就像生活中任何一方面一樣，「平衡」、「簡單」和「無為」是最重要的。我們除了能提供合適環境來允許道的存在之外，似乎也沒有其他太多能做的了。

儒家

儒家──這個在遠東地區具有最深遠影響的哲學流派──是孔子的哲學，他生活在西元前五五一至四七九年間的周朝春秋時期。

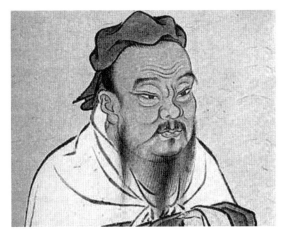

圖 4-2 孔子。

　　他與老子是同一時代的人，但作為一名哲學家，孔子是個重實際的務實主義者。他並未將自己當作一名宗教導師。有一次，一名弟子問他如何安撫死者的靈魂，他答道：「你尚未能夠安撫活人，又怎能安撫他們的靈魂呢？（未能事人，焉能事鬼？）」弟子又問孔子關於死亡的問題，他拒答曰：「未知生，焉知死？」[9]

　　我們所瞭解的孔子思想都是來自於《論語》。這是一部記錄孔子言行的書，由其弟子和第二代傳人總共花了大約五十年的時間撰寫完成。值得注意的是，沒有人真正清楚孔子究竟傳授並實踐了哪些關於道或其他方面的內容。正如同《理想國》一般，其中搜集了柏拉圖的導師蘇格拉底的教誨，而且同時也包含著許多柏拉圖本人的思想，《論語》中既有孔子的言論，也有其弟子的著墨。至於各個思想的來龍去脈，現在自然已無法知曉。除此之外，《論語》存在著幾種不同的版本，但都同樣不易閱讀。書中的章節是以各自獨立的主題來歸類，而不是以延續性的思維方式來組織成的。事實上，章節間的順序是完全沒有任何規律可循，句與句之間亦是如此，實可謂毫無章法。我個人認為，《論語》反映的是

其弟子理解孔子思想的程度，同時也可能反映了當時的政治環境，而有所取捨。我的意思是，當時的當權者可能確實獨尊儒學，而且讓孔家思想廣為流傳於民間，但是另一方面，也許僅允許孔子的弟子們寫下符合他們意願的內容。

限於這些現實的狀況，我們僅能盡所能的利用現有文獻以窺孔子及其思想之全貌，並嘗試著做出一些結論。首先一點，「仁」可能是其理論的中心思想，它在《論語》中出現的次數比任何其他的字和主題都要來得多，對於孔子來說，甚至連「道」都是以「仁」為核心的。儒家哲學最經典的教義可由〈顏淵問仁〉一篇體現出來。顏淵是孔子最喜愛的學生，一日，他問孔子什麼是仁，孔子答道：「克己復禮為仁。」顏淵又繼續問孔子如何能做得到仁，夫子答曰：「非禮勿視，非禮勿聽，非禮勿言，非禮勿動。」[10]

就以「道」的教導而論，儒家比道家或佛家都較為間接。《論語》中只有幾段文字論及「道」，其中孔子所談到的「道」均未涉及任何精神層面，而且與另兩家哲學中關於「道」的概念完全不同。在儒家哲學中，「道」僅僅就是「克己復禮」之道。

舉一個例子。《論語》中記錄了孔子與其學生曾子（孔子以其名稱之，即「參」）的一段對話。孔子曰：「參乎，吾道一以貫之。」關於這句話的意思已經爭論了上千年，一種解釋是「我的道理是以一來連貫起來」，另一種是「我所遵循的道具有一貫的理念」。曾子曰：「唯。」意思就是：「知道了。」孔子出去以後，其他學生問曾子剛才老師的意思是什麼，曾子曰：「夫子之道，忠恕而已矣。」[11] 通常我們所見到的解釋是「老師的道僅僅是忠與恕而已」，大多數人傾向於將這種解釋奉為真理，但我卻有不同見解，我認為將之解釋為「老師的道

是去忠於恕而已」比較正確，證據如下。

　　孔子的另一位弟子子貢有一次問孔子：「有一言可以終身行之者乎？」子曰：「其恕乎！己所不欲，勿施於人。」[12] 子貢問孔子是否有一個字可用來作為一生遵行的準則，而孔子回答就是「恕」一字而已。中國語言中令人頭疼的問題之一，就是一個字可能有很多種意思。《論語》中用的「恕」字通常被解釋為寬恕，但我認為孔子的意思更接近於「推己及人的對等態度」或「寬大仁厚的行為」。

　　對儒家來說，「道」僅僅是人們「身體力行」的正確方式而已。與當時混亂的政治環境形成鮮明對比，儒家之道規範了個人的倫理道德，乃至政府的法規，以期在最大程度上確保每個人的利益。在儒家哲學中，「道」指的是修身、齊家、治國、平天下的為人處事之道。

　　《論語》中有一段影射孔子可能在很偶然的場合論說過「道」之精神本質。子貢曰：「夫子之文章，可得而聞也，夫子之言性與天道，不可得而聞也。」[13]「性」在此代表的是人的本性。孔子對於人文和人的行為舉止頗為關注，但他究竟曾否論及我們的本性和道的精神本質，我們不得而知，因為我們沒有任何有關的記載。

　　《論語》中還有一處提及「道」。子曰：「朝聞道，夕死可矣。」[14] 孔子說這句話的本意是什麼，數千年以來也有許多爭論。多數人將其理解為「孔子認為道是如此的偉大，能夠有幸在早上得知道的真義，就是晚上死了也無憾。」但我相信孔子是認為：對「道」的領悟有助於人們理解生命的整體性──其中包含了死亡。你一旦對「道」有了相當的認知，死亡就不再是無法想像，你就沒有理由再懼怕死亡，而且你對「如何死」的重要性也有了認識。依我的理解，在這句話中，孔子揭示了對

於「道」的理解使他認識到死亡的剎那有多麼重要，以及為何妥當應對死亡也那麼至關重要。我認為這一段話應作如是解：「我若在早上聽聞得道且了得其義，那麼，到了晚上我就已經準備妥當，可視死如歸了。」除此之外，我還懷疑孔子在這一點上的體認可能是從老子那兒得到了啟發。

根據《史記》中的記載，孔子在「五十而知天命」之後，曾問禮於老子。而這場面談之後，孔子三日沒有說話；之後，他對弟子說：

鳥吾知其能飛，
魚吾知其能游，
獸吾知其能走，
走者可以為罔，（走獸可以用網來捕）
游者可以為綸，（游魚可以用漁線來釣）
飛者可以為矰。（飛鳥可以用箭來射）
至於龍吾不能知，（至於龍，我就不知道該拿他如何）
其乘風雲而上天。
吾今日見老子，
其猶龍耶？[15]

為何孔子在與老子會面之後三天不願講話，我們不得而知，但我們可以想像為什麼他當時將老子比喻成一條龍——一種不可捉摸的、神祕的生物，可以說是不屬於我們日常生活領域裡的虛構產物。我們沒有足夠的資料來顯示這次會面究竟是深具啟發性的，或僅是較為凝重而已。總之，我們大約可以推斷——那一定是一場相當精彩的會面。

佛家

佛教的創始人是悉達多・喬達摩（Siddhartha Gautama）。在中國，他被慣稱為釋迦牟尼，我在這裡也將沿用此稱呼。他的具體生辰不是很確定，但目前歷史學家大致傾向於認為他生於西元前四六三年，卒於西元前三八三年。這段時間大約比歷史學家的傳統斷代晚了一個世紀，也就是晚於中國的老子和孔子的年代一個世紀左右。

釋迦牟尼出生並成長於印度的東北邊境地區，即今日尼泊爾境內。他出生於王室，是一名王子，父親是迦毗羅衛城的淨飯王。釋迦牟尼一出生，就被預言他將來不是成為一名偉大的國王，就是成為一位聖者。淨飯王因為希望兒子繼承王位，所以千方百計地防止釋迦牟尼接觸宗教，甚而知曉人間疾苦。一直到他二十九歲的時候，釋迦牟尼才意識到原來人間有生、老、病、死，以及各種苦難。

為了尋求方法來幫助人們解脫苦難，他毅然決然地離開了王宮作一名苦行者。整整六年的時間，釋迦牟尼極端刻苦地修行，摒棄一切物質上的需求，最後他幾乎活活餓死。據傳，在這段時間裡，他每日僅食一粒米和一片麻葉，結果他瘦到可以從前腹部摸到脊椎骨。就在他快要堅持不下去的時候，釋迦牟尼接受了一個牧羊女供養的食物和牛奶。自此以後，他重新思考他的修行方式，因而領悟出一味的苦行是沒有用的，於是開始專注於冥想靜坐與呼吸吐納來取代禁慾與自虐。在經歷了四十九天的靜坐冥想之後，時年三十五歲的釋迦牟尼大徹大悟而成佛。在那節骨眼上，他不僅領悟到了人生受苦的原因和本質是根源於無明，他還悟出離苦的必經之路。從那時起，他即被稱為佛陀（覺悟者），或釋迦牟尼佛。

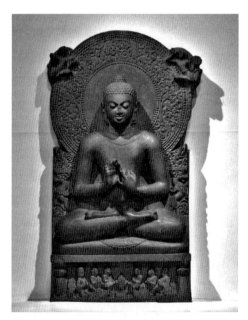

圖 4-3 來自鹿野苑的笈多王朝公元四世紀的佛像，現藏於鹿野苑博物館。

　　釋迦牟尼佛在其成佛之後的四十五年裡都在弘揚佛法，教化眾生，直至八十歲入滅。他所教導的內容都是基於自己的理性的體驗，他教導人們從實際生活中來悟道，並拒絕回答一些純精神層面的問題。例如，當有弟子問他人在涅盤之後會處於什麼樣的狀態時，他保持了沉默。他圓寂之後，弟子們組成了一個結集來搜集匯整佛陀一生的言傳身教，歷經幾代之後，他的教義被撰寫下來，也就形成了定本的聖典，而佛經就是這種結集創作的成果。

　　佛教有大乘佛教和小乘佛教兩個主要的分支以及多個不同的教派。傳統意義上，「乘」的概念指的是將修佛當作交通工具，載眾生們從苦海之此岸駛向得道之彼岸。這兩個分支的主要區別在於大乘佛教將普度眾生作為最高目標，而小乘佛教則強調自我的修行（包括靜坐與苦行），以

自我解脫為最終目的。而以西方人的觀點來看，他們可能會作如此闡述：大乘佛教注重於傳教弘法之實踐，而小乘佛教則在致力拯救他人之前，先專注於個人的修行與解脫。

　　佛教是在西元第一個世紀被引入中國的（根據近日的研究顯示或許要更早些），而且是在幾乎毫無抗拒地狀況下為中國人所接受。佛教自然而然地與傳統的中國本土的文化，以及道家與儒家的哲學思想相融合，尤其是與道家的交流。中國人最初還將佛教當作是一種外來的道家。佛經被翻譯成中文時，採用了許多道家的辭彙與術語。

　　如此一來，我們就不難理解為何「道」成為佛教中的重要原則了。然而，「道」之於佛教來說，還是不比道家來得根本，佛家用「道」來代表能達到的最高境界，其中尤指與修行相關的境界。佛教不分大小乘都不外的將「道」視為其修行所能達到的終極目標。在修道的方式上，佛教大多數宗派都與道教有著驚人的相似之處；不同的是，道教宣導「無為」，而佛教則教導「無心」。

　　禪宗佛教是在大乘佛教與道教的交互影響下發展而來，而且已成長成為中國佛教各教派中的最大教派。禪宗創立之初衷並非為宗教而立，而是為傳播佛佗的哲學以造福人類的一種方式。長期下來，禪宗的理念已為儒家所採用而融入其中。正是由於佛教與中國文化自然天成地融合在一起，以至於禪宗在中國的傳播是廣泛與空前地成功。

概念

　　我們在此審視三個概念來幫助我們洞悉精神世界，進而提供我們一個通往精神世界的通道。它們是「道」、「無」與「中道」。

　　正如同所有精神性的事物一樣，「道」與「無」是不能以我們平常瞭解事物所用的邏輯方式來理解，所以唯有從形而上的觀點來探討它們。同時，每當我們試圖去理解或解釋它們時，就會面臨與老子當時同樣的挑戰：如何以言語文字來描述這些不可言傳的事物？

　　當我們試圖說清楚非物質現象的時候，語言就顯得無能為力。除了老子的方法之外，我想不出別的方法來解決這一難題。雖然明知我們所討論的「道」未必是真正的道，「無」亦並非真正的無，但我們仍需繼續討論下去。這就像我們朝著要別人注意的目標方向投石頭一樣，明明知道我們絕無可能碰觸到我們試圖指出的東西，但我們至少能指出探索的方向。

　　還要特別指出的是，「道」與「無」的概念之所以困惑大多數人，只不過是因為它們本來就是無法讓人理解的。例如，道家中「無為」的思想是與「無」相關的非常重要的概念，但它卻幾乎困擾著每個人——尤其是西方人。因為他們的整個文化都是以「行動」與「有所為」為其標竿。因而，對一個成長於西方文化中的人來說，無為之概念很可能使之不知所措。我之所以提起這點，是希望大家不要因為試著去理解不可能被理解的東西而感到受挫折。這些概念的真正價值不在於理解它們，而是在於感受它們所要闡明的。

道

　　道家、儒家和佛家都將「道」視為一個極其崇高與重要的目標來讓人們去達成，但是，他們對於「道」卻有不同的解釋。道家視「道」為平衡、簡單與無為；儒家將其看做是為人處事之正道；而佛家則以道為修行之終極正果。無論如何，這些學說與教義都沒有將「道」說清楚講明白。

　　為了區分「道」在各家哲學中分別的涵意，我們先看看字典中「道」的十種不同定義：

1. 道路、通道、街道
2. 道（形而上學的意義上）
3. 方式、方法、原理
4. 道家、道士
5. 說，講
6. 古代中國的行政單位
7. 件、篇等（古時用法，現在仍用於政府條文）
8. 水平線（古時用法）
9. 從（現在少用）
10. 中國的姓氏 [16]

　　以上前三種定義最符合我們所探討的「道」。就以這三種定義而言，你能不能想到哪個英文字與它的定義最為接近呢？那應該是一個簡單的字，又同時具有實體與形而上的「道路」和「通道」的意思。答案很明顯應該是「way」這個字。「way」的意思就是道路或通道，它也具有形而上學的意義，並用來指一種方式或方法的意思，這一點與

「道」在東方的用法是一致的。雖然道家、儒家和佛家對「道」的見解各有所不同，但總體性來說，他們對於「道」與「way」的共通性應該是有共識的。

且讓我們把視野放大，超越東方來到西方的宗教和哲學世界中，瀏覽一下「way」在其具有影響力的著作中的用法。東方對「道」的理解和西方對「way」的用法是否有其共通之處？也許它能幫我們瞭解為何「道」在中國哲學中是那麼重要。

在西方文學裡最常提及「way」的，非《聖經》中的耶穌莫屬。《約翰福音》中有這樣一段關於耶穌與其門徒的對話：

「我往哪裡去，你們知道；那條路，你們也知道。」
（注：有古卷作「我往哪裡去，你們知道那條路。」）
多馬對他說：「主啊，我們不知道你往哪裡去，怎麼知道那條路呢？」
耶穌回答：「我是道路、真理和生命；若不藉著我，沒有人能到父那裡去。」

耶穌是個非常直白的人，在這段話中，他說他就是道路。這裡說的「道路」顯然是指通往天堂之道。我們只需概略地瀏覽一下西方的宗教、哲學和文學等領域，就能發現使用「way」來代表「通往天堂或救贖之道」的例子比比皆是。我就找到不少這樣的例子出現在祈禱書、劇本或詩歌中。下面列舉兩例：

這人就是先知以賽亞所說的，他說：「在曠野有人聲喊著說：『預備主的道，修直他的路！』」（〈馬太福音〉3:3）

不要，像某些可惡的牧師，

指點我坎坷荊棘的天堂之道，

然而，自己像個浮腫、魯莽的放蕩之徒，

只顧逍遙歡樂地流連於花街柳巷，

全然忘記了自己的箴言。（莎士比亞：《哈姆雷特》I.iii）

　　我認為，老子在《道德經》裡用的「道」與耶穌及其他西方人等所說的「道路」（way）在意義上實屬殊途同歸，即指通天之道。老子只是未將其表達清楚而已，有一種可能是因為他羞於說出這種想法。在中國，哲學家不談論天堂、靈魂或鬼魂。因為這些議題通常被視為是屬於宗教或玄學的領域，而不被認為適合於學術上的探討。我知道有許多人認為中國人是迷信的，但我卻認為我們是世界上最不迷信的民族之一，實際上的中國人是非常具有邏輯性和理性的。從哲學的角度上來講，我們總是希望將辯證的平台建立在一個堅實的基礎上。中國人絕不會依賴於使用諸如「這是上帝的意志」之類的說詞來蒙混過關，因為這將被視為是在思想上抄捷徑不負責任的做法。

　　「道」的概念——尤其是道家與佛家所主張的——長期以來一直困擾著中國人，因為大家並不明白它真正的涵意。幾千年來，我們一直嘗試著去解釋「道」，但卻並不成功。我覺得有趣的是，人們總是在論道並嘗試著去釋道，卻從未有人能清晰地辨識它究竟為何物。我們自身在文化上的偏見使我們不可避免地陷入這種認知上的缺失。相較於道家與佛家哲學對於「道」的精神性概念，中國人更能理解儒家中代表倫理道德與行為的規範的「道」。

　　我認為，在合理性上也能說明為何儒家在東方世界中比道家和佛家更廣泛地被接受。儒家是一種哲學，而非宗教；而道家與佛家雖始於哲

學，但後來卻發展成為精神信仰的系統。相對於道家和佛家，儒家更為實際與腳踏實地，也就因此與東方人較理性的天性相契合，從而產生了更大的吸引力。

老子在《道德經》中也確實有提到「天」，但中國人對天的概念與西方人所說的天堂並不相同。老子將天視為精神的境界，他將天道與人道區分開來，並視天道為唯一真正的道，「天之道，損有餘而補不足。人之道，則不然，損不足以奉有餘。」[17] 從這段描述中，我們再一次領會到老子所強調的「道」即是平衡。

除此之外，他也闡述了「道」在宇宙規律中的地位：

人法地，地法天，天法道，道法自然。[18]

「自然」在此指的是我們周遭的宇宙間的大自然萬物。自然就是宇宙、就是一、就是所有。它既代表了宏觀的宇宙，也代表了微觀的宇宙。我將這段話視為人類進化的法則。到目前為止，我們的進化都是遵循著物質世界的唯物法則。而接下來我們該做的是敞開胸懷去迎接精神的世界。如此，隨著繼續進化的步伐，我們將學會遵循「精神世界」的法則，然後是「道」的法則，最終達到「法自然」的境界。

老子認為任何遵守大自然規律的事物都是「道」，我們可從老子的筆下歸納出「平衡」是道的實質表現，不爭功，不搶作第一、最偉大或最好的。自然界中的實例：當森林中有一棵樹比其他樹木長得都高時，那麼這棵樹將會成為風暴中第一個被折斷的。「道」永遠不會耗盡，它是永恆的與無止境的，就像水，看起來是最柔軟的，但它卻能滴穿或削弱最堅硬的物體。同樣地，道似水，它沒有任何特定的傾向，哪裡有通

路，它就往哪裡去。

正如字典中所舉出的，道是形而上的（如英文中的 way）。這也是大多數中國人對於道的理解，儘管我並不相信大部分人真正地明瞭其深義，正如我們知道人們是如何來看待哲學的──就好像它與現實生活是毫不相干的。

中國人理性的本質，使我們難以理解「道就是生與死之間的連結」，也是連接物質與精神的通道，所以說，「道」是形而上的通道。同時，氣也是物質與精神世界間的橋梁，但卻是在更實際的層面上起到橋梁的作用，我們可以說「氣是道的實質的表現，而道則是本質」。

東西方的論著中都清楚地表明，有一個「道」（way）連結著物質與精神，或者是生與死。在基督教教義裡，「道」是通過耶穌的，而道家認為這個道就是通過「簡樸」與「無為」來達到的，而佛家則教導人要「無心」以成道。

我始終都為人們一方面不停地在尋找通往精神世界的方法，另一方面卻又完全忽視精神世界，而不覺莞爾，因為歷史上一些最偉大的精神導師們早就為我們留下了明確的引導。難道是我們太沉溺於物質現實──太執著於用心去尋求解答──而無視於其他現實層面的存在？我們已經迷失很久了，而能讓我們脫困的關鍵說來又如此簡單。它就是「簡單」，也就是「道」的整個特點，更何況道家也始終告訴我們「大道至簡」，所以對某些人來說，這真是個千古的大玩笑。

無

　　正如「道」一樣，「無」也因為它的不可理解而同樣是一個長期困惑著每個人的概念。由於我們生活在一個物質現實的世界中，所以我們用物質的感官來感知身邊萬物的存在。在這個世界上，我們所感知的和在乎的都是物質的，因此我們努力工作來確保事情都做得好，我們苦心積慮來確保沒有忽略任何一個觀點。但是，所有這些傳統的智慧都不適用於非物質世界。當我們初次遇到如道家和佛家等形而上的哲學時，大部分都會被「無」這一概念所迷惑。物質真實性使我們無視於物質性和行為的無用。老子在《道德經》中明確提出了這一點：

　　天下之至柔，馳騁天下之至堅。
　　無有入無間，吾是以知無為之有益。
　　不言之教，無為之益，天下希及之。[19]

　　我們若照字面上來解釋「無有入無間」的話，這句的意思似乎是「沒有的東西進入沒有的空間」，但我認為，這句話比較確切的意思是：沒有了「有」（物質），才能進入「無」（精神）的世界。這句話讓我想起了《聖經》中的一句話：「駱駝穿過針的眼，比財主進入神的國還容易呢！」[20] 這兩段話表達的是同一個意思，即：物質世界中有價值之物，在精神世界中卻是一文不值的。

　　對於道家來說，「無為」的概念是「無」的理念中很主要的部分見解，但可惜老子從未告訴我們到底如何以「無為」而受益。其實，連「如何」一詞也是來自於物質世界。拋棄了「如何」，也許我們會更理解「無」的涵意。

　　佛家將「無」的概念拓展到幾乎與修行悟道相關的每件事情上，他們所謂「無」的範圍已經遠遠超出了無為，還包括無念、無見、無聞與無覺，而且還不僅止於這些。在《金剛經》這部在中國最流行的佛教經書中，佛祖這樣道來：

　　一切有為法，如夢幻泡影，
　　如露亦如電，應作如是觀。

　　《金剛經》中他還說，

　　若以色見我，以音聲求我，
　　是人行邪道，不能見如來。

　　「無」的概念也經常被表達為「空」的一種講法。佛家常言「萬事皆空」，這與老子在《道德經》中所寫的「天下萬物生於有，有生於無」[21] 有異曲同工之妙。

　　許多熟悉「無」和「空」概念的西方人（當然也包括許多東方人）傾向於將這些概念看做是奇特而有趣的隱喻，就算有可能適用於增進精神世界的修行，可是與真實世界卻毫無關聯。不過，隨著量子物理學的出現，我們也首次在「無」和「空」是真實世界的一部分這個事實得到了科學的確認。

　　在量子物理學轉變了我們對於物質現實本質的認識之前，科學家認為我們的宇宙是由大部分是無生命的物質散布於虛空中所組成的，而唯獨例外的是那些生長在這個叫地球的行星上的各種各樣的生命體。他們所認知的「空」就是那散布著物質的浩瀚虛空，但是，量子物理學家卻發

現事實的真相其實與我們對組成宇宙之成分上的認知恰恰相反。科學家先前所認為是空虛的空間，現在被發現充滿著無窮的能量；更加令人吃驚的則是目前所發現的關於物質的真正本質。正如麥可‧托伯特在《全息圖像的宇宙》（*The Holographic Universe*）這本書中所述：

……如果將物質分割成愈來愈小的單位，你最終會發現那些單位（電子、質子等）不再具有原物質的特性。例如，大多數的我們習慣於想像電子就像一個微小的球體或 BB 丸子疾速旋繞著，但這遠非事實。雖然電子有時呈現出就好像是一個結實的小粒子，但物理學家發現它其實沒有大小尺寸可言。這對我們大多數人來說簡直是難以想像，因為在我們現有的生活層面裡萬物都是有尺寸的。但如果你還試圖去丈量一個電子的寬度的話，你將會發現那是不可能的。簡而言之，「電子」完全不是我們所以為到的那個東西。[22]

根據托伯特所言，物理學家還發現電子具有能夠改變形態的驚奇能力——它們能或以粒子狀態或以波的形式展現出來。這可比變色龍改變體色，或毛毛蟲循序漸進地變成蝴蝶的本領要強得多。電子可以在粒子與波兩種形態之間來回轉換，當它呈現出波的形式時，它具有與其在呈現出粒子狀態時不同的性質。托伯特解釋：「當呈波狀時，它能做到沒有任何粒子能做到的事情。」例如同時穿過一個分隔物上的兩個縫隙。[23] 所有次原子級的微粒都具有這種變形的能力，而據我們以往所知道會發生這些現象的僅有波，包括光波、無線電波、X 光和伽馬射線。托伯特在書中總結：

今天，物理學家認為，次原子現象不應單單被歸類為波或者是粒子；而應該將那些具有這兩者形態的東西單獨歸類。這種東西我們稱之為「量子」。物理學家認為，它們就是組成整個宇宙的基礎成分。

也許所有之中最令人驚訝的是，有明確可信的證據顯示：量子僅有在我們「注視」它們時，才會呈現出粒子的狀態。[24]

讓我們把物質現實法則統統拋出窗外去吧！量子物理學家所觀察到的是電子和其他次原子級的粒子，亦即組成宇宙萬物的成分，並不符合大部分的物質性基本規格。它們不僅看起來不具有大小尺寸，還有改變形狀的能力，這聽起來遠比具體的現實準則更像變魔術或施法術。而正當我們進入我們進化過程中的一個重要階段之際，我們發現到，正如老子和佛祖所教導的那樣，原來我們視之為物質現實的核心裡，竟然是空無一物。

雖然聽起來似乎荒謬又難以理解，但是，「無」這個概念的確是極具價值的。就算僅有一絲對無這一概念的認識，都足以讓我們體認到原來生命比我們所感知的多太多了。一旦有了這一認識，就開啟了通往精神世界的通道，在那一剎那，一切都改變了，我們所認識的世界將不復存在──或許至少不再像以往看來的那般不可穿透。

我們一旦靈光乍現瞭解到物質現實的核心是「空」的話，下一步就會自然而然地開始懷疑自我的價值觀和我們對生命的安排。我們過的生活好似物質世界就是一切，也是重心，但它卻是空無一物。金錢、財富、地位──所有這些我們所做的、擁有的和努力追求的──都只不過是假象。數千年以來，精神導師們一直這麼告誡我們。我們在任何一時刻都可能死亡，而在那一剎那，所有的一切都將變得毫無價值。如果我們體認到這樣的道理，我們該如何使其融入到我們的生命當中呢？若我們知道物質現實的世界是空無一物，那什麼對我們來說會有價值呢？

我相信，作為人類這個物種，我們已接近於掌握這理念。我們對於

物質現實就是一切的認知已走到盡頭，我們已經將這種見解發揮到了極點，而導致我們在自身滅絕的邊緣上徘徊。這就是因為我們居於物質世界之中，故而我們僅僅瞭解物質，而實質上，卻是困陷於物質之中。唯一能將我們從自己一手製造的混亂中脫困出來的解決之道，便是開始面對生命的原本：生於無的，一個有肉體、有精神的完美傑作。試想，如果我們能接納這種觀念——事實的真相，那麼我們的生活與世界將會是什麼樣的光景呢？

中道

在成佛之前，釋迦牟尼經歷過了最富裕的和最嚴酷的兩種極端的生活。他生於王室，從小被刻意培養成為未來的國王。但成年之後，他離開了王宮，過著苦行者的生活，以苦修和極端自虐的方式試圖發現萬物的真諦。據傳，最後讓他重新考慮他的修道方式，是因為他聽到的一首歌。那天，他在一棵老榕樹下打坐，聽到一群從身邊經過的寺廟舞師這麼唱著：

廟會起舞了，當西他琴調好；
調好我們的西他，不低也不高，
然後，我們將舞開人們的心懷。
琴弦緊繃斷了，音樂沒了；
琴弦鬆開啞了，音樂弱了；
調好我們的西他，不低也不高。[25]

這首小曲說明了一個簡單的道理，驚醒了釋迦牟尼，他意識到修行之道是既不該過分苦修，也不能放縱自己。根據傳說，這就是釋迦牟尼如

何頓悟出中道的概念以及最終得道的原委。後來他有感而發地說：「愚者常為智者之師。」[26]

「中道」是佛家修行的一條重要原則，它具有多重的定義，但通常來說中道代表的是非極端的，也就是適度的，介於縱情和苦修之間的精神之道。這種修行看重的是智慧、道德和心靈的培養。孔子也曾論及中道和中庸（即避免極端主義，講求平衡與克制的生活方式）的重要性。他有一次被問到「過」與「不及」哪一個好，他回答說過與不及是一樣地不好，因為兩者都不符合要求。雖然老子並未使用「中道」這個詞，但他同樣提倡避免極端。他和孔子都強調平凡、適度與普通的重要性，反對特立獨行與出類拔萃。

傳說孔子非常推崇古時的舜帝。每當面臨困難的決定時，舜帝據傳會取兩個針對這議題最極端的論點，再由兩者之間取出中道，這也就找到了解決辦法。孔子非常贊揚舜這一種理性的思維邏輯方式，而且據傳他自己也身體力行。

取出中道也許聽上去簡單，但其實不然，因為人的心是十分微妙的。大多數人都認為中道或中點是永恆不變的，但事實上這世界並沒有永恆不變的中道。隨著時間的推移和環境的變遷，中點也在改變，因此，從來就沒有一個永恆的中點或中道可以遵循。

為了說明起見，我們以舜帝取得中道的方法為基礎來做個實驗。每當舜帝遇到難以判決的爭論時，會在兩種最極端的論點之間取出中間點來做成決定，我們的實驗則是找出一根棍子的中點。

想像你兩手握著一根長而重的棍子的兩端。假設這根棍子有相當的重

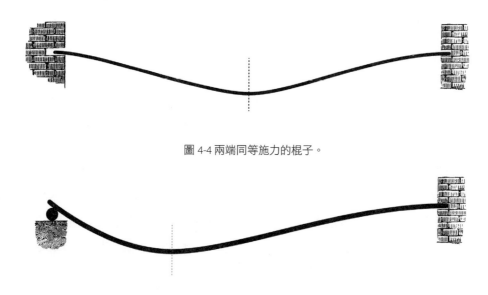

圖 4-4 兩端同等施力的棍子。

圖 4-5 與上圖相同的棍子，一端施力夾緊、一端簡單托住的情況。

量，那麼當你握住兩端，中間的部分就會自動下垂。我們可以觀察棍子下垂的形狀來幫助我們找到中點，它通常就在下彎的最低點或附近的地方。

作為一名工程師，我知道手握棍子的方式將決定中點的位置。我們能用兩個不同的情況來顯示中點的可變性。第一種情況，兩手緊緊地握住棍子的兩端，在各一端施加相同大小的力量。如圖 4-4 所示。第二種情況，使用同一根棍子，一手握著一端，而另一隻手則輕輕地托住另一端，如圖 4-5 所示。兩種情況都展示了它們的自然平衡狀態，但注意，兩種情況下的中點是不相同的。

這個簡單的例子昭示我們，當條件改變時，平衡狀態亦隨之變化，同時中點也跟著變了。因此，沒有絕對的「中點」，也就是沒有不變的中道。

　　找出中道的方法可應用在任何事物上，我發現這一點尤其適用於選擇如何生活。例如，每個人在為自己決定「生存的物質世界」與「追求的精神世界」之間最合適的平衡點時，我不知道除了找出中道之外還有什麼更好的方法來解答這個問題。而要在完全物質性的生活方式與純粹的精神生活之間尋找中道，則是因人而異的。孔子和老子是關切普通人的哲學家，他們所宣導的中道是針對一般人的，所以他們建議人們要「平凡」，也就一點也不出乎人意料之外了。但是另一方面，佛祖是一名偉大的精神導師。整整四十五年中，他教導的是一群尋求精神指引的追隨者，他們大多數在跟隨他以前都曾以苦行來進行修練。因此相對地，佛陀與其弟子的中道無疑地與你或者我都大相逕庭。

　　「心性」對於我們賦予的情況是有反應的。而中道則會因施加於我們或我們所施以的情況而變化。除此之外，「心性」似乎總能為我們揭示出中道──如果我們能夠看到它的話。心性從不撒謊，那麼，為什麼我們總要往別處去找呢？

　　請讀者隨我再做一次心測。首先，心裡想著一根棍子，然後試著去找到它的中點。現在，想像沒有棍子或其他任何東西，再嘗試著去找到中點。那麼，哪個中點才是我們要找的中點呢？假如我們將這兩個中點看作是兩端的話，我們就能得到一個新的中點。如果你實在搞不懂這有何玄虛，別擔心。

　　當有人進入了覺悟成道的境界時，就像佛祖那樣，當下萬物都消失了。有（棍子）與無（無棍子）兩者都不再重要了，正是所謂的「萬物俱滅」。「有」與「無」是物質世界中的表達方式，在精神世界中，它們就變成了「非有」與「非無」（記住物質與精神是相反的兩極），而且，在這種情形下，什麼都不存在了，甚至是中道。

佛祖找到了他探索萬物終極真理的答案，對他來說，關鍵就是中道。而對我們來說，此道可能就是在我們物質性的生活中，加入生存的另一半——精神性的——並且去尋求兩者之間的平衡。中道相對於每個人來說是各有所異，而且還會隨著時間而變化。它也可以是在克己的嚴行與放縱的幻想之間尋求中和之道的一個有用的工具。

在本章一開始，我就提到我們可以求助於宗教和哲學來加強對精神世界的認識。而我未能言及的是，我認為求助於宗教要比窮究哲學來得簡便多了。因為來自於宗教的論述是以對超自然能力的信仰為基礎，而實際上所有的要求就是信仰。那些在宗教上處於領導地位的人——不管稱其為法師、牧師、拉比、阿訇或任何其他名稱——都會告訴你該怎樣做能夠獲得救贖，他們也都會為你指點他們通往精神世界的道路。我認為這的確是相當省事的，因為大多數的人都寧可聽命行事，而不願自己耗費心力去為自己釐清事實真相。

哲學則就困難得多了。它以照明通往終極真理的道路的方式來為我們提供答案，但是哲學家不會告訴你該做什麼，而且他們也不會引導你上路。這是因為最偉大的哲學家知道，從來就沒有所謂獨特的途徑來達到精神世界。不管是我們在此章所討論的概念，還是形成這些概念的哲學思想，都沒有辦法讓我們通達精神世界。大體來說，他們所能做的，只是建議我們去探索的方向，而當我們朝我們自身以外去探索精神時提醒我們：我們或許會把整件事情搞得比原本需要的更加困難得多。

參考文獻

1 Mark Edward Lewis, *Sanctioned Violence in Early China* (State University of New York Press, 1990), p. 36.
2 這個傳說顯示了「紫氣」的重要性，並由此誕生了「紫氣東來」這一中國歷史中著名的成語。
3 老子：《道德經》第一章。
4 同上，第二十五章。
5 同上，第四十章。
6 同上，第三十七章。
7 同上，第五十七章。
8 同上，第六十章。
9《論語・先進篇第十一》，章 11。
10 同上，〈顏淵篇第十二〉，章 1。
11 同上，〈里仁篇第四〉，章 15。
12 同上，〈衛靈公篇第十五〉，章 23。
13 同上，〈公冶長篇第五〉，章 13。
14 同上，〈里仁篇第四〉，章 8。
15《史記》卷六十三，〈老子韓非列傳第三〉。
16《最新實用漢英詞典》梁實秋主編（遠東圖書公司，1973 年 10 月四版）。
17 老子：《道德經》第七十七章。
18 同上，第二十五章。
19 同上，第四十三章。
20〈馬克福音〉10：25。
21 老子：《道德經》第四十章。
22 Michael Talbot, *The Holographic Universe* (New York: HarperCollins Publishers, 1996), p. 33.
23 同上。
24 同上，頁 33-34。
25 Sir Edwin Arnold, *Light of Asia* (Buddha Dharma Education Association Inc., Buddhanet's E Book Library, www.urbandharma.org/pdf/lightasia.pdf), pp. 131-132.
26 同上，頁 132。

第五章

chapter 5 |

緣起

離諸動定，名大坐禪。

—菩提達摩《悟性論》

　　先天氣運動不是我創始的，在介紹它的起源之前，我想先談談我個人成長、練功，以及我為人開功的經歷，特別是要藉由幾位對我這一路過程中有重大影響的人來引述一些重要的關鍵理念。

三代老師

　　我出生並成長於臺灣最大的城市——臺北。我在童年時顯得很平凡，唯一記得與其他小孩稍有不同的地方，就是相當著迷於有關耶穌和佛陀的故事與電影。有一段時間，我極端地崇拜這兩位宗教偶像。當我八歲時，在一部電影裡看到佛陀禪定的景象，從此以後，我每在玩耍之餘最喜歡做的事情就是佯裝我在打坐的模樣。現在回想起來，我當時的行徑確實與同齡的小孩不太一樣。

　　十五歲那年，我上了一所新學校，每天得坐公車上下學。因為多了這層自由與增加的活動範圍，我立刻決定要去學習武術，因為那是我嚮往已久一直想做的事。我從來就不喜歡團體活動，當其他同齡的男孩熱衷於參加球隊打球之際，我卻在尋找一種可以自我鍛鍊的東西。

　　想當然耳，大家會以為在臺灣學功夫一定比學其他類型的武術容易，因為功夫是中國的武術。但事實卻非如此，原因是當時的武術界在傳承武藝上還是相當保守，傳授方式仍遵循著傳統的師徒制。如果我想學功夫，必須先找到願意收我為徒的老師，還要準備一筆可觀的拜師禮，才能正式拜師學藝，這對於一個十五歲的孩子來說，沒有家裡的資助是不可能辦到

的。更何況，我當時甚至不想讓家裡人知道我去學武這件事情，所以當時我只好去普通的武術學校。

我在每天往返學校的路上發現了一所武術學校，那可能是當時臺灣最大的武術學校了。那裡提供多種不同的武術課程，包括柔道、空手道、跆拳道、某些門派的功夫，還有合氣道。剛開始，我先學功夫，但很快就發現要真正入門還是困難重重。即便在這所人人都能參加的學校裡，功夫的傳授方式還是相當缺乏系統性，同時老師們都在私底下收自己的入門弟子。在中國有成百上千各形各色的功夫門派，各類武術林林總總不勝枚舉，大多數老師通常只傳授其所專長的武術類別而不涉獵其他。

功夫沒學多久，我就轉學某一個流派的空手道，後來，武館裡引進了跆拳道，我又開始學起了跆拳道，要知道，當時跆拳道在臺灣還是個新鮮的事物。幾個月以後，日本橫濱一所空手道館的館長到我的武館來授課。他就是三代老師，我很快地就全然被他吸引過去了。

就如同中國武術有許多門派一樣，日本的空手道也有許多不同的流派，三代老師所代表的是一個新的空手道流派。日本人常說空手道起源於日本或沖繩島，但無論如何，還是有一些空手道流派自稱是起源於中國的，三代老師所教的少林寺流空手道就是其中之一。在當時，武術老師都是自由來去於各個武館傳授武藝，而不是專任全職的，但是三代老師與學校之間有不尋常的安排，他一整年的時間都住在學校裡，並專心在這所學校教課。

從此，我就停下所有其他的武術課程，以便能專心一意地追隨三代老師。我全心全意地跟隨三代老師，只要有機會，就日以繼夜地苦練，幾個月之後，我就成了武館裡最優秀的學生之一，而三代老師也讓我當他

的助手。

　　三代老師是個天生的武術家，他似乎是心無旁鶩地練武。大多數的武術家通常專精一種武術，而三代老師卻是精通多種武術，他不但精通空手道、柔道、合氣道以及許多其他的武術，而且還總是興趣濃厚地不斷學習新的東西。在我師從於他的那一年中，他也學習中國功夫。正因為三代老師的多才多藝，我亦很幸運地有機會學習多種不同的武術。

　　三代老師是我所知道對武術最具有其獨特見解的人。就以威力、勁道和速度上來說，他的武功修為無疑地是我所見過最好的，三代老師奉行的座右銘就是速度、速度、速度。他並不贊成以健美方式來塑造身體，因為這樣練出來的肌肉無助於速度；相對地，他極注重鍛鍊任何有助於增進動作速度的肌肉。三代老師的動作是如此地神速，我們可以形容他是動如鬼魅。

　　正如我在前文中提及，我一向讚佩李小龍是全世界居於群龍之首的武術家，而三代老師的功力則絕不亞於李小龍。我還記得，武館練功房裡掛著一個非常沉重的技擊沙袋。我和其他學生們不管是如何對其拳打腳踢，都難以撼動其一分，充其量我們也不過在擊打沙袋時發出些大的聲響罷了。雖然三代老師平日很少動那個沙袋，但有一次我親眼看到他舉腳踢了沙袋一下，只見沙袋飛將出去，連掛沙袋的鐵鏈也應聲而斷。

　　當李小龍主演的第一部電影《唐山大兄》在臺灣上映時，我們一群人包括三代老師一起去看這部影片。我們進場時人手一瓶可口可樂，當時可樂的瓶子是那種厚玻璃的。三代老師一手握著可樂瓶一邊看著李小龍在片中的打鬥，可能是太過於投入的緣故，他竟然硬生生地將玻璃瓶給握碎了。因為影院裡一片漆黑，我當時並沒有意識到是怎麼回事，只是

聽到了玻璃碎裂和掉在地上的聲音，而三代老師卻像什麼事情都沒發生似的。電影結束散場之際，我才看見他座位下的玻璃碎片和噴灑出的可樂。幾天後，我找來一個空的可樂瓶子朝地上猛力敲擊，試圖打碎它，但不管我在哪種地面上敲打，始終未能如願，然而三代老師卻是徒手捏碎它的。

因為我總是跟隨在他左右，所以我與三代老師間的關係不同於其他同學。通常只要時間允許，如早上，我趁上學以前就會去跟他一起練功或教課；放學後，我又跟著他直到夜晚。正是因為我與他如此接近、如此頻繁地一起練功和工作，所以有很多機會觀察他、向他學習，而讓我受益匪淺。看到他練功時所有手、眼、身、法、步的完美動作，每每讓我驚佩不已。晚上學生都離開後，是他自行練功的時間，而我常靜悄悄地在一旁觀看，他經常與虛無的假想對手進行自由對打，如此他可以拳打腳踢上個把小時。我總是看得如癡如醉，有時候我幾乎能夠看到他面對的對手們被一一如鐮刀掃枯草般地打倒在地。

對於三代老師來說，武術不單純是一項運動。他認為武術的真正精髓部分是在其精神層面，他與其他老師的最大的不同之處在於他要我們先練「心」再求練身，因此，在他的課堂上我們花很多時間在練「心」一事之上。中文的「忍」字是心字頭上架了一把刀，「忍」字代表的意義是要我們耐心地面對生活中的一切，並勇敢地承受之，對於任何一個立志要「練心」的人來說是極為重要的一個字。三代老師經常以「忍」提示並勉勵我們，並再三告示這是我們必須要刻苦學習的。由於我有很多時間與三代老師共處，潛移默化之下，我已全然接納了他的這一觀點。有時，他和我會整晚默默地坐著，以令人難以忍受的日本傳統坐姿——先彎曲膝蓋跪下，再坐在小腿肚和後腳跟上。我們就這樣一動也不動，一語不發地坐上一整夜。

　　相處時間久了，我開始向三代老師請教一些問題。我問他關於「氣」的問題，因為我從小就對氣十分著迷。三代老師很坦誠，他說他對於氣一無所知。我還問他為什麼我們不做像那些跆拳道高手在示範表演時空手赤足斷磚破木板的特技演出，「為什麼您從來沒有教我們那些玩藝兒呢？」我拿話激他，他隨手撿起一件堅硬的東西說：「如果你想打破一塊木板，用這個去打，不需要用手。我不是來教你們去傷害你們自己的。」然後他沉默不語。一會兒後，他接著說：「木板不會反擊，也不會移動，對這些東西下功夫，你是在浪費你的時間。」

　　後來，三代老師回去他在日本橫濱的道館，但偶爾還會回來做短期的停留。此後，其他替代他的老師陸續往返於我們的武館，但我卻對他們不感興趣。因為我很難將他們與「我的老師」聯結起來，沒有人能與三代老師相比。

　　跟隨三代老師的那一年，我著實學到不少東西。除了武術以外，他還教過我指壓療法和一些在武館裡經常都能用得到的基本療傷技術，例如脫臼要如何復位等。而超越所有這些他教過我的武藝與技術以外，三代老師對我的人生著實產生了極大的影響。從他那裡，我學會了如何自處。每當獨處之時，我就會內觀自省，我不會寂寞，因為總是有事情可專注。同時，我也學會了如何白我規律，並靜心調養。

　　從三代老師那裡，我還認識到「訂定」與「堅持」每天例行自我修練之重要性。自我修練是能讓自己認識自己的一種修行，我認為每個人每天都需要抽出時間來專注在自己身上。同時極為重要的是，自我修練不應該單單是體能活動或單是靜坐，而是一種結合了物質與精神的修練，只有透過這樣的修練，我們才能取得平衡。舉例來說，我並不認為從事體育活動是一種修練，因為當我們在運動時，我們是專注在運動

上，而不是自己。

因為我在這一段時間與三代老師的相處，使我養成了很良好的自我規律習慣。至今，我每天仍然遵行我在三代老師指導下所形成的例行武術與靜坐的自我修練。這麼多年來，我日復一日地進行著類似的修練，只不過隨著時間的變遷，我的例行功課逐漸變得動少靜多。

周老師

三代老師離開臺北後，我逐漸地減少了武術的活動，最後終於停止了練武。但我依舊對「氣」，以及如何運用氣等課題興趣濃厚，因而從未停止對氣和氣功的探索。我曾花錢去學道家運氣大小周天的靜坐功法，但輾轉求教幾位老師之後，我也就停止了對這類功法的鑽研，因為那不是我要尋求的東西。

在臺灣結束了學業並服完兵役之後，我開始了出國求學的生涯──先去歐洲，後來到了美國。完成博士學位之後，我開始在大學裡擔任教職，同時從事教學和研究的工作。大概也就是在那個時候，氣功開始在中國大陸大行其道。突然間，似乎人人都在練氣功，各種關於氣功大師及他們特異功能的傳言不脛而走。不定時地，一些氣功大師也來到美國從事氣功講座或開班授徒，儘管我對氣功有著狂熱的興趣，但我卻似乎總因各種原因和時間上的衝突而無緣去參加那些活動。

　　直到八十年代晚期，我任教的大學裡的一位同事——他與我一樣也是從臺灣來的助理教授——提起他大約一個月一次在紐約跟一位從洛杉磯來的老師練一種氣功。這位老師姓周，他教氣功，或實際上來說是為人開功。我一聽就有興趣，因為我對氣的好奇心從未有一刻稍懈，一個月後我就與這位同事一起去上了氣功班。

　　在我被開功的那一瞬間，我立刻意識到這正是我所一直在追尋的。沒多久，我發現我也能為他人開功。周老師以此為生，已經為數千人開過功。他告訴我，我是他所知道的唯一和他一樣有能力為別人開功的人。

　　和我一樣，周老師也是在臺灣生長。他足足小我一歲，當我們發現我們不僅生日在同一天，同時我們的生日正巧也是達摩祖師誕辰日時，兩人都深感意外。

　　後來，我和周老師慢慢變得比較熟悉，他告訴了我他是怎麼被開功的經過。在他和我剛成年的那個時代，所有臺灣的年輕男人都得服兩年的兵役。雖然當時我們還不認識，但很巧的是，我們在很相近的時間內服役，而且都被分發到高雄港——這個海港也是臺灣的第二大都市。我那時被分發在港區的證照查驗站工作。

　　在高雄服兵役期間，有一天周老師騎著摩托車，被一輛小卡車撞了。衝擊的力量將他拋到半空中，然後重重摔落在地上，摔斷了脊椎骨而導致下半身半身不遂。隨後的幾個月內，他雙腿肌肉萎縮，同時腿部也逐漸變成了駭人的灰綠色，群醫束手無策。他的家人人脈甚廣，認識不少奇人異士，請了各方的名醫來診治，但都不見效果。直到有一天，他們請來一位先生，這個人來到周老師的床邊，並給他開了功。慢慢地，周老師逐漸能夠動了。他一點一點地進步——從躺在床上下肢逐漸能動，到

能在地上爬，一直到自己能夠站起來，結果，他完全康復了。他的醫生們對他的復原感到不可思議，但篤定地告訴他將永遠不可能有自己的孩子。我已多年未與他聯絡，但在我最後一次見到他時，他告訴我他已經有了三個小孩。

　　周老師在八十年代來到美國，定居於洛杉磯，是一名針灸醫生。他發現自己有替人開功的能力後，就在美國各地巡迴為人開功。可以這麼說，周老師一直保持著先天氣運動（雖然他並非如此稱呼它）最基本的形式。當他替我開功的那個時候，他用的就是最基本的開功形式。沒有什麼教學，也很少有什麼解釋。他對人們唯一的建議就是應當每天認真練功。

　　而正是從周老師那裡，我得到了「先天氣運動」這個天大的禮物，它也就是我要每個開過功的人每天都要做的例行公事。

先天氣運動

　　先天氣運動是一種很獨特的氣功。正如我在第三章中所述，先天氣運動與其他氣功之最大不同處，在於它始於「精神能量」的輸入，要開始練這種功，需要經由「開功」來啟動，而開功則可能由兩種途徑來達成：即求助於他人來開功（也就是說，由別人來為你開功）或自發開功。不過有一點需要說明的是，儘管自發開功實屬難能可貴，而能由別人開功也屬不可多得，因為周老師和我是我所知能夠「不憑藉任何有為法」

來為他人開功僅有的兩個人。

　　先天氣運動的開功如果是經由他人來完成，則憑藉的就是「以性傳性」的傳授方式；如果是以自發開功的方式開始的，那這種傳授就是直接來自於精神世界。在這兩種情形下，沒有任何人為的參與，但練功者卻能從中受益。這豈不正是老子在《道德經》第四十三章中所述：「不言之教，無為之益，天下希及之。」

　　我之所以強調周老師和我在為人開功時是經由「以性傳性」的傳導方式，是因為具有這樣的能力為人開功是非常罕見的。有許多人開過功，但卻只有極少數的人能夠為別人開功。周老師曾為成千上萬人開過功，而我是其中唯一一個他知道具有開功能力的人；我也曾為上千人開過功，但到目前為止還沒有在當中發現到任何一個能為別人開功的人。通常來說，一個人多少能夠影響他人的能量場和氣，如果某人的振動頻率碰巧與你的相似，那你就可能會影響對方。但是，精神層面的開功則並非如此。當周老師和我為人開功時，用的是精神能量。這種能量不僅沒有極限，而且在開功時，對於每個人來說是一視同仁沒有任何差異性的——不管他是誰或者身處何方。這種以性傳性的傳導方式很像是無線傳輸，它既不需要任何有形的物質方式，也完全不受物理條件所限。

　　由於我所需要做的是如此的「無為」，我也就採取了一種極為簡單的教學方式，但也正因此，有些人認為我所教的顯得不夠深奧。一次又一次地，朋友們總是建議我在課程上加點這添點那的，結果在我教先天氣運動的過程中，最困難的部分竟然就是在抗拒朋友們的建議，並堅持保存簡單的本色。

　　當你在開過功之後，養成讓自己每日自然發功的例行公事就變得相當

重要了。你可以將先天氣運動引入你每天的自我修練之中，這是一種你自己隨時都能做的一項運動，你不需要老師，也不需要學習任何形式的人為功法，或借助於任何物質手段。我之所以強調這點，是因為有些氣功會借助於某些物質手段，如音樂、聲響、按摩，甚至是電流來促成自發功。透過使用這些物質手段的功法，其所借助的是物質能量，而不同於先天氣運動所倚重的精神能量。

為了達到發功的目的——不管是最初的開功，還是往後每天進行的自然發功——你唯一要做的就是讓自己準備妥當。首先，你得放空心念讓心無所住，這會使物質的心轉而成為精神的就緒，這樣才能接受精神能量。其次，放鬆身體讓身體準備就緒，這就意味你將動靜自如無所執著，也就是容許產生任何的動作。最後，你應該要愈自然愈好，換句話說，就是不要刻意去做任何事。

一旦發了功，你就會相應地做出自然的、自發的動作。所謂自然的動作，指的是身體不經思索與抉擇而自然做出來的動作。這一切除非你親身體驗，否則可能有些難以理解。這也就是為什麼新來的學生老是會問：「是我在動嗎？還是有東西在讓我動？」

你身體所做的任何自然而生的動作，都是先天氣運動。你可能會動或靜，抑或是兩者皆有的結合，超越了動與靜。這也就是我所說的「中道」。

當我開了功並發現我能為別人開功之後，我就覺得有必要去探索先天氣運動的來源。我只知道周老師為我開功，而又另有他人為他開功，但除此之外，我別無線索去追溯先天氣運動以性傳性開功法之傳法脈絡。

我一直在追本溯源究竟是誰首創了先天氣運動，但歷經多年的努力，我最終還是未能找到任何文獻能為此功法之起源提供一絲線索。雖然有許許多多關於氣功的資料，包括多種類型的動作和呼吸技巧。但是，我遍尋古今群冊也找不到任何一個揭示先天氣運動——還有特別是以性傳性的開功法——是怎麼起源的可靠記載。因此，我是愈找愈失望，幾乎都要放棄了。

後來，有一天，我突然靈機一動轉而去探尋禪宗的起源。而正是在此，禪宗原始的教傳中，我發現了與先天氣運動驚人的相似之處。自那時起，我開始不懈地研究有關菩提達摩的事物——這位印度僧人在一千五百多年前來到中國創立了禪宗。而隨著我更深入的研究，我愈加篤定地相信，就是菩提達摩首創了我所稱之為「先天氣運動」的修練方式。

菩提達摩

要想全面瞭解菩提達摩的哲學與傳道方式實屬不易，因為他未留下任何親筆著述。幸好，仍有些許的線索能為我們揭示出一些關於他的哲學與他是如何傳道的蛛絲馬跡。在審視這些證據之前，我想我們應該先來瞭解一下菩提達摩這個人。

雖然在西方只有少數人曾聽說過他這個人，但菩提達摩在中國乃至整個遠東地區或許是最具有影響力的人物之一——可以說至少與孔子相

當，甚或在某些方面不見得亞於孔子。在東方，菩提達摩的影響深植於人們的生活裡與思想中，並對整個東方哲學有著重大的影響。

在中國，關於菩提達摩的傳說可說是家喻戶曉、婦孺皆知。有趣的是，當人們碰到不知起源的事物時，他們往往將之歸功於菩提達摩。在日本，他被稱作「達磨」，並極備尊崇，尤其是在商界，他是堅韌不拔的精神象徵。日本有一種玩偶，我們稱之為「不倒翁」，就是菩提達摩打坐的形象。這種玩偶通常是用紙漿或木料做成的，並具闊圓形底座，當被人們推動時，他總是不斷搖擺著直到恢復原來的正坐姿勢，這正表徵著達摩無論遭受到任何困難時，他都堅持著屹立不倒的忍耐精神。「不倒翁」從真人大小到極小的各種尺寸都有，在當今日本社會裡，它是最受歡迎的一種好運符，幾乎每個家裡都能找到一個。

相較於他所具有的影響力，很奇怪的，我們對菩提達摩實在是知之甚少。他沒有很多弟子，而且據目前所知他並未留下任何著作。我們所知道關於他的事物則大多是傳說或想像出來的故事，例如，菩提達摩通常被描繪成眼睛大且突出，根據傳說，他為了在坐禪時保持清醒，就割下了自己的眼皮，而他的眼皮掉落的地方後來長出了茶樹，這也算是茶如何成為東方首選飲品的一種由來。

雖然有人懷疑達摩是否真有其人，但我相信在歷史記載中有足夠的證據顯示是確有其人的。儘管確切日期尚不是很明確，但是我們知道在特定的時間發生了一些特定的事件。這裡我所引述的資料，主要是參考赤松（Red Pine）的中英對照譯著《菩提達摩之禪宗教義》這本書。[1]

菩提達摩出生於西元四四〇年左右，是印度南部帕拉瓦（Pallava）國的王子。年輕時期，他皈依了佛教，後來出家為僧。菩提達摩為了跟隨

般若多羅（印度佛教第二十七祖）修行而放棄了俗家的生活，也正是受了般若多羅的指示而到中國來弘揚佛法。雖然中印兩地的距離並不是十分遙遠，但在當時，這段路途還是挺為勞頓並極其危險的。當時匈奴人已阻絕了路上的交通，所以菩提達摩只好走水路，乘船自南印度出發到中國。無疑地，他在一路上經歷了數次暴風雨的襲擊，直到三年之後，大約是西元四七五年，他抵達了中國南方，可能是在今日廣州的南海登陸。

那時，中國分裂成南北朝的局面，儼然如同兩個獨立的國家。當時，印度佛教在南北兩朝都早已廣為流傳，但其在發展成為中國佛教的過程中，在南北兩朝卻有所不同。北方的人們較為實際，並具有尚武的秉性，因此他們對靜坐修行，尤其對物質層面的成效非常感興趣。而南朝的人們則較為理性，偏好於討論一些關於佛學的哲學觀點。在菩提達摩來到中國的當時，佛教為北方的普羅大眾所擁護，在南方則主要是在知識分子中流傳。

當菩提達摩在南朝時，他受邀來到都城建康（也就是今日的南京）與梁武帝會見。梁武帝向來以篤信佛教而著稱，他對自己的克己、禁慾、對艱深佛經的通達，同時對修繕廟宇、護持僧團也從不吝於廣施散財而頗感自豪。據傳說，梁武帝對菩提達摩炫耀自己的善行，並問達摩他做了這麼些善事該得到什麼樣的功德。梁武帝原來只是想要確認他所做的事是否就是成佛該做的事，但是，菩提達摩卻告訴他，他什麼也得不到。因為不論是克己、苦修或捐獻，都與成佛無關，如果皇帝的目標在悟道的話，那麼他這些作為只是在白費力氣。從這個故事看來，菩提達摩非常直截了當，一點也不圓融，因而激怒了梁武帝。在菩提達摩離開之後，梁武帝派出軍隊追殺他，於是達摩一路向北，橫渡了長江逃到了北方。民間傳說他徒步走在江面上——正如同據信耶穌在加利利海上行走一樣。而另一個故事的版本則聲稱他是站在一根蘆葦上而浮渡長江，所

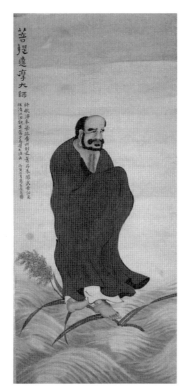

圖 5-1 菩提達摩一葦渡江圖，萬勉之畫作。

以他經常被描繪成「一葦渡江 」的圖像來呈現，就如圖 5-1 所示。

　　無論如何，菩提達摩逃離了追兵，最後來到了河南嵩山的少林寺。最初，僧人們並不歡迎他，也沒有讓他住在寺內。據傳說，他在離寺不遠處找到一個洞窟而停留下來，因而關於菩提達摩的第二則出名傳說由是而生：他在洞內面壁靜坐了九年 。

　　第三則傳說講述了一個叫神光和尚的故事。當達摩在洞內面壁靜坐的期間，神光來到洞口要求成為他的弟子。神光當時已是一位善於講經說

法的著名經師，但為求得正法，長跪在洞外，但達摩卻視若無睹。最後，達摩終於開口要他達到兩個條件，才答應收他為弟子。第一個條件便是神光和尚得先「去其左旁」。我們常說「旁門左道」是因為房屋的「旁門」是為了取其方便或在出入時可避人耳目而設的，而不像房子的正門般是供人光明正大地出入用的，而同樣地，「左道」非正道而是外道。「左旁」音近「左膀」，在此為旁門左道的縮語，隱喻以右手行正道而左手行外道。達摩所要指出的重點就是，若是想成為他的弟子，神光就得先去除以外道和有為法來行事的方法，並從此專注於行其正道。

第二個條件就更加困難了。達摩說，唯有當「天降紅雪」，他才可能收神光為徒。神光聽罷，沉思片刻。就毅然拔出戒刀，砍下了自己的左胳膊。由於那時正好天降大雪，他去了「左膀」，噴的鮮血也染紅了降下的雪而成為「紅雪」，所以他就同時滿足了達摩提出的兩個條件。於是，達摩終於答應收神光為徒弟，而神光則從此改名為「慧可」。

九年面壁之後，達摩受邀回到了少林寺成為主持。至於他為何以及如何又回到少林寺，史無記載，我們無從知曉。但可確知的是，在菩提達摩回到少林寺之後，少林寺發生了兩件事：一是禪宗的產生；二是少林功夫的出現。至今少林寺被視為中國禪宗和中國功夫的誕生地，而且傳說中都認為兩者與菩提達摩息息相關。

以性傳性

　　少林寺禪宗的興起在情理上是可理解的，因為菩提達摩是受他的老師指示而將佛教的教義傳入中國，因此，完全在可能發生的情況之內，他在中國成立了一支新的佛教教派。但關於少林寺功夫的出現，我總覺得其中事有蹊蹺，因而究其箇中可疑之處，闡述如下。

　　首先，少林寺在達摩之前沒有任何有關武術的記載；再者，達摩來自印度，那裡也從來沒有一種與少林功夫相似的武術。有證據顯示菩提達摩曾傳授過一些動作給僧侶們：一本號稱源於少林寺的武學經典《易筋經》中記載了一些據傳為達摩親傳的動作，但是，它們並不是類似拳腳功架的功夫動作，而是伸展胳膊和身體的動作，令人聯想到印度的瑜伽動作，如圖 5-2 所示。由此可推想，如果達摩確曾傳授過功夫，那麼無疑地也應該有關於拳腳功夫的記載。

　　另一項令人難以理解的疑點與中國佛教的性質有關。中國佛教的戒律要比印度、日本或其他地區的佛教嚴格得多：中國佛教的出家人以慈悲為懷。他們不吃肉類，甚或是如蔥、蒜等味重的食物，而且絕不殺生，也不能傷害他人。因此，我很難想像這些非暴力的僧侶們，會刻意去接受武術的鍛鍊。許多解釋少林功夫之所以興起的理由，大致是與保護寺廟，或讓身體弱的僧人們強身健體以利於禪修有關，但這在邏輯上並說不過去。總之，我是百思不得其解，直到我找出了一個可能的解釋為止。

　　有一天，當我正在閱讀一些關於菩提達摩的文獻時，我注意到一些史籍上記載他在傳法時使用一種特殊的方法：就以我們所知道的，他不憑

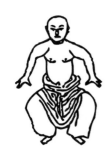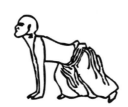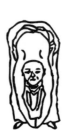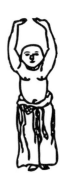

圖 5-2 模仿於易筋經上的四個動作之示意圖，據傳為達摩所親傳。

藉於語言與文字來傳法。來自印度，達摩很有可能中文說得不是很好，由此說來，他採用一種不依賴語言的交流方式是完全可以理解的。記載中稱他所用的方法為「傳心」，或者是名之為「以心傳心」。但為正名，我倒是比較傾向於使用「以性傳性」來名之。我想，達摩可能是在九年面壁的過程中練就了這種能力，並在臨終前將這種能力連同他的衣缽[2]一起傳給了慧可。而很有可能少林寺僧們是在認識到達摩這種以性傳性的傳法能力後，才轉變了對達摩的看法，並邀請他來到少林寺作住持。

值得注意的是，佛教中非言語文字的心傳是有其一定傳統的。禪宗的起源可追溯到佛祖的拈花微笑之公案。據傳，釋迦牟尼在即將涅盤之前，將眾弟子集合到一個池塘旁講經。佛祖坐下後，伸手到池水中，摘了一朵蓮花，拈在指間示眾而不發一語。眾弟子見狀都疑惑不已，各自揣測著佛祖手拿蓮花的涵意，只見其中一位弟子摩訶迦葉打破了沉默，開始微笑，繼而笑了出來，這一刻，也就標誌了禪宗起始的契機。佛祖於是將蓮花交予摩訶迦葉，並說：「吾有正法眼藏，涅盤妙心，實相無相，微妙法門，不立文字，教外別傳，付囑於摩訶迦葉。」這個故事還有另一說如下：佛祖微笑著說：「我能說的都已經說給你們聽了，而

我所不能說的，則都給了摩訶迦葉。」禪宗們相信，在那一刻，釋迦牟尼將其智慧傳於摩訶迦葉，並非透過言語文字，而是通過一對一直接的思想傳導，這種師徒之間一脈相承的傳授方式，一直延續至今。摩訶迦葉繼承了釋迦牟尼佛的衣缽，成為第一位禪宗佛教的祖師。而過了許多年，菩提達摩成為了禪宗的第二十八祖。

菩提達摩並未留下任何關於其傳法教義的親筆記載，這一事實正好與他採用非語文式教導方法的論斷相吻合。在數以百萬計的眾多曾在中國生存過的佛教僧侶當中，菩提達摩無疑地是最知名且最具有影響力的。但是，除了屈指可數的幾篇據考證是由他的弟子與追隨者根據他的教導，在他圓寂後近一世紀才整理完成的傳法論述，以及另有一篇據信是他生前由一名弟子記錄下來的有關修行法則的文章之外，他沒有留下任何親筆真跡。反觀當時遠遠不及他出名的一些僧人卻都留下了許多筆墨遺跡。甚至連孔子和釋迦牟尼這些生前不留著述的偉大導師們，都有大量學生和其後世學者所寫下的專著。至於為何菩提達摩的傳法教義沒有大量完整地以文字記載方式保存下來，沒有什麼其他的解釋，唯一合理的推論就是因為他主要是以非語文的形式進行傳法教授的。

我在這裡要特別關注於菩提達摩以性傳性之傳法能力，是因為這與我以先天氣開功的方式極為相似。我所稱的「開功」，就是一種將能量從我傳導給他人──「心對心」、「性對性」──的方式，完全不需要任何語言文字的。在我得知菩提達摩也是採用這種方式進行傳導之後，我就盡力去理解所有能找到的，關於菩提達摩與其禪宗教導方式的材料，我因此更加瞭解達摩所教導的禪與我所稱的先天氣運動，有著充足的相似性，我也就更加確認菩提達摩就是先天氣運動的創始人。

據我推測，菩提達摩到了少林寺之後，開始用以性傳性的方式將坐禪

修行之正法傳予寺僧們。少林寺是一座大寺院，有著成千的和尚，其中至少有部分人在坐禪時可能開始發出動作，這些人裡面至少又有一小部分人可能會做出比較引人注目的動作和姿勢。我之所以這麼認為，是因為這正好就如同許多人在練習先天氣運動時所出現的狀況。

當你練先天氣發功時，有許多因素會影響你而作出各種動作和姿勢。例如，你的動作能反映出經由你所注入的精神能量所傳遞給你的信息，那可能包涵來自大自然的信息，比如說動物的動作等。我相信這就是發生在少林寺的情況，由此發展出來的武術，早期大多是模仿動物的動作，其中許多動作和姿勢甚至還包含有動物的名稱，例如蛇拳、鶴形、虎形等。同樣地，先天氣運動的練習者有時會做出道地的武術動作，儘管他們不懂或從未練過任何武術。我曾親眼所見一位七十幾歲的老祖母在開功之後，作出令人驚訝的武術動作，而她自己並不懂什麼武術，所以也不知道自己在做什麼。

因此我合理地認為，如果少林寺僧人們所作的就是我稱之為的「先天氣運動」，那麼其中一些人就可能作出可觀的、重複的動作和姿勢。而經過一段時間後，其他僧人便開始模仿，並統一整合這些動作，就此代代相傳，成了一種固定的模式，最終也因此成就了少林功夫。

菩提達摩與佛教

菩提達摩對於佛教的理念與今昔的一般佛教徒們所崇信的佛教有很大的

不同。當菩提達摩來到中國時，人們是通過崇拜佛像、捐獻寺廟，乃至捨身苦修來修行，因為他們相信只有這樣才能得道成佛，受苦愈多、愈快得道，而且做的善事愈多，就會愈接近佛國。而菩提達摩則告訴人們，這種自欺欺人的做法與成佛無關。他的坦率言論使其樹敵眾多，包括梁武帝和最初少林寺的僧侶們。不過有趣的是，在菩提達摩之後一千年左右，馬丁·路德在天主教中扮演了同樣的角色，出言反對教徒崇拜耶穌基督和聖母瑪利亞的塑像。

今日，佛教界對菩提達摩有著愛憎交織的微妙情結。一方面，他被敬若神祇，尊其為印度禪宗第二十八代傳人，如此就意味著他的精神源流能直接追溯至佛祖。而另一方面，他卻又被刻意地忽略，佛教的寺廟並不歡迎菩提達摩，因為寺廟靠信徒的奉獻以維持，而菩提達摩卻教導大家奉獻寺廟對修佛悟道一事並無助益，正因為如此，儘管菩提達摩對佛教和東方文化的影響甚大，但一般的寺廟卻沒有將他的塑像立於重要位置以供人景仰。當然，我們有理由相信，菩提達摩自身並不希望被崇拜，甚或不樂意其塑像立於寺廟中。

現在，禪宗的修行者都號稱是延續菩提達摩的法脈與教義，但實際上並非如此。實際上，禪宗所有的派別最多不過是在揣摩菩提達摩的教導方式。禪宗的大師們並不懂得如何以性傳性的傳法方式，而誤以為「當頭棒喝」為助人開悟之道。我相信，沒有多少人真正聽從菩提達摩之教導，因為真正瞭解他傳法教義中精髓的人實屬稀少。

我傾向於將菩提達摩視為一個真實存在過的人，而非神祇。但是，他真正最重要的價值，應該是他到底教了些什麼以及是怎麼教的。其實，菩提達摩所傳之法的教義是再簡單不過了。他教導我們不要往身外去找，因為那裡沒有神佛會來助你的，而救世主就在你身內，佛陀就在你心中。

他宣導「見自性為禪」，也就是說，只有認識到自己的本性，才能達到佛境，除此之外，別無可做。他教導的教義之核心，是在闡明所有活著的生物都具有一項共同的本性，而當你明白了那也就是你的本性的時候，開悟得道就是再自然不過的了。

大坐禪

我一直在尋找先天氣運動的起源。而在幾部歸屬於達摩的論述中，我終於找到了我所想要的證據。在引述我的發現之前，我需要先澄清一些事。首先，沒有確鑿的證據顯示這幾本我將引用的論述是菩提達摩親自撰寫的。《菩提達摩之禪宗教義》一書的作者赤松在其「導言」中指出，這些論述最早的手稿來自於第七或第八世紀——晚於菩提達摩生活的年代約二、三百年之久。還有一些學者對這些著作的歸屬性仍存有爭議。我贊同赤松處理這一紛爭的結論：「在目前缺乏確鑿的反面證據情況下，我找不出任何理由為什麼他們不能接受這些論述是歸屬於它們早已歸屬了一千兩百年的人的事實。」我認為在達摩涅盤之後的許多年，三位弟子分別撰寫下了三篇不同的論述。因為我發現每篇的寫作風格相當不一樣，同時在遣詞用字上也十分迥異，從而使我們能清晰分辨得出它們應該不是出自同一人之手。

赤松的譯著中收錄的〈達摩二入四行觀〉一文，這一向都被公認是菩提達摩的，但應該是其早期的教義。這也許是他的一位弟子在達摩在世的時候記錄撰寫的，用以作為他的弟子們修行之指南。

　　在達摩《悟性論》中，我發現有證據顯示達摩曾經教過一種坐禪的方法，以我看來那應該就是先天氣運動的起源。這段文字的原文如下：「離諸動定，名大坐禪。何以故？凡夫一向動，小乘一向定，謂出過凡夫小乘之坐禪，名大坐禪。若作此會者，一切諸相不求自解，一切諸病不治自差，此皆大禪定力。」

　　在這段話中，菩提達摩描述了他所稱之為「大坐禪」的禪修法。他說大坐禪超越了動與定，既不是如凡夫一般地老是動個不停的「動」，也不是像小乘所堅持的「定」。小乘修行者都是苦修者，他們在打坐時堅持一動不動地靜定著。時至今日，我們一想到靜坐，就想到一動不動地靜定坐著。在這段話中，菩提達摩說得非常明白，即靜止的定坐並非大坐禪。別忘了這個人曾面壁靜坐了九年之久，所以我相信在談靜坐時他應該明白他在說些什麼。很顯然地，他在後來的傳法教義中，已不再提倡面壁靜坐了。而他說「謂出過凡夫小乘之坐禪，名大坐禪」，也就是說大坐禪是超越動或定的。

　　菩提達摩接著指出，一旦瞭解了並實踐了大坐禪，則「一切諸相不求自解，一切諸病不治自差。」這段話非常重要，尤其是有關於「諸相」這一點。對於佛教徒來說，修行最大的障礙就是所謂的「諸相」，即所有的物質事物——一切有形有狀的事物。「諸相」就是你心中老是牽掛著的所有事物，腦海中不停湧現出來的東西，例如漂亮的妻子、體面的房子、可愛的孩子、甚至身分地位等等都是「相」，這些都是拖住你讓你深陷於塵世的事物。由於「諸相」的存在，你的心永遠也空不了——然而靜坐的首要條件就是要放空你的心。即便你從未靜坐過，但也許你能理解這是多麼困難的一件事。佛教徒的目標是得道成佛，要成佛就是要得道然後得以離相而去，對於任何人來說，這是修行中最難的一部分。

　　根據菩提達摩的論述，修練大坐禪的結果包括兩方面：物質上，所有疾病可以不治而癒；精神上，能夠毫不費力地脫離諸相，進而解除了成道路上的障礙。而這就是大坐禪的力量。

　　在這短短一段話中，菩提達摩清楚地闡述了這樣一種坐禪的特質，形式上，它能夠超越動與定，功能上，修練者最終能夠得到精神與物質兩方面的收穫。每當我讀到這段話，就深深地對菩提達摩稱之為「大坐禪」的修行方式與我稱為「先天氣運動」之間的驚人相似性而感到震驚。他對於大坐禪的所有闡述竟可原封不動地適用於先天氣運動。

　　正如大坐禪一樣，先天氣運動超越了動與定。你在練功時，放鬆你的身體，讓它隨著精神能量的流入而自然擺動，你身體的動作是自發而動的。正如我前面所說，當你練先天氣運動時，你可能會動或者靜止不動，抑或是介於兩者之間，這就是超越了動與定兩者。因此，先天氣運動既不是凡夫所為的「恆動」，也不是小乘修行者的「恆靜」。即便你在練功中覺得身體停止了動作，但是其實全身的經絡卻還是在繼續振動著。先天氣運動所得到的效果，就是完全如同菩提達摩所描述的大坐禪的效果。我親眼見到許多練先天氣運動的人自己治癒了多種身體上的疾病，同時也能自然而然地啟發他們自身在精神上的提升。

　　我一遍又一遍地反覆讀達摩的《悟性論》這篇論述，尤其是上面的那段話的前後，每個段落中都包含了豐富且寶貴的信息。我深信這就是菩提達摩的哲學之核心精髓。他說：「不憶一切法，乃名為禪定。若了此言者，行住坐臥皆禪定。不見於心，名為見佛。」這點非常重要，因為禪的關鍵是「空其心」，就是不憶一切法，也就是什麼都不想。赤松在他的譯著導言中指出，菩提達摩對於禪的理解與他人是大相徑庭的，對他來說，禪並不是達到佛界的手段，禪就是佛界。

先天氣運動也正是如此。練功的最高境界就是無念，當你達到了能夠什麼都不想的那種獨特的境界時，先天氣運動就可以在隨時隨地以任何形態來練。你甚至可以將先天氣運動與你日常所做的任何事情相結合——即使是當你與他人相處之時；也就是說，任何你所做的事情都可能是在練功。當然，我不得不承認，達到這個境界非常不易；但一旦達到了，則其效益將是驚人的。

菩提達摩的傳法血脈

菩提達摩是中國禪宗的初祖。他將其傳法之衣缽傳給了一位弟子，就是慧可那位獨臂的和尚。此後的四代祖師，菩提達摩傳法血脈中的每位傳人，都各自僅有一位弟子傳其衣缽。

最後一位禪宗祖師是六祖慧能。我曾在第二章中談到他在精神離體飛升後約一千三百年之後，其肉身仍保存於南華寺中。慧能在出家之前是個大字不識的農民，後來成為禪宗六祖，他有許多弟子，但卻刻意不把衣缽傳於任何一位弟子，而使禪宗傳法之血脈在形式上中斷了。據我們目前所知，慧能是直接從菩提達摩代代相傳而得其傳心祕法的最後一人，換句話說，他是菩提達摩正統血脈的終結。

據傳，慧能認為已沒有必要將他所學再一代一弟子地傳承下去。他說，在前幾代祖師之時，這個祕法一直保存在佛教的出家人中，而在他之後，卻可以交給普通人家了，也就是所謂的「道入火宅」。歷史上

沒有記載自那以後菩提達摩這套傳心法是怎麼了。但我相信，數世紀以來，「以性傳性」這種方式都在以相對不為人知的方式延續著，從老師到學生，從這個人到另一個人地傳遞下來。我認為，周老師和我都是能追溯至菩提達摩的這個非正統血脈的成員，我所被賦予的就是我在開功中傳給他人的。

對我來說，將我的這些想法付諸文字實屬不易。因為我十分清楚，人們也許會質疑我下此論斷的動機。但我仍然決定冒這個險，因為正如我在本書中始終強調的，我相信人類正處於進化的關鍵時期，為了我們自我的保健，乃至於作為一個物種而繼續生存下去，我們需要向精神能量敞開胸懷。我若隱瞞了我的這些發現，因而造成的心理負擔可不是我承受得起的。

我想，是該將先天氣運動的起源和其深遠的益處廣與大家分享的時候了！

參考文獻

1 Red Pine (translator), *The Zen Teaching of Bodhidharma* (San Francisco: North Point Press, 1989).
2 根據傳統，每位佛教的大師都將自己的缽和法衣傳給弟子，作為指定某人成為繼承人和延續傳統的方式。僧人們通常僅僅擁有缽和法衣作為財產，它們是具有象徵意義的。缽是化緣用的，法衣作為外套，同時也是師傅祕傳弟子時所用的物品。如果不希望被看到或聽到，師徒就會在晚上隱藏在師父的法衣下進行私祕的傳授。

第六章
先天氣

走進事物的光芒裡，
讓自性引導著你。

—威廉 · 華茲華斯

在這一章節中，我將詳細闡述我對我所謂「先天氣」這個機制的認識與想法。倘若我是對的話，先天氣就是先天氣運動的核心所在，它是先天氣運動產生效果的原因，同時也是健康與療癒之關鍵所在。

我在第三章中曾提到，中國人已經將氣區分成幾種類別。但就我所知，至今還沒有人提出過類似先天氣的這種說法。我是經由觀察人們在開始練先天氣運動以後，甚或僅僅在開完功以後，他們在健康乃至於生活上所發生的變化，才開始把我的想法組織起來，並述之於此。有許多我觀察到的案例，其結局都絲毫不遜色於大家所稱之為的「奇蹟」。

我寫這個章節期望能達到兩個目的。其一，我希望能啟發有心人士對於先天氣機制及其在我們健康中所扮演角色的研究。我自己身為一名工程師，渴望看到科學的嚴謹態度能切實地應用於氣與精神能量上的研究。我寫作此書的初衷之一，也是為致力於此一目的。我寫本章的第二個目的，是希望盡可能地讓讀者清晰地認識先天氣是如何作用的，因此，我在本章中詳細地闡述了我所理解的先天氣，及其如何對我們的健康產生影響的核心觀念。儘管在事實上我在這裡所呈現的並未得到科學的驗證，但卻有充分的證據顯示許多療癒的現象是科學所不能解釋的，而我對於先天氣的推論則正好能為過去稱之為「奇蹟」的大多數現象提供了一種邏輯性的解釋。我冀望能提供一種審視健康與療癒的新視野。我相信，人們愈瞭解先天氣，他們就會愈加有信心來認同它，也就更加有利於助長先天氣在人們的健康與活力的利益上發揮其功效。

什麼是先天氣？

先天氣是一種氣，是屬於信息氣的一種，這是一種攜帶信息的非物質氣，就如在第三章中所說明過的一樣。同時，先天氣是無所不在的，存在於所有的人和任何存活的東西裡。

先天氣的主要功用是為生物機體取得並保持在物質與精神能量之間的平衡。在任一存活系統中，不管大至宇宙還是小到一隻跳蚤，先天氣都在努力維持著平衡並確保身體不落入失衡狀態。

我們是生來就有先天氣的，所以它是我們與生俱來的天性裡的一部分，然而它卻是只有在能量失衡時才開始起作用的平衡機制，而當一個有機體已經處於平衡時，先天氣就無所作用，因為沒有任何需要讓它有所作為。唯有當物質與精神能量之間發生失衡時，它才起作用以回復平衡，那時它可以經由提高其中一種能量的水平，或者，更為慣常的，以降低另一能量水平來達成。

有人問過我，我們能做些什麼來增加我們的先天氣。我的答案是：「先天氣是一種功能或者說是一種機制，是不能以量來衡量的。而『量』只有當談及我們的能量水平時，才是個議題，先天氣則是來維持能量平衡的。至於要如何獲益於先天氣，不論你具體要的會是些什麼，其關鍵則是在明瞭如何使它為你工作。」

除了在體內維持平衡這個最重要的任務之外，先天氣還具有其他一些功能。我深信先天氣就是那個讓我們能與精神世界交流的東西。就如同

所有信息氣一樣，先天氣傳遞信息。我將信息氣想像成一種無線傳送系統，能突破物理上時空的限制而作用。我也因此相信，先天氣就是我們稱之為「靈感」的來源，從過去、現在甚或未來給我們帶來信息——那種我們除此之外不可能獲知的信息。當然，除了這些之外，先天氣也可能還具有額外的功能。

雖然我設想先天氣可能會直接與氣在體內的任一處產生作用，但我相信它通常是透過「心」來作用的。為了能理解先天氣是如何作用的，也就有必要對「心」來進行一次透徹的瞭解。而尤其重要的是，要明辨出我們同時具有的一個物質的心和一個精神的心。對於西方人來說，這種觀念聽上去似乎荒謬。但對一些中國人來說，這可是全然不無道理的，因為上千年以來，這兩者之間的區分早已成為中國人思想上不可或缺的一部分了。

心與性

中國的禪宗在物質的心和精神的心之間做了區別，並用了不同的字來個別代表。他們用「心」來代表物質的心，而以「性」字來代表精神的心。正如同肉體與靈魂一樣，心與性是一體兩面的對立二極。「心」可以被視為思想於物質層面的代表，而「性」則為其精神層面的對應體。我們的「性」與所有存活物體內都有的其實是同一個東西。

在佛教引入中國之前，心與性之間的區別並不存在。在那之前，中

國人用「性」來代表幾種不同的意義，但通常是用來表示一個人的性格、性情、品性中的「性」，或者是代表一個人與生俱來的傾向。一直等到佛教成為中國文化不可分割的一部分以後，這個字才開始包含了精神的性或精神的心之涵義。實際上在那個時代，也僅有屈指可數的幾位佛學大師能搞得清楚這裡面的區別。

千年來，中國的禪宗佛學家們一直在試圖理解心與性，並在不同的時候用不同的名稱來代表人的本性——有時稱作「自心」，或「本心」，甚或「真心」。但不管如何稱呼，我們的性是精神的，而既屬於精神的，它就是空無一物。中國人認為性居存於物質的心內，就像精神依附於肉體的關係一樣。心的本體就是我們的性，我們也可以說，心是性的實際表現，而心的真正本質就是我們的性。

因為性是精神的，所以它是不會被汙染或敗壞的。菩提達摩在《血脈論》中明確地說到：「雖處在五蘊色身中，其性本來清淨。染汙不得。」這種概念與我所理解的基督教中關於「靈魂」的觀點大不相同。基督教徒認為，靈魂是能被汙染甚至會喪失的。西方的觀念認為，靈魂是各自獨立的個體。你有你的靈魂、我也有我的，各憑個人的選擇而行事；但人死之後，會為現世所做的選擇而得到獎勵或懲罰。相反地，中國人認為我們的性是一體的，是整體一同的，如佛一般的。我們的性是精神的，活生生存在於萬千存活物體內。你無法毀滅所有整體，所以也不能汙毀你的性，然而若你的心被遮蔽了，則你會看不見你的性。那樣的話，你只好完全依賴你的心來行事。但你若使用你的「心」愈多，你就愈難以看見或接近你的「性」。

有關於性的本質，正好就是古時候孟子與告子辯論的主題。孟子是儒家僅次於孔子的代表人物。而有趣的是告子，他除了在《孟子》一書中

有所記載外，他絕對可謂是藉藉無名。《孟子》一書是孟子所著的一本儒家哲學的重要書籍。而告子之所以能留名千古，也正因為他在孟子書中占有著顯著的地位與篇幅，但他在這場流傳已久的相遇中，扮演了孟子的辯論對手，卻才是真正使他成為大家茶餘飯後之話題的主因。在這場論辯中，孟子主張人在先天上是善良的。孟子相信，人之初、性本善，而且若有好的環境，則人將保持其善良之本性。而告子則認為，人之本性是既非善也非惡，就像流水一般，可流向東亦可向西，實際上則全憑條件使然。而孟子則回應道 「水性無分於東西，無分於上下乎？人性之善也，猶水之就下也。」他將人性之向善比作水性之向下流[1]。

告子在這場辯論中提出了一個重要的論點，他認為 「性」無非就是食與色罷了。我覺得這一論點重要地值得我們重新審視一下原文 「食色性也」。即使在今日，這句話還是令很多人震驚。中國人經常用它來互相調侃。但是，我並不認為告子在這裡是開玩笑的。不過，有一點很有意思又令人注意的是 「心性」的 「性」也用作 「性愛」的 「性」與 「性別」的 「性」，而這些在意義上正好與 「食色」的 「色」有關。

說得更精準一點，我會說食與色正是我們的 「性」——也就是精神的心——最基本的顯現。我認為，食與色兩者對人類而言，似乎的確有一些本質像水之向下流一般的自然。想想看食與色之間一些共有的特性：首先，它們對於滿足幾乎所有生物之生理需求都是必要的；再者，它們都有助於維持我們身心健康；還有，兩者都是由另一人或與另一人來開始的。你是由你母親——你一生中的第一個女人——餵食開始 「食」的，然後，你在理想狀態下與所愛的人發生性愛而開始了 「色」；最終，也可能是最重要的，食與色是兩件我們不用學習就會做，而且做來自然而然的。這使我不禁要問，是不是還有其他的事情我們也能自然天成地就會做，也可以算是我們本性的表徵呢？

現在讓我們略為探討一下道家和佛家是如何看待我們的本性的。道家遠在我們分辨清楚心與性以前就已存在了，而道家似乎並不太在意它們之間的本質區別。但鑑於道家注重食與色的程度，我傾向於認為道家是與告子持相同的觀點，認為「食色性也」。我一向把道家視為實驗主義者，他們為成仙而修練，為此，他們發展出不少修行的法門，也因此而累積了許多關於如何增進健康和延年益壽的知識與經驗。道家之修練是以性命雙修為其核心原則。修練功法包含了多樣的身法動作以及嚴格的冥想靜坐，強調清心寡慾。其認為，你的私慾是妨礙你超凡入聖的阻礙。由此說來，若你能設計出一套能夠控制自己私慾的修行方式，那你就有可能修得正果。

大多數道家的修練法門中都有要求實行飲食清淡甚或斷食的規定。道家對色的態度也主張要適度，提倡節制性慾，尤其要控制射精的頻率。他們認為，保存精血於體內是有利健康的，因為精子能夠轉化為氣，然後，氣再回哺大腦從而增強人的精神狀態。也就是所謂的「練精化氣，練氣化神。」

有道是：「修道者多如牛毛，得道者鳳毛麟角。」許多道家修行者都篤行自我節制，但卻很少聽說有達到成仙境界的。即使如此，道家的修行功法卻仍是具有價值的。他們關於適度的理念，包括少食、少油、少鹽的清淡食物，早就已經成為中國長期以來的習俗觀點，近來在西方也風行一時，而且，科學上也證實了這對於健康和長壽確有正面的貢獻。

這些觀點深深地影響了中國人對食與色的看法。自古中國的養生之道認為，沉溺於滿足我們的慾望——暴食暴飲、縱情聲色——是不健康的。但是，全然忽略我們生理上的需求也同樣是不健康的。因此，我們需要適度地、但不放縱地滿足我們本性中這兩種最基本的需求。只有這兩方

面需求的壓力得以合理地釋放，我們才能維持生活中各個方面的平衡，如此才能增進健康以至於延年益壽。

佛教對此則持不同的觀點。他們強調精神上的精進，因而在實質上並不太關注於食與色上，唯有部分佛教徒謹守戒律而不吃如五葷及肉類等食物。佛教將心與性的概念和術語引入中國，而禪宗則推行並明確解析了兩者之間的區別。在禪宗被引入中國之前，佛家修行者採用這些術語，卻並未真正明瞭心與性這兩個概念的區別，而禪宗則認識到，心可能會被遮蔽甚或被汙染，但我們的本性卻永遠是晶瑩剔透的。這也就是為何菩提達摩如此專注於「見性」一事。

我們的本性如何顯現

我們從幾篇據信源自於菩提達摩的傳法論述中，見到他一次又一次地強調「見性」的重要性。但是，由於我們的本性是精神的，實際上是無法看得見或是感覺得到的，又如何能「見」性呢？我認為，回答這個問題的訣竅在於如何解釋「見」這個字，「見」字又通「現」字，或可解釋為「顯現」。如果我們的本性能顯現出來，那我們就能看見它了。菩提達摩在其論述中清楚地表明，我們的本性是可以經由生理的反應和運動來顯現的。

在我引述達摩的論述之前，我想先重申我在前一章中所提到，我在反覆仔細地閱讀源自達摩的《血脈論》、《悟性論》、《破相論》等論述

後，總結了一些我個人的想法與淺見。第一點也是最重要的一點，這些論述應該不是達摩親筆所著，但卻著實為其後代信徒根據其弟子所流傳自他的傳法教義而編纂完成的。其次，據我的推斷，上述三篇論述應該是分別出自三人之手。也因此，個別弟子對達摩之傳法教義的理解程度影響了這些論述的正確性。最後，一些不夠精確的傳述可能讓後世對達摩教導之真意產生誤解甚或不得其解的後果。

我在《血脈論》中找到一個令人困惑不已的問題，在全文中，「心」與「性」兩個字似乎是隨意交替著使用，而這種情況在達摩的另外兩部論述中都不存在。所以我認為，這個問題可能在當初纂寫時就已發生。正如我前面所說，「心」與「性」這兩個字，一個指的是物質的心，而另一個是指精神的心，這兩個字的發音近乎雷同，所以聽來很容易發生混淆。即便是發音不成問題，大多數人還是有困難來分辨這兩個名詞所代表的涵義。《血脈論》中，「心」與「性」的混淆不清是個顯而易見的問題。我懷疑，最初記錄下這篇論述的弟子就犯下了混淆這兩個字的錯誤。這雖然看來是個簡單的錯誤，但卻造成了嚴重的後果。

下面就舉一段文字為例，來看看究竟「心」與「性」在文中的如何使用可能會對原意造成多大的誤解。以下是原文：

心量廣大，應用無窮。應眼見色，應耳聞聲，應鼻嗅香，應舌知味，乃至施為運動，皆是自心。一切時中，但有語言道斷，即是自心。

依原文來解是說：「心」的能量是廣大的，它因應事物的表現形式是無窮盡的。因應眼視而見到形形色色，因應耳聞而聽到聲音，因應鼻嗅而聞到香臭味，因應舌覺而嘗到味道，乃至於因應而做成為運動，這一切皆是發自於「心」。在任何時候，只要是語言無法講清楚的，那就是

來自於自己的「心」。

但是，此處用「心」字，所代表的是物質的心，而物質的事物是有限的，也是語言可以形容得出的，所以這段話就講不通了。但是如果同樣的這段文字，將「心」字都換成精神的心，也就是「性」字，一字之變，這段文字讀起來就通了，並且與其論述的整體涵義也一致了。以下為變更後的段落：

性量廣大，應用無窮。應眼見色，應耳聞聲，應鼻嗅香，應舌知味，乃至施為運動，皆是自性。一切時中，但有語言道斷，即是自性。

在他的論述中，菩提達摩認為我們的自性是以「運動」來顯現它自己。這在《血脈論》中是如此巧妙地描述：「若識得施為運動靈覺之性，汝即諸佛心。」意思是，一旦你識得了那造成你運動的是自身靈覺之性，那麼你的性就與諸佛的是一樣的。也就是說，一旦你認識到你的運動就是你的自性的一種顯現，則你就能見性，即識得你的靈性。

你每一整天都在動。在一天中，你起床、穿衣打扮自己、吃飯、工作、擁抱孩子，每天總要以各種方式動上個成千上萬次。那麼，是否每個動作都是本性的顯現呢？那應該不算是。我認為，達摩對此的區分是以你的「心」是否有參與而定。由心之所「動」是一種「心」的表現，或是物質的現象；反之，無「心」的運動才是精神（本性）的表象。也就是說，一顆繁忙的心是不能讓我們「見性」的，這也就是為什麼在練先天氣運動時，靜心是必要的條件。

在最理想的情況下，大家都有可能成為我所稱之的「自然人」，不用心，甚至是不經心地自自然然地做每件事，這就是實際上生活在精神的

顯現裡。我認為，這也就是老子所說的「以道蒞天下」之境界。在本性的顯現下，沒有專注在「心」的狀態下，你的舉止與動作都是自然天成的。

性與先天氣

我們可以將「心」看作是通往物質世界的門戶，而將「性」看作是通往精神世界的門戶。但是除了通過「氣」以外，心與性之間沒有任何直接的交流。由於氣是物質與精神之間的橋樑，所以也就是由它來連結我們的物質與精神的心。我認為，物質的氣和先天氣在心與性兩者之間的關係起著重要的作用，若以先天氣作為這座橋樑的精神端，那麼物質氣就是其物質端。我將我的看法藉由圖 6-1 來闡明心與性之間的關係，以及氣在這種關係中的地位。

我視先天氣為讓「自性」得以被往返溝通的機制。因為先天氣是信息氣，它的功用之一就是轉化信息。先天氣在我們的性與心之間傳輸著信息，然而它卻無法直接地與心相互交流，這是因為，先天氣與「心」之間沒有共同的語言。每當先天氣察覺到一個狀況或是傳輸一個指令、信息往或返於「心」時，先天氣將與物質氣相互交流，而不是直接與「心」交流。同樣的道理，物質氣能與先天氣相互交流，而不是直接與「性」交流。這是因為它是物質的，所以不能與靈性直接交流。

我臆斷「自性」是藉由先天氣來造成物理現象的發生——這些現象我

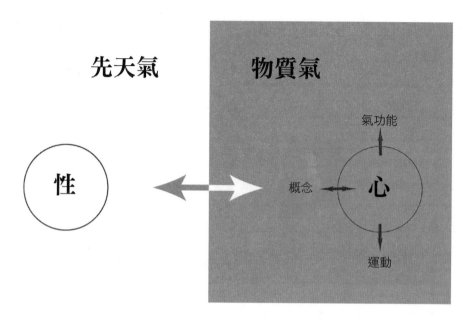

圖 6-1 「性」是精神的「心」，而「心」是物質的心。先天氣和物質氣使得兩者之間有了交流。

們可以視為是自性顯現自我的方式。每當發生一次從性到心的傳輸時，一種轉譯就此發生：從性出發，先天氣將所傳輸的信息闡釋並傳遞給物質氣，物質氣再接著將信息傳遞至心。然後，心相應地產生一般氣的功能、想法或者運動。舉例來說，我推想當一個人練先天氣運動時，會有一個信息從你的性送出給你的心，再到身體，結果，顯現在運動上。你的性通過先天氣和物質氣來傳輸信息給你的心，而你的心則將這個信息轉化為運動。我認為，這種運動可能就是我們唯一可辨識的自性之顯現。

作為肉身的「心」之精神對應，我們的「性」不能用來為肉身做任何事情，故而改述我先前所言「我們的自性不懂物質的語言」；所以，除非你顯示出你的自性，否則你也無法從它那裡獲得任何的深厚利益。但是，大多數的我們沒有使本性自現的能力，因為我們無法使我們的心靜

下來，而我們的心通常不是過度活躍就是被物慾所籠罩。所以說，學習如何靜空你的心是值得的，因為，唯有當你的心靜空時，你的自性才能自現。

先天氣讓我們能接觸到我們的自性。假若你有個願望要借用無可限量的精神能量來做成一些事情，那你就必須首先在心裡開啟這種願望。我想只要你有通往精神世界的門道，這個願望就會接著在物質氣與先天氣的作用下從你的「心」傳達到你的「性」。

我們都知道，心能引導「氣」來執行和傳送信息。尤其是道家有些非常獨特的以意導氣的技能，他們能使氣運行於全身或使之集中於某一特定部位上，他們能運用氣於療癒，也能利用氣來強固身體的某些部位，就如同練「鐵布衫」的武師們所練的硬氣功。也就因為這些方式顯示了物質氣是可能被導引和操控的，所以，我認為我們藉由先天氣來接觸精神世界是合乎邏輯的。不過，與道家們引導物質氣不同的是，對於如何去接近精神世界目前尚無任何經驗法則可以遵循。因此，這可以說是個無從學起的程序。

平衡

居於平衡是宇宙的自然狀態，所有生命體都處在一個不停地創造、維持和重建平衡狀態的舞蹈中。我認為宇宙生來就是要處於平衡狀態的，而先天氣就是那個察覺和維持每個活著的有機體中的物質和精神能量平衡的

機制。

　　平衡並不是一個千篇一律的現象，各種有機體都具有其在物質與精神能量之間各自不同的平衡調適點，所以樹木的平衡與人類的平衡不盡相同，而它們的又都與一隻蜘蛛的平衡不同。同時，平衡點也在同類中的不同個體間，甚或是同一個體在不同時間上都會有某種程度上的變異。

　　平衡有不同的類型。我們以傳統中醫為例，中醫理論中的一個基本信條就是以平衡為健康的必要條件。中醫師通常使用針灸、草藥和其他治療方式來使病人恢復平衡。然而，當他們提及平衡時，他們僅僅關注於物質上的平衡，只不過他們有將一些關於神志和情緒方面的因素加入在其物質平衡的考量中。物質平衡並不是我們這裡要討論的主題，而物質與精神能量之間的平衡才是我們所關切的。儘管如此，我認為值得一提的是，保持物質平衡對我們促進總體的平衡也是有所幫助的。許多人以為一切非實質的物理性事物就是屬於精神性的，其實這種觀點並不盡然；實際上，我認為情緒與思想都該算是部分的物質範疇。

　　儘管我們難得有思考過，但物質與精神之間的平衡卻是至關重要的。它確保了在時間推移中的常態狀況，缺少了這種常態性，你就會始終處於變化的狀態中，同時，所有其他的東西也都在不斷地變化，就像在宇宙最早的階段那樣，如果沒有平衡，恐怕就只有混沌一場了。平衡確保了人在一生當中身體狀態和外形在某種程度上的常態性，例如，手的大小、臉的形狀和眼睛的顏色等等。沒有了這種常態性，不僅你和你的特徵會不停地變化，而且你我是否能存活都會成問題。換個說法，平衡也是和諧的同義詞。沒有了平衡，就沒有我們所知道的這些生命的存在。

　　如果我們一生中都能維持精確的平衡，我們可能就不會變老──也就是

說，我們不會再受到伴隨著年齡增長而不得不接受的身體和神智衰退的
問題。人們隨著年齡而衰老，是因為他們不是處於始終如一地精確能量
平衡之中。如果我們能嚴格維持平衡，就不會再飽受衰老之苦，也不會
再隨著年歲的增長而步履蹣跚、體弱多病，加上牙齒脫落、頭髮稀疏花
白等等。

　　如前所述，處於平衡之中並不意味著一切都會一成不變。這是因為物
質環境在與時俱變，迫使平衡點也跟著變動，因而人在一生中，每當物
質條件發生變化時，平衡也隨著變化，以調適變動的物質狀況。

　　我們可以用一座新的建築物來打個比方。剛開始，當人和傢俱都還沒
有搬進來以前，這座新建物中的一切都是方正、乾淨和平直的。而且是
稜角分明、地面平整、地毯也是光鮮的。接著，人一旦搬了進來，又帶
來了所有的傢俱和其他財物，建築的物質環境就開始變化，而平衡也隨
之調整。一段時間以後，稜角不再分明，地面變得凹凸不平，地毯也失
去了原有的光澤。如此，即便是建物中所有的人帶著所有的東西都搬離
了，已經發生的改變卻還是留存下來──至少會有一段時期。總之，隨
著每一個這種情況下環境的改變，平衡點會跟著改變，而且還會繼續地
改變，然而，它卻再也回不到完好如初的狀態了。

　　由於平衡會為調適物質條件的改變而變動，所以一個人的平衡點是與
時俱變的。而每次平衡均將在某一特定點上維持一段時間；然後，隨著
物質條件的改變，平衡點也跟著改變──有時是平緩漸進的，有時卻又
是快速的。因此，每發生一次變化，其結果就是一個新的平衡點的產生。

　　這一切，對你的健康和壽命來說意味著什麼呢？鑑於平衡對於健康來
說是至關重要的，而且平衡是調適於物質條件的，也就是說，總體上，你

所生活的物質條件對於決定你的健康和壽命起著重要的作用。例如，生活在一個純樸、清新的環境比在一個空氣、水和土壤都被汙染的環境中，你的壽命自然會比較長，而且會較健康。如果你的物質條件有所改善了，你的健康狀況也會得以改進，壽命也會更長。如果你生活在一個衛生條件較差的落後地區，衛生條件的提高將有助於增加壽命；同樣地，如果生活的環境惡化了，你的壽命也會減少。文明的進化一直在改變著我們的物質環境，有時是往好的方面轉變，有時使其惡化，而當我們的平衡點隨著環境在改變，它進而影響著我們的健康和壽命。今日，在地球上的許多地方，我們正在面臨著由環境汙染所帶來的過早退化的問題。隨著我們攝入愈來愈多的有毒物質，我們的身體不斷地在惡化與衰弱中。

這種情況對於任何一個存活系統來說均是如此。正如同人們的老化和惡化，我們地球的存活系統也在惡化。但不管我們如何地傷害地球，一種新的平衡則不斷地在產生。一個人可以在某一個程度上從他身體的傷殘中恢復或重建，而同樣地，對於地球上的環境破壞也是如此。但是，在任何存活系統中都有這樣一些臨界點；超越了這些臨界點，我們就無法從破壞中恢復或向前邁進。

在任何一個有機體中，如果失衡嚴重到了一定程度，這個有機體就會死亡。如果死亡是由於肉體與精神的分離而造成的，就如同我們在第二章中所討論過的，那麼，介於物質與精神能量之間任何程度的平衡都能夠維持生命。不管是好是壞，是弱是強，能量的平衡都能維持一個生命體；然而，好的健康需要的不單是能量的平衡。有些人雖然活著，即在原則上處於某種程度的平衡，但很顯然他們是不健康的。所以單單平衡是不夠的。好的健康還需要好的平衡和高水平的能量，而這兩者都是由先天氣所控制的。

在我離開討論物質條件對於健康的影響的這個主題以前，我不能不提及一個我沒說過的例外情況。如果你擁有獲取精神能量的能力，就或許有能力來提高物質能量的水平，進而達到一個新高的平衡點而又不受制於你所生活的物質條件。我們以生活在山洞中的隱士為例，他所生活的物質條件可以說是非常的差，難得呼吸到新鮮空氣，吃得很差，而且幾乎沒有任何體能上的鍛鍊。儘管如此，他卻擁有獲取精神能量的能力，也因此，這樣艱苦的物質條件並不會對他造成傷害。但是對於普通人來說，傷害卻是必然的，主要是因為他們不具有取得和運用精神能量的能力。

我想以精神能量來達到一個更高層次的平衡的能力——不管是有意識地還是無意識的——可能就是使某些人保持健康的秘訣，即便是他們生活在不健康的物質環境中，或是有些不良的習慣——諸如吸菸等這類造成疾病的典型起因。因此，如果你擁有了獲取精神能量的能力，而因此達到一個新的更高層次的平衡，那麼，你就擁有了健康與幸福的鑰匙。取得精神能量的能力，可讓你每天清晨醒來都感覺煥然一新。而瞭解如何善用先天氣，則會給你獲得這種能力的訣竅。

先天氣與健康

我們都渴望擁有好的健康，而這可需要比較高的能量。我們之間又有誰不希望重返童年時期，整日精力無窮而永不感覺疲憊呢？但對大多數人來說，現實狀況卻是恰恰相反。非但沒有感覺像孩童般活力充沛，大

多數成年人常感覺筋疲力盡——他們都沒有充足的能量。

能否提高一個人能量水平，對於健康和長壽來說是至關重要的。但是，我們該如何做呢？我們要如何增加能量，同時還不僅僅是暫時性的而是永久的呢？我們如何造成穩定的、高層次的能量儲備呢？有一點必須記得的是，我們所能夠感應到的能量僅有物質能量，而物質能量則是用來維持身體的各項功能的。因此，我們所追求的是一種能夠迅速增加物質能量並將其維持在較高水平的方式。

有各種不同的方式來增加物質能量：一種就是體能性的鍛鍊。只要你具有相當的體能，你就能通過努力不懈地鍛鍊來獲得一股足夠的物質能量，從而感覺精神煥發。

但是，這種方式有幾個問題：一是如果運動過度或不當，就會造成傷害，一旦身體受傷，你就必須至少停止鍛鍊一段時間；但是，如果你不能鍛鍊了，你就無法產生更多的物質能量，在這種情況下，你的能量水平就會下降。

體能鍛鍊的另一個問題是：為了達成任何能超越短暫效果的能量增加，你必須持續地努力鍛鍊。就如我在第一章中所提出的，體能鍛鍊不能累積能量。如果你想要保持從鍛鍊中得到的好處，你就得持續地鍛鍊，一旦你停下來了，你就會失去產生更多能量的能力，結果以前鍛鍊的努力都將付諸東流而徒勞無功，接下來，你的能量水平就會下降。而我推論這一切所發生的都要歸因於先天氣的作用，每當你停止鍛鍊，它就會降低你的物質能量水平。要記得所有的物質平衡都僅是短暫的。不過，體能鍛鍊也可以成為平衡的生活的一部分，只要你能同時一致地提高精神能量。

　　你如果僅僅單方面專注於物質發展或精神發展，那麼你就不可能在提升整體能量上得到任何持續性的效果。你也許是那種人，只懂得物質能量的人——就是那種無法放鬆自己進而增加精神能量的人。你一方面努力去增加物質能量，而另一方面，則又抑制精神發展，先天氣將會很勤奮地去產生一個更高能量水平的新平衡，但這終將徒勞無功。若你的精神能量沒有相應提高，則你就會面臨一個你的物質能量被下拉的情形，也因此每當你賣力鍛鍊的結果總會讓你疲憊萬分。而一旦你停下來，你的物質能量水平接著就會回到原狀。這就像轉輪籠中的松鼠一樣，你拼命地鍛鍊卻終將一無所獲。

　　單方面專注於精神發展也同樣是自誤誤人。舉個例子，有些僧人和精神修行者單單專注於精神層面到了一個程度，他們會刻意地去抑制運動。雖然他們確實提高了他們的精神能量，但是他們忽視了去發展他們體內的物質能量。結果，他們沒有得到一個在高能量水平上的良好平衡。如此只要他們在修行上稍事休息，他們的精神能量就將一落千丈。他們在本質上與那些只注重體能鍛鍊而忽視精神生活的人是一樣的。

　　當你僅僅偏重於一個方面，則任何能量水平的提高都只是暫時的。這是由於一旦你達到了一個平衡點，就可能很難變動它——不管是變高還是變低、變好還是變壞。我們可以從大多數人是如何困難地減肥一事做對照：當人們變胖時，他們就會在較高的體重上達到了平衡，結果卻必須非常努力來減輕重量。如果他們通過控制飲食和鍛鍊而確實減輕了重量，可是通常他們用不了多久就會把減掉的重量又添了回來。可以說，他們的平衡調適點已是對著一個胖子來設的。而要改變這個調適點，他們需要同時在物質上與精神上作調整。

　　除了單方面專注在你的物質發展之外，還有另一種方式來增加物質能

量，而這就是先從增加精神能量來著手——實質上是操弄先天氣來達到一種增加物質能量的方式。乍聽之下，通過增加精神能量來達到增加物質能量的目的，似乎是有悖於直覺感應的，但是，它卻著實是個很有效的辦法。通過精神能量來改變能量的平衡點相對地容易多了——實際上，這是毫不費力的——只要你能讓你的身體自然而然地對能量的增加 作出反應。

如何運用先天氣

正如我在第二章中所討論的，不完美的能量平衡狀態有三種形式。一是高精神能量相對低物質能量的狀態；另一種正好相反——低精神能量相對高物質能量；第三種也是最常見的狀態是假性平衡，也就是精神與物質能量基本上處於平衡狀態但卻低於理想水平。在前兩種情況中的任一種的不平衡狀態下，先天氣都會試圖重新恢復平衡。但是，在假性平衡的例子中，先天氣卻無所作為。而唯一能夠逆轉假性平衡的低能量狀態的方法就是設法打破能量平衡。但是問題是：該如何做呢？

我在前面提到過，運用先天氣來提高能量水平是有可能的。為了能這麼做，我們必須先瞭解這個機制是如何運作的；而為了能得到一些深入的理解，讓我們先來審視一下先天氣在以下的故事中的角色。

我們都聽說過有人在自己的孩子遇到危難時所激發出的超人事蹟。美聯社在一九八二年四月十三日報導過這樣一則新聞：美國喬治亞州勞倫斯

一位名叫安吉拉・卡瓦蘿的老祖母，舉起了壓住她昏迷不醒的兒子的一輛一九六四年的雪佛蘭汽車，才讓鄰居們能把她的兒子從車下拖出；她的兒子東尼當時在車底下修車，突然間，頂起車的千斤頂滑落，緊接著車子落在他身上，而使得他當場昏迷。事後，有人問卡瓦蘿夫人是怎麼將那麼重的一輛車舉起來的，她也說不出個所以然，僅僅說是「祈禱給了她力量」。專家將這種現象的發生歸結為腎上腺素的作用或是所謂的「戰或逃反應」，也有些人稱之為奇蹟。但我認為，這就是先天氣的作用，它有時能提供額外的能量而讓人有能力做出不可思議的事情。

當卡瓦蘿夫人意識到她的兒子處於危險時，她的精神能量急劇上升。在那一時刻，她是如此全心地關注在她的兒子身上，必定是達到了忘我的境界，她可以說是心無雜念。我之所以如此說，是因為沒有人在正常的意識下會想要去抬起一輛車的。卡瓦蘿夫人完全沒有注意在自己身上，而事後除了記得自己有祈禱外，甚至不記得發生了什麼事。在試圖平衡這股瞬間產生的強大精神能量的時候，先天氣在她的物質能量水平上造成了一個巨量的突增，而這進而給了她力量來抬起一輛三千斤重的車子。

要想讓先天氣如我所認為它對卡瓦蘿夫人所起的作用那樣，我們必須要全然放空——如此我們才能不專注在自己身上。大多數時間，我們都只是想著自己，就這樣，我們的心裡是滿的；當你要利用先天氣來提高你的能量水平時，首先也是最需要做的事情就是「淨空你的心」。當然，要像卡瓦蘿夫人所經歷的那種強大的精神能量流一樣的經驗，對於任何人來說都是很不尋常的，但還是有可能相應地增加物質能量，而且，如此所導致的物質能量將至少高於它正常的水平。

我要來談談先天氣的開功在實際上所產生的效益。我見到過許多人在

開功之後做出不尋常的事情。例如，一家保險公司的執行總裁在剛開功後，照往常一樣去俱樂部打籃球。他是一個球隊中的一員，而且他自己承認他只是一名球藝平平的隊員。但是，當晚他的表現卻震驚了全場──包括他自己，他結果獨得了三十六分。他當晚在經由先天氣開功而注入了精神能量之後，掌控了全場，他從未像那樣打過球，而且也再沒有辦法打出那樣精彩的球了。那晚他在籃球場上所展現的不尋常的高超本領就是一個開功後會發生什麼的例子，也就是當精神能量的注入能導致物質能量增加的例子。

先天氣發功

正如我在第五章中所闡釋的，先天氣運動啟始於一次初始的發功──或稱之為「開功」，這通常是由別人來幫助完成的，但有時也可以通過自我發功而發生。讓我們來看一看發功時的過程與現象。

我將先天氣發功的過程分成四個步驟。第一步是精神能量的注入體內：精神能量無處不在，但我們卻幾乎無法得到它，除非我們特意地把自己準備好來接收它。為了使你自己能接收到精神能量，你只需要放鬆你的身體，並且要盡可能地放空你的心。一旦你明白了我這裡所討論的內容，你的心就會成為精神能量的一個通道，如此，遲早你會等到你想要接收到的東西。

我曾經被人問起：我是怎麼知道開功時會有精神能量的注入。這是一

個很好的問題。由於精神現象並沒有任何物質的跡象，那麼，我或者其他任何人又是怎麼能知道是精神能量在增加呢？我們都知道確實是有些事情發生了，那就是我所說的「開功」，因為許多人都聲稱他們的健康和生活在他們開功後都出現了變化。在這本書中，我列舉了許多人所體驗的那種轉變。但就我所能知道的，要讓開功發生，就必須有精神能量的增加，這是因為那是唯一一種有可能增加的能量。而且，我們確知剛開始增加的不是物質能量，因為開功與物質現象是毫不相干的。再者，由於每一次能有多少人開功是沒有限制的，甚或他們距離開功的地點有多遠也是沒有限制的，而任何事物沒有限制就是非物質的。因此，我的結論就是：在先天氣開功中所發生的是一種精神能量的增加。

所有形式的氣功都希望能做到的同一件事，那就是將精神能量轉化成物質能量。然而，先天氣運動卻是我所知道唯一的一種以注入精神能量來啟始的氣功形式；而其他的氣功都是借助於身體動作、鍛鍊，或其他物質的方法來開始的。但是如果你是想以物質的本源出發來得到些什麼，那結果終將是有限度的。物質能量只能存在於物質體中，相對而言，精神能量卻是無處不在，並且是無限的。因此利用精神能量才是我們獲取無限能量源泉的唯一途徑。

隨著精神能量的注入，先天氣就開始作用了。這就讓我們進入了開功過程的第二個階段。當先天氣察覺到體內精神能量的突然增加，就會試圖去使之平衡，這基本上不是通過增加體內的物質能量就是以降低精神能量水平來達成。而若是要增加物質能量，則需要有運動；缺少了運動，先天氣似乎就不太可能無端地引起物質能量的增加，所以它就只好轉而去降低精神能量的水平了。在下一章中，我將討論使物質能量增加所需要的幾種運動。總體來說，所需要的運動不僅限於物質性的身體運動，還牽涉其他不同種類的運動，其中包括了氣的運動，而這正是這一

過程中的關鍵。在先天氣開功中，一開始有許多氣的運動。內氣先開始流動於身體的各個經絡，接著可能引起身體的自然運動，很快地，物質能量就會急劇的上升。

　　物質能量的快速增加再次激發了先天氣，它迅速地進行調整並試圖穩定住能量的平衡，而這就是先天氣開功的第三個步驟。這個結果是出現了一個鋸齒狀般高低起伏的現象。這就是在先天氣致力於找到均衡點的過程中，能量先是增加到一個高的水平上，然後下降，之後又增加，如此反覆著，於是造成了鋸齒狀的起伏。你絕對不可能在能量增加時能一次到位的正好到達均衡點，因為自然界並非那樣運行的。通常，它會先超高，然後將其水平拉回至一個過低點，如此反覆幾次呈鋸齒狀來回探索新的均衡狀態。總之，每當一個平衡的狀態突然轉變成一個失衡的狀態時，能量往往會經過一個不穩定的階段；之後，它就會逐漸回到一個比較穩定和諧的狀態，而這階段則標誌著開功過程中的第四個步驟，亦即最後的步驟。

　　我還想要多談一點有關於開功對物質能量變化上的影響。在緊接著開功後的曲折變化之後，人的能量水平會逐漸穩定下來，但它不會是平直的，而是以和諧曲線的形態來上升和下降。和諧變動是能量以一種規律的或平衡的形態在一段時間內發生的變化。你可以在自己一天不同時段的能量漲退中觀察到這種和諧變動。在早晨，你可能有高能量；接著幾個小時之後，能量可能開始衰退；而到傍晚時，能量可能又開始上漲；之後到接近就寢時間，它可能又下降了。你的能量水平並不一定遵循這一特定的模式，但它每天的升降會是一個規律的變化。而在這一個和諧狀態中，卻存在著物質與精神能量之間的平衡。

　　能量的和諧變動能用數學的和諧函數來表達以及以和諧曲線來圖示，正

如圖 6-2 中所示。和諧曲線是一個很特別的 S 形曲線，它從零或平衡點為起點，沿著近半圓形弧線向上畫過再歸零或平衡點，接著它再沿近半圓形弧線向下畫過而歸零或平衡點。我喜歡「和諧」這兩個字，「和諧」是平衡的同義詞，也就是先天氣的職責之所在。和諧變動是自然界中所有事物變化之典型，它更是每個人能量的特性。

圖 6-3 代表了我所認為在先天氣開功過程中所發生的能量變化之圖示。它顯示了我所設想的物質能量在人體內所發生之變化。下面的那條水平軸線代表的是一個人開功前的能量水平。A 點是縱軸與下面一條橫軸的交會點，它代表了開功過程的第一階段——這時身體注入了精神能量。B 點代表著第二階段，當先天氣察覺到體內突然增加的精神能量並啟發了運動，進而促使物質能量激增。隨著物質能量的快速增長，先天氣試圖穩定能量的平衡，結果在 C 點呈現出鋸齒狀的變化——即開功過程的第三階段。隨著先天氣試圖在建立均衡時能量在上下起伏，逐漸地，能量回歸到了一個較為穩定、和諧的狀態，這就是如 D 點所標示的，也就是先天氣開功的最後一階段。這裡應注意的是，在 D 點所示的新和諧狀態是穩定（相對的）在一個比開功前較高的能量水平之上。

有一點很重要，必須在此特別申明的，就是當我在主持一個集體開功時，我是什麼也不做的，我給大家所提供的服務不過就是使他們能放開以便能接收到精神能量。事實上，我做得愈少，效果就愈好。我知道這聽起來也許並不符合邏輯，但實際上確實是這樣的。我在這本書中所要傳達的關鍵點之一就是「無為」，即「什麼都不做」。在現代文明中，我們是如此地趨向於物質化，所以我們很自然地期望一些有形體的東西，一些我們能學習去瞭解的東西，甚或一些我們能學著去做的事。但是，先天氣運動完全超出此範疇，因為那些都與如何獲得精神能量無關。「做」並不存在於精神的領域中，而每當你「做」某件事時，你

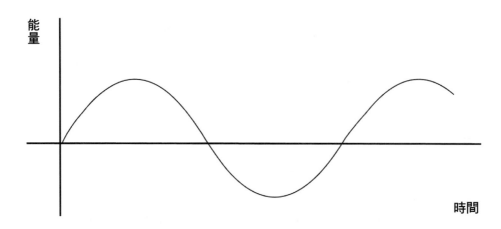

圖 6-2 典型的和諧函數。一個數學上的典型和諧曲線。
物質與精神能量之間的平衡就如此一般地處於和諧狀態。

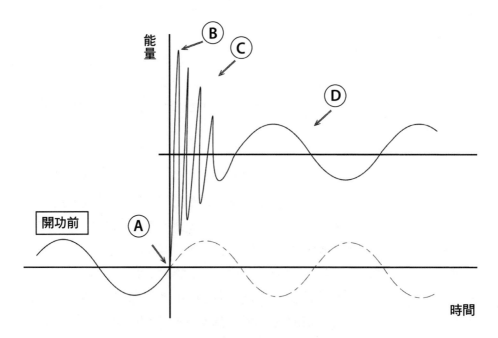

圖 6-3 先天氣開功對於個體能量水平的影響圖。

是在物質世界中起作用，而非精神世界；甚至當你僅僅是有意圖去做些什麼事時，那也還是物質的，因為「意圖」本身就存在於心的物質領域中。

先天氣運動是從精神層面開始的。這也就是每次當人們問我，我都告訴他們「什麼都別做、什麼都別想」，因為這是唯一的途徑。否則，他們會試著去「搞懂」我說了什麼，而其間，他們會添加或是修改我所說的──但是他們終將還是得不到他們所要的。儘管如此，有一些人仍然不會相信我，即便是我寫了這本書以後也一樣。他們還是會跑來找我，問我他們應該做些什麼。我會告訴他們一如我現在告訴你的一樣：「無為」。

正如我先前在本書中所說，還有其他的方法來開功，其中包括自行開功（自發功）。如果我們將開功視為是開放自己去接受精神能量的話，那麼就有多種開功方式。但有一點要記住的是，不同的開功方法可能帶來不同的結果。究竟它們有多安全，我們不得而知。不過我們知道，精神能量是攜帶著信息的，所以正確的開功應該要傳達完整的與正面的信息。

先天氣運動，如果我們將其視為與達摩所傳之法是相仿的，那麼，它算是有超過一千五百年之久的歷史了。已經有成千上萬的人用此法進行了開功。總之，有充足的、並經過時間考驗的證據來證明先天氣運動是一項安全、有效而且自然的開功方式。

先天氣運動之道

為了使先天氣在發功過程中能為我們的健康與幸福產生效益，那麼，在發功過程中，你的「心」是否讓你對能量變動上的回應就變得極為重要。你的心就像是個守門人，它能夠停止發功的進行。心就像是念頭的源泉，它如果喋喋不休地對我們嘮叨著：「這樣很傻。」「我可沒空給這玩意兒。」或者「這東西沒用。」除非你能靜下你的心來，不然它可以完全地控制你的行為動作。靜空你的心──實際上就是無所用心──才能使你隨著身體內的能量的變化而因應。「靜心」是練先天氣運動的三個祕訣之一，另外兩個則是「放鬆身體」和「讓身體能自然地動」。

一開始的開功是很重要的，因為它能夠讓你首次看到或是體驗到本性的呈現。此外，這第一次體驗到的能量轉變總是最為強烈的。在我的開功班中，學員們都分散開在一個大廳中站著，兩眼輕閉、全身放鬆。接著在開功之後，我會給至少半個鐘頭以上的時間，讓他們能充分地對體內所發生的能量變動作出反應。大多數人都是以動為反應──有的動得緩慢且有節奏，而有的則動得頗引人注目。下一章中會專門對運動議題作出詳細的探討。

經過初始的開功之後，接下來必要的就是每日規律性的發功。這就是我所謂的「練功」。練先天氣運動可以確保你的能量維持在一個較高的平衡點上，甚至還提供一個讓你的能量平衡點能向上提升的可能性。一旦開了功，你就再也不需要任何人的幫忙來再次開功了──即便是在距你開功若干年後，且又未堅持練功，亦是如此。

你每次練先天氣運動時，都會自然地發生與開功時所經歷過一樣的能量變化過程。你將會開始經歷一個新能量水平的狀態，這包括了更清晰的頭腦、更好的健康與靈敏度。你會變得對能量的需求比較敏感。每當一個對能量的需求來到時，你將會知道，這就像當身體呈現出一種對食或色的需求時你會知道一樣的自然。

我之所以在本章中不斷地提到食與色，是因為我相信，先天氣運動就像食與色一樣，也是我們本性的一種流露。當然，大多數人都無視於練先天氣運動的必要價值，這是因為他們沒有體驗到對它的迫切需要——就如同那種他們對食與色的需求。但是，我可以告訴大家的是：大多數人之所以對先天氣運動沒有迫切的需求，僅僅是因為他們對體內能量的需求不夠敏感。而隨著你愈加努力地練功，你就會變得對身體能量需求更為敏感，同時你對練功的需求也會變得更為強烈；如此，每日的練功將會為你滿足每日所需提供應有的途徑。

你可以選擇隨應能量需求所迫而練功，或者是有規律地按時練先天氣運動，這就如同你只有在感到餓的時候才進食，或者是每日固定時間進食一樣。通常來說，一天練一次功就足夠了。每次練功時，你的能量都會一再地呈現波狀甚或之字形上下起伏。一般它需要一段時間穩定下來，並達到一個新的平衡點，這通常需要三十至六十分鐘左右，不過這時間會因人而異。一般來說，一天練功半個小時至一個小時就算是理想的。我同時也發現最好能夠每天在同一個時間練功，因為這樣不僅能讓你養成始終如一的定時練功習慣，而且還有助於你堅持不懈地練功下去。

我現在要回過頭來談一談我在前面談過的那位在開功後即去打籃球，結果展現出遠遠超出他夢寐以求的威力的保險公司執行總裁。那次開功給他如此不同尋常的經驗，使他後來又回來找過我幾次，希望能重享開功

的神效。很顯然地，他並不是在尋求一個長期的例行鍛鍊，他只是期望能一次又一次地一再經歷這開功的神奇效果。由於他在首次開功過後驚人的經歷，使他誤以為以後每次皆能如此。不過，因為他未能每日堅持例行性地先天氣運動練功，不管他初次開功的成果是多麼地不同尋常，他也就沒有機會看見那些唯有經由每日的練功才得以落實的實質效益。

為了讓你能更進一步瞭解每日練功的好處，我要在此向各位介紹三位練先天氣運動多年的女士。賈姬（Jacqui）已經練了十二年多的功了，她比喻自己像是一個「用身體的人」。她曾任職於一家舞蹈公司二十餘年，同時自成年以來就不間斷地勤練瑜伽。她說：「我發現先天氣運動比我所練過的任何東西都更為自然。小的時候我們動得多自然啊，可是我們長大成人後卻似乎失去這個能力。所以不管我們要幹什麼，我們都應該與身體進行更多的溝通。我相信，現在的人們都是腦袋裡想得太多了，而不是好好地去關注自己的身體。但是，練先天氣運動則是件做起來這麼自然而然的事情。」

當被問及她是否見證到什麼練功的效果時，賈姬首先提到的是，她幾乎不再需要去找整椎師了，以往她是慣常性的依賴於他們的整治。她說：「我已經能夠藉自己練功來處理我身上所發生的問題，先天氣運動正是我所擁有的自我療癒的辦法。」

賈姬還相信，練先天氣運動有助於她目前所做的諮詢工作。「當我在為客戶解決問題時，它幫助我能客觀地在框框外來思考問題。」她接著解釋說：「我認為這種練功的自發性真正破除了障礙。每當想起先天氣運動，我心中湧現出來的一個詞就是『自由』兩個字。因為我的練功融入了我的生活，以至於我的直覺變得更加敏銳了，因此我能夠做出更明智的決策。總之，先天氣運動所帶來的利益遠遠超出了物質的界限。」

艾弗琳（Evelyn）也是大約十年前在我的一個練功課程中開的功。自那以後，她忠實地練了差不多七年的功，然後有兩、三年的時間她逐漸減少了練功。但到了去年冬天，她又開始恢復了正常的練功。那麼到底練功對她造成了什麼樣的不同呢？由於她原本身體就沒有什麼大問題，所以在健康方面她倒還沒有感受到什麼大的不同。而她所體會到由練功帶來的效果則是微妙的。她說：「我認為練先天氣運動讓我能腳踏實地的存在著。」她還說：「我認識的一位女士說先天氣運動讓你把你的靈性深深紮根於你的肉體內。我想，我們都處於這樣一個覺悟的過程當中，而先天氣運動正是這樣一種包容的、溫和的方式來使我們覺悟。」

我第一次遇見泰勒（Taylor）是十四年前在瑞士的一個先天氣運動課程上。她是個美國人，當時正好在我教課的那一家療癒中心工作。自從她開功之後，她幾乎每天都勤練先天氣運動，通常練上半個小時，但有時能持續一個小時甚至更長時間。泰勒解釋說，練先天氣運動就是每天重新調整、重新平衡和重新連結她與最原本的她之間的關係，而且是在沒有任何其他方法可以在同樣時間內做得到的一種方式。她說，「它是可依賴的。不管發生什麼，我都能在這半小時中連結上，並且實際上在深層裡更新、重整和重新平衡我自己。而且不管遇到什麼事情，我都變得有能力去應付了。在我看來，練功就是每一天我都給我自己一個機會去釋放並得以平衡前一天所積累的一切事物。這也是為何對我來說每天的例行練功是那麼重要。而如果一週僅隨意練個幾次的話，那豈不就像是一週才刷幾次牙一樣嗎！」

泰勒告訴大家，她最早意識到她的練功帶給了她些什麼，是當她少練了一天功之後。她解釋說：「在我開功之後，我每天都認真地堅持練功，直到有一天我因事沒有練功。等到第二天早晨醒來，我感到自己無精打采的，而且肩膀和脖子也感覺非常地緊。情緒上，我變得易怒並且

有些沮喪；心理上，我感到有壓力；而精神上，我則覺得有些六神無主。然後，我才突然想起來前一天沒有練功。這是多麼明顯呀！它使得每天練功的好處變得如此清晰可見──也就是淨化那些各個層面的日行連結之益處。我因此而意識到，那個早晨所感覺到的，不就是我開始練先天氣運動之前每天清晨的感覺嗎！」

當被問及從練功上她有沒有發現什麼效果時，泰勒說，她的所有感官──五感再加上直覺──都增強了。而且這些增強的靈敏度自開功以來均持久不衰。她也開始發展出透視眼的功能──即看見並感知事物如同能量一般。她說她精神上的進化在那當下就轉變了，「我再也不是那個對事物的優先順序與以前一樣的人了。我變得對非物質層面的事物更加敏感而且有興趣。」這些最終使她離開了原有的工作，而開啟了一項新的事業。泰勒獲得了一個神學的博士學位，目前是一位精神導師、療癒師以及諮詢師。她說：「先天氣運動具有潛能，替我們找回那些我們所有人都與生俱有，但卻因長期與之失去聯繫，而對之麻木不覺的超凡能力。我確實相信，這些都是在我開功與之後持續地練功中所發生在我身上的。」

就當作是例行練功的一項成果，這三位女士現在都已經擁有了體驗氣並能輕易地汲取精神能量的能力。艾弗琳解釋說：「我隨時都能感覺到氣在我體內流通。在我開功以後，這種感覺始終沒有真正離開過我。現在，只要我靜止站立個五分鐘，我就能感覺到它。」

賈姬的經驗也與此類似。她說：「我發現到，如果我站著不動一段時間，我就感到不自在。因為我需要移動身體。」她認為練功「就像是一種絕妙的潤滑劑，我能感覺到氣在我身體內流動，也就是在潤滑它。所以練完功後我總是全身充滿了活力和輕巧」。

在前面的一章中，我提到人們已經探索了數千載關於如何運用氣來得到接近精神能量的機會。而通過練先天氣運動，這些女士——和全世界其他成千上萬的人——已經發掘到了如何獲得它的捷徑，氣與精神世界現在已經成為他們日常生活中不可或缺的一部分。

我不談先天氣運動能做什麼，而僅談有關我所見證過的各種效果。在本章之初，我提到了我之所以有系統地闡述我對於先天氣的存在及其如何運行的看法，是在我觀察了一些被許多人認為是「奇蹟」的效果之後才形成的。當有人勤奮不懈地練先天氣運動，他們就有可能逆轉老化的過程，他們克服了物質能量的下降趨勢，甚而還造成了向上的趨勢。大多數人在人生歷程中，隨著年齡的增長而經歷老化的過程。但是，如果你能獲得更多的精神能量，那麼你的物質能量自然會增長，然後，一般來說你的健康也能得以改善。我認為，通過先天氣運動的練功，萬事皆有可能發生，因為它給了你通往無限的精神能量的鑰匙。但接下來的問題是，你到底能轉化成多少物質能量？這正是唯一的極限——產生更多的物質能量。而先天氣運動的練功則破除了這個限制，因為它給了你通往無限的精神能量的大道，以及產生物質能量的法寶。這就是得到無窮活力與健康之秘訣。

參考文獻

1 孟子：《孟子·告子上》。

第七章

chapter 7 | 運動

身體嘗試著告訴我們真相，
但是，卻往往受條規所限而難以察覺，
再加以種種藉口所致而無法運動。
　　—吉姆 · 莫里森 (Jim Morrison)

我接收到好的振動……
好、好、好、好的振動
— 「好的振動 」沙灘男孩 (“Good Vibrations,” The Beach Boys)

為了理解先天氣運動，你首先需要瞭解一些關於運動的現象。大多數關於運動方面的教導都是以如何動為主，而就先天氣運動來說，我卻不教人們怎麼動，而是去解釋他們為何會動。每當人們剛開始練先天氣運動時，他們總要問他們自己是否自己在動？是怎麼動的？以及為什麼他們會動？我想，若是缺少對於運動本身的基本認識，這些問題是難以解答的。

萬物皆動

要瞭解運動的首要之務，即在於明白它是自然的。每個物體都在運動，這裡我所指的是工程師所說的「通用體」，我們通常用這個名詞來代表萬物。例如，一根鋼樑是一個「通用體」，就像其他任一物體一樣，它是動著的。

現在，我要更為具體地談談生物或生命體，尤其是人類。前段中我說的「通用體」同樣也適用於人體：每個人都在自然地運動，尤其是小孩們，總是不停地在動。自然運動是療癒過程中的一部分。每天從早到晚，我們的身體都處於各式各樣的挑戰之中，因此需要不停地從不適中重新調整和療癒。為了讓我們的身體能重新調整，我們需要運動。

現在的問題是出於我們在限制和壓抑自然的運動。當然，有時這也是必要的。例如，當你在打獵時，就必須小心謹慎地控制運動，否則就會嚇跑獵物。然而，我們生活在當今的文化之中，其對運動的限制卻是無

處不在——在工作中、在學校、進餐時、在社交場合、乘坐公共（以及大多數的私人）交通工具時，乃至於當我們在祈禱的時候。我們之中的大多數人很少有機會能夠自然而然、不由自主地運動，也因而逐漸喪失了這種本能。

我們需要重新學習如何自然而然地運動，因為自然運動能夠改善並且延長生命。這也就是我們為什麼需要運動的原因，也是為何在開功之後，身體一有了機會就會自然運動的原因。

在生物體中主要存在著三種運動：外部運動、內部運動和氣運動。外部運動指的就是大多數人通常所認知的「運動」，也是一般來說可感知的運動，關係到骨骼、肌肉和其他組織等用以支撐身體的結構部分。內部運動則與身體內的器官、組織、血管和液體有關，如果我們能透視人體內部的話，即便是個完全靜止躺平的人，我們也會觀察到一個充滿運動的世界：心的搏動、肺的張縮、血液與淋巴液的流動，以及大量黏液、有機物與酶在消化食物與處理廢物。氣運動與經絡相關，雖然這是不可見的，但是氣通過經絡的運動就好像是血液通過靜脈和動脈一樣。

我懷疑大多數物理學家和工程師會贊同我對生物體運動的觀點，尤其是我所加入的氣運動。但是大多數都會認同慣常的觀點，將運動視為是造成位置與姿態改變的一項動態。而我的目的則是要拓展我們傳統上對於運動的認知。正因為生物體是一種獨特形式的通用體——例如，一個生命體會將食物轉化為能量，這可是其他諸如鋼樑等物體所無法辦到的本事——所以我認為生物體運動是運動的一個獨特的層面。

這一章的主要目的，是要呈現一個關於為何當人在練先天氣運動時會動的理論性解說。缺少這樣一個理論框架，人們就無法理解為何他們在

練功時會發生運動，以至於先天氣運動聽起來像巫術一般。在開始探討理論框架之前，讓我們先來審視一下振動在運動中所扮演的角色。

萬物皆振動

所有的東西——不管它是什麼材料做的——都在振動。你能在分子的層面上看到這一點。當你在顯微鏡下看分子之間的世界時，即便是緻密程度如鋼樑一般的物體中，你也能看到分子在振動。

振動通常是因應外力而發生的，但即使在沒有外力的作用下，它也可能發生。受力振動是由力的作用而產生的振動，因而，其強度和持續性趨向與其所受之力相一致[02]。換句話說，如果有外力作用於物體上，不管是搖動或移動它，那麼，物體就會隨其力而振動。一棵樹在風中搖動就是一個受力振動的例子，風愈大，樹葉就愈加地抖擻。自由振動——也稱作自我振動——則是物體在沒有外力作用下所發生的振動。當一棵樹上的樹葉在風中搖動時，是有一股外力引起了它們的振動。然而，當風停止了，外力也應當停止了，但樹葉卻還會繼續搖動一陣子。可以說，樹葉的最初運動是受力振動；而當風停止了，它們的運動就變成了自由振動。

自由振動是一種僅為極少數人理解的自然現象。在二十世紀初期以前，幾乎沒有人知道有這麼一回事。然而，大約在七十年前，一場災難的發生，使得自由振動的現象引起了科學家、工程師和公眾的注意。

　　一九四〇年十一月七日，位於美國華盛頓州塔科馬的塔科馬海峽大橋在僅僅使用了四個月之後，由於一陣時速四十二英里的風引起的振動而倒塌。通常來說，如此時速的風並不足以摧毀一座新修的大橋，而且這種事情也從來沒有發生過。這座大橋的倒塌是自由振動的結果，而這是它在其短暫生命週期中一直存在的問題。這座橋從建成之初就獲得了一個叫「飛舞葛蒂」的綽號，因為它在微風中就會迎風飛舞而上下波動。開車過這座橋據說就像過山車一樣。振動會穿越橋跨使橋面呈波浪般起伏，而且誇張到在橋上開車的人有時竟然會看不見前方車輛的蹤影。終於，這座橋在刮著十一月風的大白天裡倒塌了，正是振動使得大橋扭曲而導致其自行解體。

　　自由振動時時刻刻都在發生。事實上，每個物體都在一定的頻率上進行著自我振動，這種頻率被稱之為「自然頻率」或「共振頻率」。而這就是我所提出振動一題之重心所在。每個物體都有其自身廣大的自然頻率範圍——這是一個無限多的數量。然而其中只有極少數居於正常運動的範圍內，而且當其中之一的頻率被激發時，自我振動就會發生，並會非常明顯。自然頻率的激發就是上述塔科馬海峽大橋在微風中波動的原因。自然頻率的大小隨著物體與物體間的不同而相異。而且，個體的自然頻率具有其獨特性，在工程界，它們甚至被用來當作物體的識別特徵。

　　要理解自由振動現象，就有必要知道每一個自然頻率都匹配著一個特定的自然模式，而且這種模式就是物體在此一定頻率下的振動形態。例如，一個棍子就有無窮種彎曲模式，就是因為它具有無數個自然振動頻率，每種頻率都會有一個特定的自然模式與之相匹配。圖 7-1 顯示了三種可能發生的彎曲模式。先不管一個振動實際上是怎麼展現的，我們將此稱為振動的自然模式。

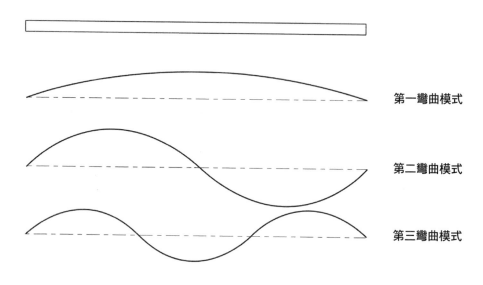

第一彎曲模式

第二彎曲模式

第三彎曲模式

圖7-1 中是無數種可能發生的彎曲模式中的三種。每一種都對應了一個特定的自然頻率。

有一些自然振動模式是整體性的，意味著物體的大部分都在振動；而另一些則是局部性的，意味著物體中只有某一特定的部位在振動。在人體中，一種自然模式（與一個自然頻率相關聯）可能是胳膊垂直上下的移動。而另一種自然模式可能是胳膊以肘為中心的折彎，而它應該是對應著一個不一樣的自然頻率。通常來說，自然運動是不劇烈的，而且顯現出是由幾種不同自然模式所組成的混合形式。

當物體的振動達到此物的一個自然頻率時，物體就開始顯著地──甚至可謂之是狂暴地──以與此頻率關聯的模式來發生振動。這種反應即是一般所稱之為的「共振」效應。就如同幾乎所有形式的自由振動一樣，共振實際上是經由外力激活之後而產生的。換句話說，經由一個力的作用或刺激而啟動了初始的振動，而一旦其中一個自然頻率被激發了，則此振動就會在沒有外力刺激的影響下仍增長並延續其強度。

　　自由振動的發生往往可能被視為是「神鬼之作」。突然間，一些物件無端地振動起來。就像是一位高音歌手唱到一個高音符時，一個玻璃杯應聲而碎。這種現象是挺嚇人的，尤其是當你完全不理解這是怎麼回事的情形下。物理和工程界的不同學派對於自由振動都各有不同的理論解釋，我們至今還不能夠完全理解它。我們所知道的是，一旦物體的振動接近其所有的一個自然頻率時，共振現象就有可能發生，而此振動也必然是顯著的。共振效應可以發生在任何物體上，而且引發振動的還可能是我們通常不視之為外力的某些因素。任何運行或存在於空氣中的東西——例如聲波或熱浪——只要具備了物體自然頻率範圍內的某一頻率，都有可能引發共振現象。

　　共振效應中所發生的自然模式是非常明顯的。隨著振動頻率接近物體的某一自然頻率時，振動將因其強度變得如此極端地劇烈，而顯得毫不含糊。這時，觀察者可能會非常震驚並納悶能量究竟從何而來。而這也正是共振效應最令人訝異之處：集中在物體中的能量突然呈指數性地暴增。

　　一個關於共振的絕好例子就是微波爐，它就是以與水分子的共振頻率相符的頻率來運作而成的。當一碗涼的湯——或任何含有水的物體——被置於微波爐中並啟動爐子，水分子即開始在其共振頻率上振動。通過激活這種振動，微波爐使得水分子之間產生摩擦，而這種摩擦則進而造成了巨大的熱量。這也就是為何沒有水成分的物體——例如瓷碗等——不會變熱的原因。微波爐的例子還證實了共振頻率的另一項功能，就是將能量從一種形式轉化為另一種形式。在微波爐中，共振頻率產生了動能。當物體在動的時候，它呈現出的就是動能。一旦一個物體開始振動時，它的動能就可能轉化為另一種形式的能量。在微波爐中，這種動能即轉化成了熱量。

有時，形成共振效應的振動會造成巨大的破壞，就像在塔科馬海峽大橋的事故中所造成的。隨著我們對此效應愈加瞭解，自然頻率就在橋樑、摩天大樓和汽車的工程與設計中變成愈來愈重要的考慮因素。在一些豪華車中，特殊的工程與設計能確保汽車的自然頻率不會在正常運轉頻率的範圍之內。由此防止了在汽車行駛中可能引起的振動，從而確保了乘坐的舒適。此外，這種工程與設計並非僅僅為了滿足行車的平穩。共振還可能造成其他的後果，例如行進中的暈車等。

使汽車的自然頻率保持在正常運行範圍之外，這在工程與設計上的要求是很難以達成的。這也就是為什麼昂貴的車，特別是上等的跑車，貴得如此驚人的原因。而在一些平價的車中，工程師與設計師們則試圖確保在最重要座位上不會出現共振的問題。這就意味著一些乘客會比較易於出現暈車的症狀，除了個人的敏感度之外，乘坐的位置也有關聯。

什麼引發了振動？

軀體的振動到底是如何引發的？一般來說可以區分為幾種方式，但均可歸因於某些類型的內在或者外在的刺激而來，「刺激」可以算是一個相當合適的用詞來敘述這種振動的來源。

目前，在人體中，我們能分辨出四種引發振動的不同刺激力量。最常見的振動起源是某種形式的外力，也就是被大多數人所認定的力。例如，當你正乘坐在行進於顛簸路面的車子裡，你所感受到的就是一種外

力。隨著車子的晃動，你的身軀也跟著晃動，這時你就在直接地體驗著外力作用於你身上的感覺。

另一種振動的啟動則是通過任何六感之一的外部刺激。這些就是佛家所稱之為「六根」的眼、耳、鼻、舌、身、意所代表的視、聽、嗅、味、觸、思等六感。雖然它們不是傳統上所認知的「力」，但感官上的刺激能夠、並且確實也會引起身體內的振動。例如，聲波可能引起內耳骨的振動；另一個例子是雞皮疙瘩，通常在因應寒冷或猛烈情緒變化，如恐怖等所致之毛骨悚然之感，會引起皮膚毛髮的應機反應而豎立。大多數類型的氣功幾乎都是依賴於經由「六根」中的一種，甚或幾種的外部刺激為其獲取精神能量的途徑。

第三種刺激的力源則是來自於內部的力量，依照所有實際的狀況來說就是指心跳，或許在人體內除此之外就沒有其他能引起振動的內在力量了。

第四種我們可辨識的刺激力源則是我所稱的「能量位差」，這一點我將在後面的篇章中進行討論。在此，我想先解釋一下關於內在刺激力源的問題。

我們之所以瞭解外在的振動，是因為我們能夠看見身體如何因應於外部力量而振動與位移。當汽車輾過了路上的坑洞，你就會察覺到身體的骨骼和肌肉必定會產生振動，因為你能在你跳動的軀體中看見它們振動的反應。然而，內在振動又是另外一種情況，或許很多人從來都沒有想過身體內部是在不停地振動著。

讓我們以血管為例。我將它們視為人體內的一個管道系統，而所有的

器官則掛在其上，就像是水果掛在樹上一樣。當這一系統的血管振動時，就會引起器官的振動。隨著心臟的跳動，振動實際上通過血管而傳達到所有的其他器官。心跳提供了一個特定的頻率。此振動通過循環系統而接續著傳達到每個器官，同時頻率也在逐漸地增加。由於它們與心臟之間的距離各有不同，十二個主要器官是以不同的頻率在振動。如此各自以不同的頻率來振動，致使每一種器官都能得到適量的血液分配。

如血管一樣，每一個器官都處於不停的振動狀態。只要心臟持續著搏動，器官就跟著振動，除非是有堵塞的妨礙。連續不斷的振動對於生命來說是必要的，這也就是為何心臟停止了跳動，身體即隨之而亡。

值得注意的是，內部的結構振動與氣的振動相互間存有一個關係。人體內有十二條主要的經絡，每一條都關聯著個別的器官，並與之同步於共振頻率。因此，這十二條經絡也是在不同的頻率上振動的。離心臟最遠的器官所對應的經絡以最高的頻率振動，因而可以消耗最少的能量傳輸血液至最遠的距離。若所有的器官都在相同的頻率上振動，那麼，那些距心臟最近的器官將獲得最多的血液量，而距離最遠的器官則會得到最少的血液量。

人體內共振的作用

王唯工博士是一位生物物理學家，長期研究傳統的中醫理論。他提出，共振就是血液能夠分布達到各個器官以及人體其他各部位的主要原

因 [2]。這是對普世的科學常識提出了挑戰。通常的認知是以為心臟的伸縮搏動促成了血液在全身的流動，而王博士則提出，當心臟搏動時，它提供了振動的一個基本頻率──也就是工程學中所說的「激力頻率」。每一個心跳都會傳送出帶有多頻率的壓力波，這些頻率就包含著心跳的基本頻率以及其序列的倍數頻率。當這種壓力波充滿於主動脈的內腔，它就連續地激發了每一個器官的共振頻率。壓力波是一種位能，而共振則是一種動能。隨著壓力波啟動器官的共振頻率，它的一部分位能就轉化為了動能。這種轉化在每個器官的兩端產生了能量位差，而這也就致使了血液的流動。這一論點確定了血液是被抽入而非推進（因心臟壓縮所致）各個器官、肢、末梢與頭。也就是說，幾乎是器官將血液吮吸進入它們，就如同小孩子用吸管吸果汁一般。王博士認為，由於在自然頻率上的振動，血液以不同的強度被引往任何需要它的器官，由此，不同的器官各自在其特定的頻率上振動而獲取足夠的血液。

王教授的研究成果使人明白了以往對循環系統是如何運作的通俗認知是有問題的。有一些論證支持此一主張，認為不可能僅靠心臟推動血液來傳輸至全身各處。事實上，主動脈分支到較小的動脈時，通常都是呈九十度的角度。但是，假設是由我來設計這樣一個以心臟推動血液流通全身的系統的話，我會採用小的角度，而不是這樣呈九十度的直角。因為任何一位工程師都知道九十度角正好垂直於血流方向，是無助於讓血流到分支去。但是，不僅有這些九十度角存在我們的循環系統中，就連主動脈從心臟一出來，實際上也是馬上呈現出一個倒 U 字型來。如果是依賴心臟將血液推至全身循環系統的話，這個 U 型轉向卻反將會使得血流之衝量消失殆盡。顯然，這個系統並不依賴於那個衝量。此外，若是在這樣一個由心臟「推動」血液循環全身的系統中，將會有許多身體姿勢我們不能去做，因為這樣我們會阻斷血流。然而，由於共振是以就地拉動的方式將血液貫通全身，因此我們可以做出任何姿勢也不會影響到

血液的流動。如果你做得來的話，你可以頭下腳上地倒立，如此，儘管在重力影響下確實有一股較強的血流向頭顱流去，但血液卻還是照常地流向各個器官。

更重要的是，王博士的研究顯示了我們僅僅剛開始認識振動——尤其是共振效應——在人體內的重要性。雖然有關於振動在無生物體中的作用已經具有了大量的資訊，但王教授是我所僅知的探索人體內振動現象的研究先驅者。當我閱讀他的著作時，我因為發現到人體內循環系統和直升機之間的相似性而大吃一驚。我在航空工業界從事了多年的研究工作，其中最主要是與直升機製造公司西科斯基的合作，也就因此對於減少直升機共振上的工程設計和解決問題方面稍有涉獵。

在直升機的設計中，工程師總是要設法避免共振的發生，因為共振會破壞結構，並使飛行顛簸不順。在一架典型的直升機中，主要的動力來源是主旋翼轉軸，它旋轉並帶動頂端的翼片。隨著主旋翼的旋轉，它產生了一個頻率。而工程師們則特別關注直升機的自然頻率中正好倍數（一、二、三、四等）於主旋翼轉速的頻率。由於他們要盡量減小機身——即人們乘坐的機廂部分——的振動，工程師們要確保直升機的自然頻率不會正好落在或接近於主旋翼轉速的倍數。而我發現其中最有趣的是，他們最主要要避免的頻率正好是以主旋翼翼片數目為倍數的倍數於主旋翼轉速的頻率。例如，若直升機有四片翼片，那麼，工程師特別要避開的頻率就是四倍於轉軸的轉速，即「四每轉（4 per rev.）」。一旦直升機具有這一特定的自然頻率而且被激活的話，機身將會產生極大的振動而使航行極為不舒適，至少會使一些乘客有暈機的狀況。因此，此直升機在設計時就會考慮到它的自然頻率要盡量避開於四倍的主旋翼轉速。

那麼，這又與人體的循環系統有何相似之處呢？有一個絕佳類比：直升機的主旋翼就相當於人體心臟。不同於汽車的引擎可以依照施加於加速踏板上的力道的不同而或快或慢，主旋翼則是固定在一個不變的轉速上旋轉。心臟和主旋翼一樣，通常也是在同樣的頻率上跳動。心臟的頻率雖然可能隨著你做如有氧體操之類的劇烈運動而有所加快，但一旦停止了運動，它的頻率又會回到你正常的狀態。

還有一個關於直升機與人體循環系統之間的相類似之點，這就更加有趣了。我注意到，直升機振動的最主要來源就是當其頻率與主旋翼轉速乘以翼片數目相等之時，因此我相信，類似的現象也發生在人體的循環系統中。王教授已經發現肺的共振頻率等同於人體的激力頻率——即是由心跳所產生的基本振動頻率——的四倍。難道心臟有四個心腔（左右心房加上左右心室）與此正好是個巧合嗎？我並不這麼認為。但我相信，循環系統中最強烈的振動——就是肺的振動——來自於心臟的激力頻率乘以心腔數目而得出的頻率所致。

不同於其他器官，肺擁有自己的循環系統。除了肺之外，所有的器官都附掛在主動脈上，唯獨肺由肺動脈來供血。因此，實際上來說我們擁有兩個循環系統：一個是給肺的，而另一個則是對身體其餘部分的。肺作為一個生命關鍵的器官，很顯然地會需要循環系統中最主要的能量供應；為了提供所需要的能量，肺的共振頻率恰好與直升機中產生最大振動頻率的條件相一致。或許直升機和循環系統兩者之間在設計上還有其他的相似之處。若果真是如此，它們勢將對共振頻率在人體內的作用提供更多的啟示。

我最近從我兒子于健那裡獲悉了一項實驗，有可能用來佐證王博士的論點。一組研究人員製作了一個管道構型來模擬人體的循環系統，其中

包括了一個泵血的心臟。這個系統具有現代科學所知人體循環系統內的所有要素，但是，他們卻無法使其運作起來。當然，這個模型所缺少的就是一套經絡系統或其他任何為體內振動而設的裝置。

我最近去北京時，聽到一個朋友力娜談起一個難以令人置信的故事，而更加質疑我們對心臟與循環系統的慣常思維。當她在初中時，力娜的母親就患有哮喘，特別是在寒冷的天氣中。對於一個工作忙碌的女人來說，這個問題似乎只不過是椿令人煩惱而沒什麼大不了的小事。每當她呼吸困難時，她就會停下手頭的工作，趕到醫院去接受靜脈注射，她也就習以為常地那麼去做。直到有一次，醫生決意為她做一次心電圖——心電圖即用圖形記錄來解析心臟的電生理活動，它測量心臟的節律，同時也是診斷心臟的異常節律和諸如傳導上混亂等不規律現象的最佳方式。若你在電視或電影裡曾看見過醫療的劇情，你或許就有看過或聽過心電圖的機器，當有規律的嘟嘟聲停下來，螢幕上就會出現一條水平的直線，這也就意味著這個病人已經死亡了。

當醫生將力娜的母親連接上機器時，心電圖顯示出的是一條沒有任何心電活動的水平線。但是這個女人明明還活著，所以他們認定是機器的問題，於是又換了另一台接上。結果還是一樣，沒有任何心電活動。醫生變得困惑了，怎麼會連著兩台心電圖機器都突然壞了呢？於是，他們決定換力娜的父親來試試，，因為他當時正在病房裡等著接力娜的媽媽回家，結果心電圖機器在她的父親身上運作完全正常。

力娜的母親患有慢性心臟疾病，她的心臟有二尖瓣過窄的問題。結果，這導致了她在氣候寒冷或感覺疲累的時候會呼吸困難。她心臟的毛病有時會影響她行走的能力，致使她不得不放慢腳步並得彎腰前傾。她還是有脈搏的，醫生也可以在她腕部觸探著，但卻不具有現代醫生認為

理應從「活著的心臟」所應得到的心電活動和節律。這是與現代醫學理念相違背的，力娜的母親卻對有節奏跳動的心臟並非是必要的存活條件給了一個實証——儘管它是重要的。這個女人顯然有健康問題，但即使有著一顆一直線心電圖的心臟，她卻仍然可以正常地生活和工作。而每次有困難時，也在靜脈注射治療之後，她就回復到正常的生活。

總之，心跳之外，一定還有個東西促使了血液的流動；我認為，這個東西就是體內的振動。振動對於循環系統和身體的其他任一系統和器官的運行來說是非常關鍵的。如我在下一節中所要闡述的，在「為何人在練先天氣運動時會動」這一問題上，振動也發揮著主要的作用。

為何人在練先天氣運動時會動？

當你練先天氣運動時，「運動」是發自於你精神的本性。為了理解為何人在練先天氣運動時會動，我們需要瞭解一下練功時究竟發生了什麼事。正如我在其他章節中所述，在先天氣發功過程中有精神能量的注入，而立即引起了體內精神與物質能量的失衡。為了矯正這種失衡，先天氣會引發物質能量的急劇增加。一開始，這種增加的能量並未被均勻地分布，所以在身體的不同部位會有物質能量程度上的差異。新生的能量產生了能量位差將需要分布開來，而讓不同程度的能量能均衡分布則需要一段時間。

依我之見，當一個人在練先天氣運動時發生振動的順序是這樣的：經

絡首先振動，接下來是血管和血液的振動，然後才是器官。最後，一整個軀體都達到這個振動頻率。現在讓我們來探討一下這個過程是如何發生的。

發功時產生的能量位差會引發振動，正如我之前所說，能量位差是引發身體振動的四種激發力之一。隨著物質能量的急劇增加而產生了能量位差，經絡——即能量的通道——首先開始了振動。由此將能量重新分配至全身：身體的一些部位不需要太多的能量，所以那裡的經絡就僅略微振動；而另一些需要較多能量的部位，就會振動得比較強烈些。當這種需求變得極端時，就會產生極大的振動以及共振的效應。

當氣的振動通過經絡而傳導下去，血管和血液接著才開始振動。血與氣有很大的關聯，在傳統的中醫理論中，「血隨氣行」指氣到哪裡，血就到哪裡。隨著經絡以及隨後血管的振動，血液就重新分布於全身。在某些區域振動得比別處更為強烈，意味著需要更多的血液流向此處。而當血液重新分布時，就產生了各種各樣的感覺。

有人說在練先天氣運動時感受到了各種各樣的感覺。有時，這些感覺是正面的，甚至是令人愉悅的，例如感到輕鬆、強健、頭腦清晰和平衡的感覺。另有些時候，有些人可能會有一些不太舒服的感覺出現，像是麻木、頭暈、疲倦、腫脹甚或疼痛。一些人擔心所體驗到的這種不太舒服的感覺是不是表示有了什麼問題；其實並不盡然，這些感覺僅僅只是由於血液重新分配而引起的身體某一特定部位血液增加或減少的反應。

經常有人問我血液的重新分配會不會引起危險。例如有些人擔心，如果更多的血液流向頭部是不是會導致中風。我告訴他們完全不必擔憂，中風是因為血管堵塞而引起的，先會使壓力上升而最終導致了血管破裂，這

與先天氣運動中血液的重新分配完全不同。後者不但沒有危險性，而且，正好相反地，經絡和血管的振動實際上促進了血液的流動，只要不是用心意來導引它（如道家所講的「以意導氣」），氣隨著經絡的自然流動就不用擔心；同樣，隨著氣而增大的血液流量也不成問題。

那麼，是什麼決定了身體內不同部位所需的能量，從而引起了一個部位比其他部位更大的振動呢？最簡單的答案就是「有缺陷」。當某一特定的器官出現了缺陷，通常伴隨著的是其相應之經絡會出現堵塞。隨著每次的發功，有堵塞的經絡會以其自然頻率而振動，吸引更多的能量和血液流向其相應的器官。如果同時有好幾條經絡被堵塞，則它們就都會振動，但情況最嚴重的一條將會振動得最為強烈。

我料想，在所有物體中，不論是否為生物體，共振都有可能揭示出物體內哪裡有損壞或有缺陷，甚至有可能成為療癒或修復的一個幫手。我領悟到這一點也是在許多年前，在我被邀請參與為美國國家太空總署（NASA）的一項研究計畫工作過後。那是在雷根總統執政期間，當時的「自由號」太空站出現了一些問題，它處於隨時被太空碎片一再撞擊的威脅下。NASA 的人希望能找到一個不必像以往一樣，每次太空站被撞擊後都得派太空人出去勘察損壞狀況的方法，因為不管什麼時候，當他們到太空站外面時，太空人也都有被太空碎片擊中的危險。也就是說他們在太空中停留的時間愈少，危險就愈小。

針對於此，好幾個一流大學與研究機構的科學家和工程師都被邀請提出了各自的提案。他們都盡了努力，但是沒有人能夠提供一種實用的方法來偵測損壞並且確認損壞的部位在哪裡。我當時僅是橋港大學的一名助理教授，正在四處尋找研究經費。我去了 NASA 試試運氣，那裡有人建議我在這個太空站的議題上試一試手氣。

他們有一個空間衍架的實體模型，那僅是一個簡單的支桁架結構。通過實驗，他們已經測得了一些有關的自然頻率及其關聯的自然模式。他們提供了我那些當結構完全正常時的資料，同時他們又給了我幾組損壞案例，這些案例是每組在原模型上挑一根桿件拆下來模擬損壞狀況，再由此一一測定各組新的自然頻率與模式。他們給了我這些在不同破壞條件下的數據，並要求我看能不能由此提出一種簡便的方法來確認出損壞部位的位置。而因為我當時正在另一家機構的贊助下進行一項有些關聯的研究，所以回到家後就連忙熬了幾夜。結果兩週之後，我回到 NASA 並交出了我的答案。

事實證明，我的每一個答案都是正確的，甚至連 NASA 的人所刻意隱瞞的神祕案例亦如是。通過使共振感應數據與分析結果間互相對應的能力，我能夠在每一預設情況下確認出桁架的哪個桿件不在其位。我在 NASA 的聯絡人非常興奮，而正當我們剛開始為試點研究經費起草一個計畫案時，美國政府卻正巧在此時宣布了停止太空站計畫的通告。

雖然我從未獲得這項研究經費，但我卻從中對於如何使用振動感應數據來進行破壞檢測上學到不少東西，而我在太空站桁架上所學到的這套東西也同樣可以應用於人體上。每當我在觀察個別在開功的人時，我會特別注意他們是如何動的。我不禁開始懷疑，某些特定的運動方式可能相應於體內某個器官的特定問題。儘管我堅信這一點終有真相大白之日，但此推論還是需要經過徹底的研究。不過目前來說，我們仍然不清楚特定的自然運動是否與特定的內部缺陷或是特定經絡的相應振動相關。

人在練功時是怎麼動的？

在第六章中，我從能量的角度來說明在先天氣發功後會發生什麼。而在這一節中，我則要從運動上來談談會發生些什麼。

當一整個身體開始以一定的頻率振動時，它即會以相應的自然模式動起來。每一個自然模式都是不一樣的，不同的自然模式產生了不同的運動形式。例如，一個自然模式可能是前後彎腰，另一個可能是左右方向的擺動，還有另一個又可能是旋轉。這些都是一些人們在練先天氣運動時所可能表現出的運動方式，而這些人們所展現出來的運動又與特定的內部振動相呼應——即他們的運動形式所對應的頻率，也就是他們的經絡所相應以振動的頻率。正如每種頻率都具有一個各自的自然模式一樣，它們也可以與一種特定的運動形式相關聯。當然，實際運動可能是不同振動模式的混合形式，而居於主導地位的振動模式則成了較為明顯的運動形式。

當人們在練先天氣運動時，我們通常看見他們的身體彎曲成不同的形式或做出圓形的動作，如繞圈轉或就地旋轉等；我們也觀察到一些人靜止站立，而另一些人卻不安於其位；有時，我們能見到一些治療式的按摩動作——比如用手按摩自身的不同部位；我們同樣也看到有些人做出一些特定的姿勢，這些並不是不規則的，但他們卻是從未受過訓練而做出，例如一些武術的架式等。我總是告訴大家，不應刻意地模仿別人如何運動，因為每個人都有其各自的自然運動模式。

在開功之後，大多數人會開始前後地搖擺。若你直立站著時，前後

搖擺似乎就是你的身體最容易產生的運動模式。而身體最易於產生的運動，通常就是與基本自然頻率關聯的自然模式，即身體自然頻率的整個範圍中最低的那個頻率。較高的自然頻率通常取得較低的能量，而它們的激活則往往引發出較為複雜的運動；較低的自然頻率通常吸取較多的能量，卻傾向於較為簡單的自然模式。這樣的規律不但適用於任何物體，也包括了人體。因此，大部分的能量都分給了最低的一些頻率，而使得它們成為至為重要的振動來源。

我們每個人都有自己獨特的自然頻率範圍。有一個公式可以計算自然頻率，而此大致上就是一個關乎質量與剛度的函數。我們每個人的質量都不盡相同，並且身體的剛、柔與彈性也有程度上的不同，而這些都可用於確定我們的自然頻率範圍。我們每一個人也擁有自己的基本自然頻率，而這也就是我們的識別特徵。我們的基本自然頻率可能就像我們的指紋一樣，是獨特可靠的個人識別證明。

當人們在練先天氣運動時，可能會在他們做出的運動類型上輪轉經歷過不同的階段。有時候，這些運動是強烈與粗野的；而另一時候，他們又會變得非常柔和。

許多我們見到的運動都是週期性和反覆性的。週期性的運動是一種重複的動作或是連續性的運動，所有的週期性運動就是一種振動。它可以簡單得如前後來回擺腰，或更複雜些──如向前走十步再倒退五步，如此一再地反覆做著。在練先天氣運動時，有時人會沿著直線來回走動，或原地跑步，或繞圈跑，或跑出麻花狀的圖形（「8」字形），他們也可能只是擺動頭、肩、胳膊、腰、腿或整個身體。

我們也看見其他一些非週期性的動作。作為一名工程師，我稱其為「剛

體模式」。通常來說，「剛體模式」並沒有一個頻率，或更為準確地說，它們的頻率等於零。非週期性運動的實例，有如移動到某個位置、停止，然後再變個位置，或僅僅以某種姿勢保持靜止。這種運動是非反覆性的。

有時在練先天氣運動時，可能不會出現任何明顯的運動，但這並不意味著沒有運動，有可能在那一特定時刻，運動是內在的而非外在的。正如第五章中所指出的，先天氣運動——如同菩提達摩的大坐禪——超越動作與靜止。但是，如果人們在練功時沒有任何運動，他們有時就會搞不清楚到底發生了什麼，從而放棄了。這也就是為什麼我告訴大家在練功所經歷的不同階段裡，一定要有耐心。先天氣運動與其他形式的氣功不同之處，就在於練其他氣功者總會知道自己下一步要做什麼，而先天氣運動者則不然。

當一個人在練先天氣運動時，有時候自然頻率得以激發，而有時候並沒有。自然頻率常常是內部激發的，而且有些時候在外頭是看不出來的。這取決於身體的條件狀況，例如這個人是否有放鬆等。若是身體不夠放鬆，那麼，就沒有外在的振動，而僅會有內在的振動與氣的振動。

當經絡的振動處於身體自然頻率的範圍內時，共振效應就可能會產生，此時這個人的運動可能會趨於強而有力，甚至可以說是猛烈的。如果這種情況真的發生了，最理想的做法就是讓這種自然運動的模式繼續下去。

一旦身體的運動變得與經絡的振動同步，它們就行動一致——兩者相生互補。經絡的振動維持了身體的運動，而身體的運動又供養了經絡的振動。如此運動與振動頻率的同步性反映出了能量上的變化，即精神與

物質能量以相似的方式來相生互補。隨著這種同步運動的持續，這種振動最終將消除或至少會減輕經絡上的阻塞。這也是為什麼練先天氣運動的人在經過一段時間以後，會發現健康問題得到改善，並且衰老的現象也消失了。

先天氣運動與其他形式的氣功有何區別？

我相信，先天氣運動與其他形式的氣功有著共同的目標。而不同的地方則是在於其達成這些目標的方法，同時這些不同之處在精神與物質兩方面上都有。

從精神的觀點來看，大多數氣功都抱有相同的目標，即是要從精神世界中獲得無窮的能量。為了達到這一目標，其他類型的氣功通常都是以物質形式的操作或修練來開始。然而，先天氣運動則是以直接取得精神能量來開始。

從物質的觀點來說，我們可以說所有形式的氣功都是為了激發經絡的共振。我認為，暫且不管他們是否懂得自然頻率，所有認真的練功者都是渴望修成此正果。練功的重點就在於要盡可能地趨於自然——換句話說，就是要讓氣盡可能平順地通過經絡。而先天氣運動就能夠輕易地、自然地和直接地達到這個目的——此外，不像其他形式的氣功，先天氣運動不需要去練任何的功法或技巧。先天氣運動是唯獨僅有，可以在近乎瞬間地激發自然頻率的氣功。

　　對比之下，其他形式的氣功都是借用物質手段和外在的刺激作用於六個感官（即佛家所謂之「六根」）來試圖激發共振。下面是一些氣功功法中典型的外部刺激來源，每一這類功法都專注於一種或幾種感官：

- 看圖片或繪畫，例如曼陀羅圖等來激活特定的經絡，此可刺激眼根（視覺）。
- 發出或聆聽聲音，例如誦經或發出與各個器官有關聯的聲音，此可刺激耳根（聽覺）。
- 採用香味，特別是薰香，此可刺激鼻根（嗅覺）。
- 使用草藥或其他藥物來產生激發，此可刺激舌根（味覺）。
- 鍛鍊預設的動作或姿勢，此可刺激身根（觸覺）。
- 以意來導氣運行，例如小週天或某一種軍荼利瑜珈 (Kundalini yoga)，此可刺激意根（思覺）[3]。

　　外在刺激六根的方式不一定能成功。一個人可能以傳統的方式來勤練氣功，卻一輩子都沒有順利地激活過自然頻率；而即使他有幸練成了，也僅限於某一經絡能被激活——因為通過物質的手段就只可能激發有限範圍的頻率。例如，統一不變的運動可能會對某些自然頻率與運動的頻率相互匹配的人產生若干實際的效果。一些預設的運動有時可能會對有某些病症的人是有用的，但卻不是在所有時候對每個人都有用。

　　先天氣運動並非依靠對身體上的任何人為的刺激，而是完全地依賴於精神能量的注入，來達到所有類型的氣功所共同擁有的精神與物質目標。

如何練功？

從體質上來說，我們每個人都不一樣。你的身體狀況與問題和我的不一樣。因此，當你練先天氣運動時，你身體的需求決定了你的運動。如果我們每個人都依據我們自己的需要來運動，那麼，你的運動就會不同於我的，而每一個我們的運動也都會不同於其餘每個人的。

先天氣運動沒有固定的運動或姿勢，你不能去學習或刻意地做出某些動作。因為若是你這麼做的話，你就不能使符合你身體需要的自然運動發生。假若隨著時間的變遷，你的需要變了，那麼，你在練功時的運動也會相應地改變。不同於所有其他形式的氣功，先天氣運動讓身體去選擇和做出自己需要的運動。

但是，你要如何做呢？你要如何讓你的身體選擇和做出它所需要的動作呢？先天氣運動有三個要求：放鬆身體、靜下心念、自然而動。所有這三點是相互關聯，同時也是使身體能夠接受精神能量的必要條件。

放鬆身體的原因是為了使其變得盡可能柔軟。正如我之前所說，你的基本自然頻率是你身體的自然頻率中最低的一個。你能經由改變身體的柔軟度而改變你的基本自然頻率。這就是人體與無生物體之間的重要差別：一根鋼樑無法改變它的剛度大小，但你卻可以改變你的。你不能輕易地改變你的質量或重量，但卻可以僅僅以放鬆來變化身體的軟硬程度。你愈是柔軟——即你愈不是那麼僵硬——你身體的基本自然頻率就愈低。因此，你身體愈是放鬆，你就變得愈善於接受，因而你也就愈容易被激活。一個物理學家可能會這樣解釋：你愈放鬆，你就愈具有接受性，因

而也就需要較少的能量或力量來激活你的基本自然頻率。

　　基本自然頻率的激活趨於伴隨著極為緩慢的運動。這也是為何人們在練太極拳時動得如此緩慢，因為太極拳的動作就是一些最常見的自然運動。我想太極拳是基於模仿自然運動的構想，來使人可以更近於天或精神能量的源泉。

　　在放鬆的狀態下，外在的身體運動會與內部運動和氣的運動相協調。而當身體完全地放鬆了，則所有的運動就都同步了。因此，關於放鬆最重要的一點，就是沒有機械性的力量，如肌肉的參與來產生運動。如此，所有的運動最終都是由氣來驅動的。

　　練先天氣運動的第二個要求是靜下你的心來，也就意味著「什麼都不想」。只有當你的心在空的狀態下，精神能量才能進得來。而重要的是，讓精神能量注入你的身體，才得以產生足夠的能量位差，從而啟發運動。

　　從物質方面來說，我們要避免任何人為的或由肌肉驅動的運動。有時人們告訴我，他們在練先天氣運動時，總是會惦記著以特定的方式來動，所以他們就那樣地動。而這可不是所謂的放任身體去動。其實，最容易做的就是放鬆然後練功，假若你什麼都不想的話。

　　靜心才能使氣自由地運動。這也正是我們所要的——氣根據你身體的需要而自由地運行。在先天氣運動中，氣不是由你的心或意念所引導的。

　　要你「靜心」說來容易，但要做到卻是極其不易的。有的人可能終其一生都在勤於練功，但卻從未達到過「無心」的狀態。雖然終極的目標

是要淨空你的心，但實際上的重點是不要去加入思考你心中所浮現出的任何想法。

這裡舉一個讀者可能都熟悉的類比：單純地就讓任何浮現出來的念頭一閃而過，就好比它們是飛馳的公車經過站在街角的你。重點是不要加入任何念頭，這就好比是不搭上任何一輛公車一樣。你不能控制跑出來的念頭，但卻可以選擇是不是要投入其中。

練先天氣運動的第三個要求就是要自然地動。如果你的身體是放鬆的，同時心是平靜的，那麼你的運動就會是自然的，你的運動會與經絡的振動同步，它們都是由氣所驅動。當這些發生的時候，一切都來得那麼自然。你唯一要做的就是讓你的身體保持放鬆，心保持平靜，然後自然運動就自發而生，並延綿不斷。

先天氣運動是非常安全的，因為你可以在任何時候停止任何運動。如果你想要停止運動，僅僅要起個念頭，就會像踩剎車一樣簡單地讓其停下來，此時運動的頻率也會即時地改變。而這時候的運動就不再是自然運動了，因為你的心念已經把它停掉了。

由於意識會停止自然的運動，因而就有些人會有困難自然地去動，這是由好幾個原因造成的。有些人是在心理上過於敏感，當他們練功時，他們會一直檢驗他們身體的運動，而這實際上是在給自然運動踩剎車。另一些人有困難去自然地動，是因為他們成長於嚴格的環境中——在家裡或學校，他們會因為「不恰當的」動作或過度地動而遭到懲罰，要知道，克服這樣一個過去的條件反射作用是很難的。還有一些人已經從事於嚴格形式的修行而戒之於動，對這些苦行者來說，他們的修練要求盡可能做到靜止不動，以至於他們的心會無意識地停止他們去動，而他們

甚至往往不認為是他們自己在停止自己動。也有一些人是因為已經練過不少功，諸如氣功或瑜伽等，他們已經學了某些動法，結果就自然而然地做出他們之前學過的慣常動作，殊不知，這並不是自然運動。

最佳的運動通常都是由先天氣引發之振動所自然發展出的結果。儘管如此，有時候還是會有些運動是不自然的，但是氣依然會流動過經絡，並致使其振動。我有一次在曼哈頓開先天氣運動的課程，其中一位參與者是當地頗有地位的氣功大師，他是與幾名他的學生一起來到我的課堂上。因為他開功後似乎沒有做出多少自然的運動，所以我想知道這個課程對於他來說有什麼效果。結果，在課程接近尾聲時，他特意過來找我並對我說：「我教了十年多的氣功，但這卻是我第一次真正體驗到了什麼是氣。」

小結：練功時的運動與靈覺之性

為什麼人在練先天氣運動時會動？有人沒有刻意要動，卻可以從靜止站立，再加上放鬆就開始動起來了，這是怎麼回事？是什麼引起了這種運動？

在這章中，我利用自己作為工程師的訓練和經驗來試著解答這些問題。我來總結一下：所有的運動都是振動的結果，不管是自由的或是受力的。人在練先天氣運動時會動，是由於他們經絡的自由振動。當你在練功時，你身體內會湧入一股精神能量，因此產生了精神能量與物質能量之

間的失衡，而此種情形將在先天氣急劇地提高體內物質能量後獲得矯正。起初，這種增加的能量並未均勻地分配，由此產生了能量位差，引發了經絡的振動；然後就是血液和血管、器官以及整個身體的振動。

然而，我不僅僅是一個工程師，我的工作領域涉及物質與精神兩方面。因此，儘管我在此提供了工程師的觀點來解釋人為什麼在練先天氣運動時會動，但還沒有從精神的觀點上來闡述這個問題，而我會在以下談談。

根據菩提達摩的論述，你的靈覺之性是以你肉身的反應和運動顯現出來的。精神能夠存在於你的行動中，就像它在一片樹葉展開與一隻麻雀飛翔時所呈現出來的。

下面由菩提達摩的論述中，節選出三小段來闡明這一點。前兩段選自《血脈論》。第一段是：「佛是西國語，此土云覺性，覺者靈覺。應機接物，揚眉瞬目，運手動足，皆是自己靈覺之性。」而第二段則出現在此論之後段中：「若識得施為運動靈覺之性，汝即諸佛心。前佛後佛只言傳心，更無別法。」第三段是出自《悟性論》：「不憶一切法，乃名為禪定。若了此言者，行住坐臥皆禪定。」

雖然這三小段文字都顯得如此簡潔，但卻著實地傳達了菩提達摩教義的真諦。你的性，或者說本心，就是那個驅動你的行為和運動的東西。而要取得接近你的本性的方式就是去放空你的心，什麼都不想，就能使你的靈覺之性在運動中得以自現。

當你在練習先天氣運動時，你的運動是來自於你的靈覺之性。只要你的身體處於放鬆的狀態，你的心是平靜的，加上你讓自己自然地運動，你的本性就會在運動中表現出它自己，你的身體也就會開始隨著你的經絡

的振動而與之同步而動。沒有人能說得準任何人會怎麼動，但可以肯定的是，運動一定是自由振動的結果，而在本質上若不是週期性就是非週期性的，就如我在前文中所述。一段時間以後，此同步運動將會使經絡中的堵塞開始解除，淤滯得以消散，而使正常的能量流得以恢復，同時隨之而來的則是順暢的有氧血流貫通全身。通過每日勤練先天氣運動，你能持續地使自己保持在年輕的狀態，減緩退化作用，並將療癒的能量帶到身體的每個器官。這就是在你讓你的靈覺之性得以自現後所可能發生的事情。

當然，這也是所有氣功所渴望達到的──即在運動中展現出我們的靈性。不管我們是否意識到這一點，這卻正是所有的我們所追尋的。但在當今的世界，人們與自己的本性分離已經成為一個普遍的現象。他們與其所生活的世界分離，同時也與自己分離了。絕大部分人都很痛苦，因為他們甚至不瞭解自己。不管我們是否意識到這一點，我們是物質形態的精神性群體在尋找機會來表達自身的靈性。

總而言之，我們靈性的表現正是那個在人們練先天氣運動時使得他們動的原因，也正是人們通過每天的練功而獲得的深遠效益之來源。

參考文獻

1 「力」是對任何一種外界干擾的通稱。在工程學中，「力」是用在方程式中的一個術語，有多種涵義。甚至「熱」也能稱為「力」。但是，對於普通讀者來說，「力」也許產生誤導。大多數人認為「力」是一種抵抗或者推動其他物體的東西。但這不是我在本文中所表示的，我所說的「力」指的是外界的干擾、刺激或是環境的變化。
2 王唯工博士：《氣的樂章：氣與經絡的科學解釋，中醫與人體的和諧之舞》。（臺北：大塊，2002）
3 以意導氣可能是有效的，但同時也是危險的。有一句名言說：「玩火者自焚。」這正是對此類功法的古之明訓，在此你將身體所有的能量集中起來，並將之意導於體內特定的脈絡中。如此只要你保持意識清醒就還沒有什麼問題；但是一旦你的注意力稍有鬆弛，這股強大的能量就可能會氾濫於腦部或是體內其他非你所有意引往的部位。這可能有極大的傷害，會造成精神錯亂或身體創傷諸如嚴重的背痛。而且，這股能量將不再能自然地流通於身體的任一部位。我曾療癒過許多有此問題的人，其中不乏一些經驗豐富的練功者──他們都陷入了「以意導氣」的困境之中。而一旦造成了損傷，這些人就會面臨極大的挑戰來治癒。

第八章
chapter 8 | 醫藥與療癒

成效是衡量真理的準則。
——夏威夷薩滿的七大原則之一

若作此會者，
一切諸相不求自解。
一切諸病不治自差。
——菩提達摩，《悟性論》

此章是關於疾病與療癒——尤其是有關於氣是如何能被運用在療癒上。我認為那是非常重要的，但是儘管如此，還是先來探討幾個其他的相關話題，如此才能更全面地理解以氣療癒這方面的論述。

讓我們先從探討中醫與西醫之間在療法上的差異開始。但是這為什麼那麼重要呢？我想是因為我們人類傾向於對我們自身的文化習俗視而不見，比如說醫藥上的民俗療法。我們通常將這些伴隨我們成長的傳統事物視為理所當然——就好像你有頭痛時會怎麼辦，或是胃不舒服時你如何處理。我懷疑，大多數人有沒有靜下來想過，不同的文化在治療疾病和促進健康方面有相當不同的方式，而且其他文化的處理方式還有可能比自己所習以為常的要更為有效呢！同時，也有必要知道這世界上絕不只有一種方式來獲得療癒和健康。通過審視中西方的醫藥療法，我們就能夠看到在衛生保健實踐方面的兩個極端。

要論述這個，我還需要在我如何談論此議題上先設一些限制。一個人可能盡其一生都在研究疾病與其療法，而仍未能盡得所有相關的知識。因此，鑑於本書的篇幅所限，我將專注於內科醫學領域中的非侵入式治療方法——特別是，在疾病及其治療的初期階段。

中醫與西醫的對比

幾乎在每一種文化中，都有這樣一個時期：所有對身體和精神的疾病之療癒過程都是依賴巫醫來進行。隨著人類的進化，我們針對健康與治

療而發展出各種各樣的方式，同時許多文化也就各自創造出了屬於他們自己的醫藥和療法。在這方面，西方和東方顯示出顯著的差異。通過對照與審視這兩種不同的醫療哲學，我們就能對組成今日保健方面所實行的各類療法稍有認識。

在西方，當人們生病時，他們習慣求助於常規的西醫，也就是所謂的「對抗療法」，或是尋求諸如順勢療法、自然療法或整骨療法等另類醫療體系。常規療法中最基本的論點之一就是「對症下藥」，或更實際來說是要與之對抗[1]。為此，醫生們擁有最先進的技術來協助診斷和治療，並且有著不斷增加的一系列的藥供他們開處方。甚至連常規西醫中所慣用的遣詞用字，往往都象徵著戰鬥性的對抗。醫生們就好像擁有藥物的火藥庫，可供他們用來對抗和消滅疾病。這種對抗態度，早已呈現於四十年前美國在尼克森總統執政時期對癌症的宣戰——一個現代醫學至今還未取得一絲勝利希望的戰爭。

西方的另類療法，雖然也使用天然原料和手工療法來啟動免疫系統，以及促進身體健康，但因為這只占了美國整個醫療支出的很小一部分，所以，我在本章針對西醫所作的討論中將不包括這些另類療法。此外也值得注意的是，基於全球化的發展，嚴格意義上的地理畫分已經不再有意義了。不僅常規的西方醫學現在已在亞洲廣泛應用，同時東方醫學也已實行於西方地區。

在東方，幾種不同的醫藥傳統都已各有所發展，其中包括了印度的阿育吠陀醫學和中國的傳統中醫藥學。而在此，我把討論的範圍限定於我比較熟悉的傳統中醫上。尤其是在傳統中醫中與診斷和治療方式息息相關的兩個基本概念：一是平衡，另一則是氣。

　　傳統中醫中最主要的原則，就是以維持總體的平衡為健康之本質。實際上有許多各式各樣的方式來描述人體或其他系統中的平衡，而其中較為常見的就是藉由陰與陽的表述，這一點我們已在第二章中有所討論。陰陽的概念就是用來表達相對兩極之間的平衡——即是介乎「過多」與「過少」之間。在醫學中，這有可能被用來辨別病人體內的熱與寒或溼與躁。另一種常用於詮釋概念性平衡的方式就是經由「五行」——即金、木、水、火、土——來描述各種現象之間的主要相互關係。這套隱喻性系統已在中國被廣泛運用於多個領域，由軍事乃至音樂，它更被中醫師們用來描述一個人的生理與情志上的特性，並用以辯證當其中任一元素失衡時對健康所造成的後果。在任何體系中，每一元素都與其他各元素有著不同的關係，即是五行間生剋制化的關係。這五行之間的平衡掌握得愈好，這個體系就運行得愈好。為了確定病人體內的平衡或失衡程度，中醫應用這兩種概念系統——即陰陽和五行——作為診斷和治療上的部分依據。一旦有了需要，中醫師就會開出以草藥、礦物或其他天然物質為主的藥方，以及以諸如針灸之類的療法來恢復平衡與健康。

　　另一個構成東方醫學中有關診斷與治療的主要思維基礎是氣的經絡理論。《黃帝內經》是一本著於兩千年前被視為傳統中醫理論基礎的詳盡經典，至今，這本書仍是中醫師的必讀之作。其中一個以不小篇幅涉及的議題就是「氣」。正如第三章中我們所討論的，經絡可被視為是氣貫通全身的通道系統。內氣經由這些經絡運行而保持並控制了身體的平衡，若經絡系統有了堵塞，平衡便會出問題，而傳統的中醫會用一系列的藥和療法來打通經絡以使病人能重獲平衡。

　　這兩種思維——平衡與氣——形成了傳統中醫學的理論支柱。如我在第一章中所提及，相較而言，常規西醫所實施的醫療則缺乏相當的理論基礎能與之匹敵。

不管是中醫還是西醫，當有人生病要看病時，通常在過程上有幾個步驟可循。首先，醫生先進行檢驗與評估來辨定是出了什麼問題和問題出在哪裡。然後，醫生再進行一次診斷。第三步則是開處方與進行治療。而在其中的每一步驟裡，東西方的處理方式都有所不同。

首先最主要的不同就是在於醫生是如何對待病人的症狀，而所謂病人的症狀是指未達到醫生對於正常人的期望標準的特徵。西方醫療從業人員將症狀視為決定一個人健康與否的主要表徵；而與之相對照，中醫則是要先觀察症狀並以此來評估病人身體的均衡狀態。「健康」一詞可不是中醫師用來表述病人狀況的用語，他們從不說某人是健康或是不健康，而是用平衡和身體各部位的強弱來表述某人的體質狀況。足夠強壯的準平衡才是真正的健康。

另一個區別則與科技的應用有關。常規的西醫師通常會利用先進的儀器來為他們取得診斷所需的資料。科技雖然會為診斷帶來更高的準確度，但同時也是極其昂貴，而且往往屬於侵入性的，更何況有可能會給病人帶來危害。舉例來說，根據伊利諾大學公共衛生學院的環境與職業病學榮退教授艾普斯坦（Samuel Epstein）博士的觀點，一個在更年期前的女人，若在十年期間每年都接受一次乳房 X 光透視檢查的話，就相當於接收了「幾乎與距離廣島原子彈爆炸點一公里範圍區內所能測出之輻射線量的一半」。[2] 更有甚者，由於對技術的過分依賴，這些對抗療法的西醫師們一旦脫離了科技，就顯得沒有什麼能力來觀察與評估病人的症狀。相較而言，傳統中醫師們則是經過訓練，不依賴科技來對病因進行診斷與辨症，因此可以期待他們能對每位病人的狀況進行廣泛與多方面的觀察與評估。

把脈就是中醫和西醫在觀察和評估病情的能力上一個顯著差異的例子。

來自兩大半球的醫生們都會為他們的病人把脈以助於做出一個診斷，兩者都會算脈搏跳動的次數。但是，傳統的中醫師卻遠比西醫師能夠從中辨識出更多感官上的信息；對他們來說，脈搏振動的模式才是重點。通過診脈和辨識振動模式，中醫師們能夠辨識出特定的器官、系統乃至於全身的健康程度。舉例來說，一個傳統的中醫師就有可能透過脈診來診斷一名婦女是否懷孕了。

脈診是傳統中醫診病過程中的一個重要環節，然而這需要多年的訓練才能得心應手。透過診脈，醫生們就能夠準確地察覺並探測氣的狀態。與西醫師只觸感病人手腕上橈骨動脈的一處脈搏相比，傳統的中醫師們通常要把十二個脈——每一手腕六個脈[3]。每一脈都反映著相關經絡和器官的信息，由此，醫生們就能對每一脈的頻率、節奏和強弱來進行辨識。擅於號脈的醫生甚至能夠在左右腕部的十八個位置上區分出三十一種不同的脈象。[4]

在中國，據說真正了不起的醫生能夠僅僅憑著感觸一根繫在病人腕上的線之一端而感應到脈動，並可準確地診斷出病人的病情。事實上，從前確實有這麼一個時期，醫生是有此需要用這種方式來診斷病情的。根據中國自古以來的儒教思想，規定男女授受不親，人們也都盡可能嚴守著這種禁忌，特別是在皇室內宮中。由於御醫們不能與女病患有任何直接地接觸，故而他們發展出了這種用一根線來助以完成脈診的方式——稱之為「懸線診脈」。數世紀以來，這個故事發展成為中國民間傳說中的一部分。但在今日，大多數人卻當它是一種虛構的故事，因為他們覺得通過一根繩子來感知他人的脈搏是不可能的。然而，隨著科學家對振動有了更多的認識，我們開始相信當醫生為病人把脈時，其實他感覺到的就是振動——而這又恰恰是能夠透過一根線而被感覺得到的。

由於諸如診脈等中醫技術需要有相當高程度的靈敏度，所以要培養出一名優秀的中醫師實屬不易。誠然，把脈等技巧可以熟能生巧，但在傳授上卻是難上加難。靠手來感知振動的特性就夠具挑戰性了，更何況還要感應與分析各種振動之間的差異，其中的奧妙自在不言中。這也就難怪自古以來在任一時期的中醫名手實可謂是屈指可數──這類醫生能夠通過感知而立刻知道問題及其癥結所在。但是要知道，這種靈敏度不是教得會的，而是一種天賦。

我預估在不久的將來，科學儀器將會被用於檢測大多數人都缺乏靈敏度去感受到的振動模式。在上一章中，我曾論及王唯工博士的研究，他就開發出一項能夠測量脈動的儀器。王教授曾為中央研究院的一員、中山大學物理系創系主任、陽明大學醫工所所長，並且在臺灣大學電機系醫工組任教。他在他所著的《氣的樂章》[5]一書中，提出了運用不同的脈搏振動特徵來描述各個經絡狀況（諸如是否堵塞或虛弱）的新理論。傳統中醫師能夠感覺到脈搏，但通常卻無法描述他們到底在探索些什麼，王博士的這本創舉之作讓醫生能夠更方便地確認病人經絡的狀態。可以說，王博士的成果為開發出一個能讀取脈搏完整信息的儀器開啟了成功的契機──一個對未來醫學發展至為重要的方向。

以西醫而言，初步檢驗是藉由科技來完成，然後接下來的診斷則皆已公式化。檢驗與診斷皆不依賴醫師自身的本能條件來做判斷，這與中醫是大相逕庭的。同時，中西醫在治療方式上也存在著非常大的差異。

不管是中醫還是西醫，行醫者都是使用藥和療法來改善病人的身體狀況。其中，用藥可以被視為是改變當下均衡狀況的外部途徑。通過增強某處或減少某種症狀，用藥可以實現對身體現有均衡狀況的改變。我發現中西醫在行醫上的主要差別之一，就是在如何用藥與施行療法方面。

　　傳統中醫運用藥和療法來設法消除導致症狀的病因，然而西醫則試圖直接去減緩症狀。這看來似乎不是什麼大不了的方法上差異，但是實則不然，這兩者之間有著天壤之別。西醫的醫生們傾向於經由改變相關症狀而使病人恢復健康，而中醫的大夫們卻嘗試調整身體各部位與功能的強弱以使病人回歸於平衡，如此一來，症狀自然就會減弱或消失。假設以一位病人的腿部腫大而言，一個常規的西醫大多會開出消腫的藥使其症狀減輕，而一位老練的中醫師則會試著找出造成腫脹的根源──通常這可能是與腎有所關聯──然後再針對於此提出治療方案。

　　西醫採用直接的方式來對抗疾病，醫生會去對付症狀，通常是「對症下藥」，而且治療的方法也已標準化。例如，大多數西醫醫生會使用抗生素類藥物來對抗炎症和感染，用止痛藥對付疼痛。假若你帶一個患了耳朵感染的小孩在美國分別去看三位不同的醫生，你很有可能會拿到三個相同或類似的處方。現代醫學還有一個特點，就是這些標準化的治療方法經常是與時俱變的。現在用的許多治療方法在二十五年前並不存在，甚至有些在五年前就變了。要知道，這種治療方法的更迭，是因為西醫沒有建立在一個牢固的理論基礎之上，而是基於統計上的證據。若研究顯示有一定比率的病人對特定的藥物或治療程序會產生特定的反應，則這種藥物或治療程序或許就會成為治療的標準──如此直到新的研究提出了不同的統計結果為止。在這樣的條件下，病人就成為了實驗的「白老鼠」。許多人認為西醫是科學的終極表現，但事實並非如此，因為所有的研究是由研發能為公司創造利潤之新產品的需求而驅動的。所有治療方法之所以被採用僅僅因為他們經過統計證實是有效的，但實際上，不管是醫生還是醫學研究者，都沒有科學的論證來解釋它們是如何產生效果。

　　相較之下，中國人採取的是一種完全不同的醫療哲學。中醫使用藥和

其他療法來疏通經絡以恢復平衡。大多數療法都是經過數世紀以上的千錘百煉和實際施用的，這些治療法包涵了諸如針灸、療癒性按摩[6]等疏通經絡和恢復平衡的療法，以及用來通經去塞的特定中草藥配方。一旦醫生檢查到病人的某條經絡發生了堵塞，他就會針對所要疏通的經絡開出藥方，並根據病人的病情所需而對處方進行調整。

中醫師對待病症的方式與西醫師不同，他們要先確定究竟是什麼引起了症狀，然後才對症施治，因此，如此的療法不與西醫療法的標準化一樣。在中國，三位患有耳部感染的病人去看中醫，可能會被施以三種不同的治療方法，而每一種都可能是有效的。原因是每一例的感染都可能是不同的，於是每位病人就會需要多少不同的療癒方案。

我意識到，根據以上所述，我好像是一名堅定的中醫支持者，但實際上我並非如此，我很清楚中西醫雙方都存有各自的問題。大致上來說，中醫的最大問題在於其治療的品質依賴於醫師的本能與技巧，也就是說醫療上的標準化是不太可能的。以傳統中醫而言，評估是診斷之基本，而診斷又是治療的關鍵要點。如果一位醫師不能做出準確評估的話，他就不可能做出正確的診斷。而若他的評估是正確的，但卻沒有足夠的知識來做出精確的診斷，那麼，不管他開出什麼樣的配方都可能對病人無濟於事。因此對中醫來說，醫生的能力對於病人是病痛或健康有其關鍵的重要性。

疾病的進程

我們無法避免接觸到使我們生病的東西，即便是我們生活在最清新的環境中，吃著最純淨和最營養豐富的食物，我們仍有可能生病。更何況我們的環境已經充斥著有毒物，而且現今世界中的我們大多賴以高度加工的食物為生，因而我們就更易於患得各式各樣的疾病。

若我們有任何能力來對自身的健康和療癒負責的話，那麼，瞭解一些關於疾病的進程——即疾病是如何變得嚴重的過程——和療癒的進程就變得非常重要，而相關的資料均見載於傳統中醫之文獻。首先，讓我們來認識一下疾病的進程。為簡單計，我們僅考慮由外界因素所引起的疾病（由內部因素所引起的疾病需要考慮的因素實在是過於龐雜）。舉例來說，食用受到汙染的食品會引起的腹瀉和嘔吐，這類疾病就是從外部向內部進展的，通常症狀會表現於外的。換句話說，其症狀是可見的。例如，當你食用了壞掉的食物，由此所產生的腹瀉和嘔吐就是外表的症狀。

這些由外界因素所引起的原發症狀可能會反映在皮膚上（也許像是感染或紅疹）、呼吸系統（咳嗽）或消化系統（腹瀉）。如果疾病進展下去，它就會轉入經絡中，形成了堵塞，繼而引起了疼痛。如果不加以治療或採取一些其他的解決方案，疾病往往會向內部轉進，並導致更為嚴重的病況，結果可能會造成器官的衰壞。若疾病轉化成為器官的病症，通常來說就非常難以治癒了。

一旦經絡受到侵襲，病痛大致上會以五個階段來發展，而病人可能在每個階段體驗到特定的感覺。首先通常是有癢的感覺，當一條經絡剛剛受到

疾病的影響時，則沿著這條經絡或在其附近的身體外表就會變得癢，這表示循著經絡運行的氣變得遲緩了。第二個階段則具有痠的感覺，出現這個現象時，意味著堵塞開始要沿著經絡形成於一或多個地方，此時的感覺多為「不適」而非「疼痛」，在這一階段，按摩相應的身體部位將感覺十分舒服。與第三個階段相關的感覺就是痛，這象徵著堵塞已經形成，而疼痛就出現在堵塞的位置，在這一階段中，若按摩此處只會使疼痛感加劇。第四階段是麻——這是一種介乎於「痛」和「木」之間的感覺，有點像有少量電流通過的感覺，當出現麻的感覺時，說明疾病已經開始沿著經絡發展，並影響到此經絡所經過的一些器官了。最後，就是感覺木的階段，在這個階段中，病人不再感受到痛了。

要知道，由堵塞引起的疼痛並不是一件壞事，而且還是比較容易治得好的。反之，當一個堵塞變得讓人感覺不到了，那時候再要去找出和減輕它都變得更為困難。同時，受到影響的器官或經絡周遭的身體部分會開始惡化或衰退，並且癌症有可能滋生。在感覺木的階段，堵塞可能正沿著經絡發展到身體的其他部位。當病痛繼續發展下去，就可能由一條經絡傳導至另一條，此點可能也有助於解釋為什麼癌症腫瘤會從身體的一個部分擴散至其他部分。我相信——同時我也發現愈來愈多人亦作如是想——癌症是因長期的經絡堵塞而產生的結果。

在早期階段，疾病沿著受到影響的經絡而發展，並且有可能在此經絡中導致一系列的堵塞。因此，每一處堵塞可能都有各自相異的發展歷程。堵塞沒有特定的規律而言，每個堵塞點可能都是獨一的，但也可能好幾處堵塞是相互關聯的。有的堵塞可能幾天就發展而成，而其他的堵塞則可能要好幾年才會形成。

治療疾病最佳的時機是在其初期階段，這個階段的治療相對簡單，而

且有很好的機會能夠得到有效的療癒。在第二個和第三個疾病階段——當你被堵塞的經絡產生痠痛之感時——是治癒病根的絕佳時期，但是，大多數西醫師都會為抱怨有痠痛感的病人開具止痛藥。但是如果病人的疼痛是由於經絡的堵塞而引起的，那麼止痛藥只是在延誤治療。常規的西醫師並未將病人的疼痛視為更大問題的一部分，而中醫師卻將疼痛看作是身體系統中正在發生的動態變化的一個邏輯的表現，他們診斷並治療根本的問題，而不在於表面上的痠痛。西醫開的藥物可能會使人擺脫痠痛，但已經啟動的病程還是會繼續進行。也就是說，不管病人是否感覺到疼痛，病情還是會繼續發展下去。

任何疾病的發展都可能在其進展中的某一均衡狀態停頓下來。均衡並非代表著平衡，雖然兩個詞經常被相互轉換使用。這裡所說的「均衡」狀態指的是不好轉也不惡化的狀態。也就是說，你的一些器官可能變得更強了，而另一些可能變得更弱了。我這裡所描述的是一種「補整」的狀態。

每一次身體安頓在這樣一個均衡狀態時，疾病最終還是會走向惡化，因為身體自然而然地為每一次新狀態所產生的缺陷作出補償。這表明了身體已不再處於平衡的狀態。

以我的經驗來看，療癒的關鍵是在化解堵塞。特別是針對任何因堵塞而引起的疾病，如果原始的堵塞能夠被發現並化解，則治療的進程就能加快。

療癒進行的過程跟疾病的進程有異曲同工之處。它一步步地以相反的路徑向前進展，也就意味著有逐步的改善。一個療癒過程的結果不一定會導致完全地康復，但通常會比最壞的狀態要有所好轉，這其實就是疾

病進程的反轉——由內而外，或由裡朝外地反轉過來。治療過程是從器官到經絡到消化或呼吸系統甚或皮膚。在經絡裡時，療癒的階段是由木到麻到痛到痠到癢的進展，也是從多條經絡到單一經絡。所以說，當我們在經歷療癒過程時，我們往往會在好轉之前感覺變得惡化。總之，疼痛並不一定是一件壞事。

我最近為一名在數年前做過導管手術的男士開功。那是一個為了降低心臟病發作風險而作的常見手術，即將病人腿部或身體其他部位的動脈或靜脈血管移植到冠狀動脈，而使血液繞過被脂肪堵塞而變窄的動脈，進而增加對心臟的血液供給。根據美國心臟協會的統計，二〇〇六年一年在美國大約完成了四十四萬八千件導管手術。[7]這位男士在手術後罹患了綜合症而導致下半身癱瘓。數年來，他除了腿部有輕微麻感之外毫無知覺。然而，在開功之後，他說他有了非常強烈的麻感。在他對醫生說了這種感覺之後，醫生回答說：「我們能幫助你消除這種感覺。」我目前還在等著看這位男士病情進展的最新報告。我認為出現這種強烈的麻感是一個良好進展的徵象，並期望他能夠繼續有所好轉。若他能好轉的話，他可能還會經歷一些痛感，最後可能早晚會變成痠和癢的感覺。但是，這一切要能夠發生，唯有在他能夠重新恢復左腿的功能。我在這裡舉這個例子，不僅是為了要強調上述的關於疾病和療癒的進程，同時也是為了再次闡明西醫與中醫方法的不同。

用氣來療癒疾病

　　不管是中醫還是西醫，為了改善病人病情，在醫療中都會使用物質性藥物的處方或者物理療法。但是，任何物質性的藥物都會引起身體上一些特定的反應。有些藥物是溫和無害的，而有些則可能是有效但卻會對身體有害的。任何物理性的手術或療法亦是如此。任何侵入性的外力都會在身體上發生些作用，並可能因此導致損害或損傷。儘管有如此風險，中醫和西醫還是會為病人開出藥物和療法的處方。

　　除去以物理方式進行治療外，中國人還發展出了一種以運用氣為主的獨特類別之療法。這類療法不需要使用任何藥物，甚至可以不需要有身體上的接觸。 不過，一個值得注意的有趣現象是，傳統中醫師並不使用這些非物質的、以氣為主的方法（儘管中醫的整個理論基礎都是建立在氣的概念上）。據傳有道家的功法僅需用氣來作療癒，但是我們能知道的卻僅止於傳說而已。一直以來，道家傳授練氣的具體方法來生內丹以供療癒之用。有人聲稱一些道家氣功修練者擁有以氣療癒他人的本領，但通常這些方法是嚴格保密的。除著名的《導引圖》外，以氣來行療癒而不借助於任何物質手段的記載鮮有發現。正如我在第三章中所述，《導引圖》這片已經擁有兩千多年歷史的絲質彩繪圖出土於一九七三年，其上描繪的特殊氣功動作就是專門用來療癒某些疾病的。據我所知，《導引圖》是迄今為止我們所唯獨僅有的可靠有記載資料，為非物質、以氣為主的方法提供了其存在的證據。當然，也可能還曾有過其他已經失散的紀錄。

　　儘管仍缺乏足夠的歷史證據來證明以氣療癒法的存在事實，但是我知

道，非物質的療癒方法一定存在過，因為我就在用這些療法，並見到了它們所發生的功效。在下面的段落中，我要闡述三種運用氣來處理與療癒疾病的不同方式，它們分別為自我療癒、外氣療法和信息氣療法。

自我療癒

好幾年前，我觀看了一部百老匯的音樂劇《萬世巨星》(*Jesus Christ, Superstar*)。我永遠難以忘懷的一幕是當耶穌出現在舞臺上，身邊圍繞著祈求得到療癒的人們。他們都在企盼著奇蹟的發生，但是，耶穌卻沒有施以奇蹟，而是轉向這些人說：「療癒你自己吧。」當我們生病時，我們都習慣於尋求他人來療癒我們，尤其是向醫生或其他的保健行醫者，很少有人意識到我們自己就擁有療癒自己的能力。

也許，在中國的傳統歷史中，最早受惠於自我養生療癒的例子就非彭祖莫屬了，我在第二章中曾提到過這個人。據說，彭祖大約活在四千年前，傳說他活了約八百多歲還不見其顯現出老態的跡象，終其長命的一生，他每天都勤於練功來自我療癒[8]，並擅長於呼吸吐納、伸展、內觀，還對自身體內出現的堵塞問題極其敏感，無論何時，每當他覺得體內的系統有了堵塞，就立即實施自我療癒的鍛鍊，直到堵塞消失為止。這就是他保持健康和長壽的不二法門。

我所認識的人當中有自我療癒習慣的，都已經各有自己的一套實行方式和規律。凱西貝 (Charles Kishibay) 教授就是其中的一位，我是在加入橋港大學當教授時與他相識的。那時，凱西貝已是一位榮退的工程學教授，雖然已經退休，但他仍在大學裡有自己的辦公室，有一段時間，他的辦公室與我的相鄰。有一天我們聊到他為什麼很少去看醫生，他給我

舉了一個簡單的例子，他說：「當我有頭疼的時候，我就自行療癒。」我問他是怎麼做的，他就表演給我看他發明的呼吸方法。只見他屏住呼吸，將血液擠入頭部，頓時他的整個臉變得通紅。他說：「我這樣堅持個一分鐘，然後我的頭疼就沒了。」

任何人都能自行療癒，所需要做的不過就是去找到對自己起作用的實踐方式。但是也要分清楚，在何種情形下的身體狀況需要專業的建議與照料。中國的人們已將自我療癒的鍛鍊成為他們每日生活的一部分。例如，氣功作為一種自我療癒的鍛鍊方式早在數千年之前就已經發展起來。正如我在第三章中所討論的，道家認為通過練氣功，他們能在下腹部謂之「丹田」之處孕育並儲存氣，而丹田所產生並存儲的能量能夠根據療癒需要而為身體所用。

每天早在四、五點鐘的時候，中國大陸各市區的公園裡就擠滿了練氣功、太極拳或其他功法的人們。同時你會發現這一批批志同道合的人每天早上都會在一起練同一種功夫，他們所有人為之沉迷的就是自行療癒。

人們實踐自我療癒的另一種途徑，就是遵循某種進食習慣或食用特定的食物。有些人很認真地食用他們所認可為「健康的」食物，因為他們期望藉此保持身體健康，或試圖從某一個病痛中得以療癒。這種方法有時有用，但有時卻又不管用，有可能即使遵循一個健康的進食習慣，也得不到你所希望得到的益處，甚至你的健康狀況還有可能會惡化。許多例子都顯示，有人即便堅持著他們所認定的「健康進食習慣」，結果還是得了癌症或其他退化性疾病；而有些人食用的是所謂的「垃圾食品」，卻從不得病。我們每個人都需要審視我們是如何進食的，但是是否遵循著某一種進食習慣就算是我們所要實行的自我療癒呢？

在這裡，有必要插入一條關於實行自我療癒的忠告。在中醫眼裡，所有的藥都被視為是有毒性的。以正確的劑量服用正確的藥才是有用的，但是如果你用得過量就有可能會造成傷害。同理，如果你以食為藥的話，應遵循同樣的原則。你可以用特定的食物來幫助恢復你身體的平衡，但需要注意的原則是，不要過量食用任一種的食物。例如，篤行中醫者會以過熱或過寒來分辨某種類型的不平衡，如此，「熱」與「寒」就代表了能量平衡的畫分，而不是溫度上代表的意義了。如果你的身體過熱，你的症狀可能表現為舌頭的紅腫和起泡。而去平衡熱症的一個方法就是食用屬於寒性的食物，但是，如果你食用了過多任何寒性的食物，那麼你的身體就會變得過寒，典型的症狀可能就會出現打寒顫和無生氣。我想說的是，任何藥物假如用得過量都會帶來傷害。在實行自我療癒時，不管是採取何種實踐方式，都需要謹慎小心，因為幾乎任何好東西都是「過猶不及」的。

二〇一四年底，正值我為本書之新版整理文稿之際，電子郵件傳來一位我素來景仰的食療法大師辭世的噩耗。久司道夫（Michio Kushi）在美國是個傳奇性人物。日本戰敗後，東京大學畢業的他在鼓吹世界和平的美方人士贊助下，於一九四九年赴美進入哥倫比亞大學專研政治學，但因語言能力的關係，流落在紐約的圖書館自學與四處打工，直到他的妻子 Aveline——同時又是他在日本食療法大師櫻澤如一（George Ohsawa）門下時的同窗——抵達美國後，開始教導 Macrobiotics（全生道）——一種以全穀及當地蔬菜為主並避免精製食品的飲食。

Microbiotics 在久司夫婦的努力宣導下，從一九六〇年代開始在美國甚至全世界大行其道。一九九九年美國國立歷史博物館（Smithsonian）正式收藏並展示他們的事蹟與資料，這也就是宣告了他們已成為美國歷史文化的一部分。

久司先生認為世界和平必得由健康的人來達成，而健康食品又是促成健康最直接、有效的途徑。他具有一個異於常人的超自然能力，每每在諮詢工作中不僅能洞悉對方健康狀況，甚至連吃過些什麼都了然於心。他一生致力於研究以飲食來影響健康乃至於消除疾病。一九七一年美國總統尼克森對「癌症」宣戰，他和他的學生們也加入了抗癌陣營。久司先生一直深信 Microbiotics 的飲食療法能治癒癌症，而事實也證實他們確有獲得成功的案例。

當久司先生與徒眾們奮力於對抗癌症的戰局中時，很不幸地，他的女兒與妻子相繼於一九九五和二〇〇一年因子宮頸癌而病逝。而他本人在二〇〇五年被檢驗出結腸癌，在接受常規切除手術後康復。一直到最終因胰臟癌撒手人寰前都還不懈於帶領徒眾們探索健康長壽之道。我在此對久司先生致上最崇高之敬意，就如同一名戰死沙場的勇士一般地值得尊敬。

我在前面有意地寫下「幾乎任何好東西」，是因為我尚未發現先天氣運動有任何不妥之處。我從未見過任何人練習先天氣運動過度，或練習方式不當而造成傷害。練先天氣運動時，你就引發了自我療癒。練功會激發經絡的振動，進而解緩了能量的堵塞，並促進身體重新恢復平衡。當病痛剛剛進入經絡的層面時，先天氣運動可能會在療癒疾病上顯得特別有效；而一旦疾病蔓延到了器官時，療癒的過程則需要較長的時間。

當你練了先天氣運動數月甚或數年之久後，你就會變得對體內經絡中的堵塞非常敏感。一有堵塞開始形成，你就會察覺到它，甚至會感覺不舒服而急於疏通堵塞。這就像是身體變得更加純淨了——任何系統愈純淨，就會愈易於察覺到不純淨之物的存在。當練了一段時間的先天氣運動之後，身體內任一條經絡的堵塞都會像是踩在潔白無瑕地板上的泥腳

印一般顯眼。

　　如果你生病了或身體出了問題，那麼在練功時，你的運動就會因應堵塞或問題之所在而發生變化。例如，我觀察到有人患了病毒性感染時，在練功時會傾向於產生旋轉。這對我來說是完全可以講得通的，因為通常病毒會感染至身體的幾乎所有部位，而旋轉讓我想像身體是在利用離心力來試圖將病毒趕出體內。

　　我發現，氣遵循著道的原則而運行：它以取於過剩之處而補充不足之處來行療癒之實，而不是以氣的運行來增強身體的每個部位，實際上身體的有些部分是被減弱的。例如，對於患有嚴重心肺疾病的人來說，在練先天氣運動的早期，他們的腎功能就往往有可能被減弱。通常來說，腎的能量是負責下半身的功能（包括性功能）的。而當患有心肺疾病的人開始練習先天氣運動之後，他們的身體可能從腎中分出了一部分能量來治療患病的器官。鑑於心和肺功能對於生命的攸關性，身體就會將能量先從腎中提出而優先供應給心和肺。隨著這兩處器官的療癒，腎的能量也會隨之恢復。

　　因為練先天氣運動而得到自我療癒的實例有很多。在費城的開功班上有一對夫婦一直渴望有個孩子，但卻苦於無法受孕，他們之前都去做過了受孕檢測。在課程中的問答時段裡，這位太太問我先天氣運動能否增加他們受孕的能力，我回答說當然可以，並要求他們告知我新的進展。在練功後一週左右，那位先生又再去檢查，結果顯示他的精子數大幅地增加了。連他的醫生都大為驚訝，並問了些問題想找出是什麼引起了這個變化。他告訴醫生說他的生活並沒有什麼改變，這時，他的夫人突然想起有件事有了變化，那就是他們接受了開功並開始練先天氣運動。這位醫生不以為然地說，這不可能改變孕育的能力。儘管醫生持懷疑態

度，但是這對夫婦在幾個月之後就自然受孕了，然後有了一個漂亮、健康的小寶寶。

　　在紐約課程班的一位參加者本來預約了要去做一個牙齦手術，他的牙齦嚴重地發炎，以至於疼痛得甚至無法吃蘋果。他問我練先天氣運動能否有助於療癒他的牙齦，我告訴他完全有可能。結果，他回到家，取消了手術的預約，開始每天努力練功。三個月以後，他又出現在另一個課程班上。或許是要展示他的牙齦已經好到了什麼程度吧，他帶來了一袋子蘋果和其他學員共同分享。

　　諸如此類的故事還有很多。賓夕法尼亞州有位正在上大學的女生專門跑到佛蒙特州參加一個課程班，她有腎衰竭的毛病，在練了幾個月的先天氣運動之後，完全康復了。費城的一位患有高血壓的男士開始了每日例行的練功，幾個月之後，他的血壓恢復至正常，他對自己的療癒感到非常震撼，以致他有一陣子老追隨我到全國各地，無論我在哪裡有開功班，那裡就有他的身影。

　　這些人所做的就是發展出一套包括先天氣運動在內的每日例行鍛鍊。勤練先天氣運動的人們能療癒各種的疾病——不管是生理的、心理的、情感上的，甚或是靈性上的。他們每日的練功能使他們感覺到從內到外地煥然一新，這裡我所說的「內」可以是深至靈深處，我不知道還有什麼其他的辦法能夠達到此境界。通過每天練先天氣運動，你能重新平衡並增加能量水平，從而療癒就自然而然地發生了。

　　不管是在生病或受傷的狀態，只要你有需要，你就能依靠你的先天氣來充當療癒師。但是還要提醒一下，即便是採取了有效的自行療癒，有時候碰到一些特定的病症與問題時，還是有必要求助於外界的幫助或意見。

外氣療法

外氣療法對於經絡上的堵塞，尤其是由氣的堵塞而引起的疼痛是很有效用的。為了瞭解這種形式的療法，你需要先知道經絡中的堵塞是如何形成的。它們可能是由於各種各樣的原因所造成的，諸如感染、受傷、持續性的壓力、情緒（特別是重大的情感壓力），因退化與老化所導致的逐漸衰弱以及食用不當食物等。而所謂的「不當食物」，我指的是在陰陽平衡上失衡的食物。

讓我們來審視一下這些可能導致經絡堵塞的起因之一——食用不當食物。我們通常能大量食用的食物均為在陰陽平衡上屬於中性的食物。米飯就是一個例子，你可以想吃多少米飯就吃多少，都不會有問題。但對於其他一些食物來說可就不一樣了，比如說有些堅果，例如杏仁，具有很多人都喜愛的特有味道，而且又富於營養，但是過量食用卻會導致不平衡。正如前文所述，懂中醫的人都知道杏仁是屬於溫性的食物，如果你過量食用，就會導致你體內的陰陽失衡，氣的流動也因此變得遲緩，若繼續過量食用杏仁，這種遲緩流動會變成慣性，最終就形成了堵塞。

當經絡中出現了堵塞，氣就無法循此正軌通過。氣因而在堵塞周圍積累，變成了一團滯留的氣塊。隨著它的擴張，這團氣開始在此部位壓迫到神經，經由神經感應而產生了痛感。有時候，堵塞還會引起同一經絡上其他部位的疼痛，譬如，一個在你臀部上的堵塞可能會引起你膝蓋上的疼痛。

還有一些實例顯示了堵塞可能引起除了疼痛以外的其他後果，例如，一處堵塞有可能引起氣的不規則分布。在這種情況下，氣在堵塞周圍尋找出路，而流向其本來不應去的部位，這就可能導致精神疾患或是諸如自

閉症以及注意力缺失症（ADD）之類的機能失調症。我對自閉症做過研究，在每個我所觀察過的孩子中，我都發現到氣沒有循行於它原本應該運行的經絡，而卻是集中於頭腦的其他部位。這種情況就好像一個農場裡的灌溉管道系統發生了堵塞，因而造成一部分的田地被水淹沒的情況一般。患有自閉症者，其經絡的堵塞使得氣在部分的腦部被杜絕了，而氣卻又「氾濫」於其他一些部位。結果，這些孩子們無法施展一些正常的功能，而另一方面他們卻又經常具有一些特殊的才能或靈敏度。我曾經成功地用外氣療法取得了暫時的成果。在治療後的一到兩天內，我治療過的患者沒有表現出任何患有自閉症的跡象，但每次都是在幾天之內症狀又恢復了。同樣，我在治療精神疾病上也經歷了類似的過程：即在外氣治療後出現了暫時性的成效，但症狀總在幾天後回復。不過，近年來我已掌握到一些端倪，對諸如亞斯柏格症、注意力缺失症，以及巴金森症的療癒都有了令人滿意的效果。

有時候，一條經絡的堵塞可能會產生令人嘖嘖稱奇的結果。幾年前，我讀到有關一名四川（現在的重慶直轄市）的女士因摔跤而跌碎了骨盆，這樣的損傷經常會導致這個部位附近氣的堵塞。結果就在醫療完骨傷後不久，她突然開始說得一口流利的普通話。要知道，摔傷之前她只會講四川話，而要這樣一個重慶人突然說起普通話，殊屬不易。誠如俗語所言「天不怕地不怕，就怕四川人說官話」，也因此這在當時成了轟動的新聞。

這是一個由經絡堵塞或受傷結果卻導致問題或其他後果發生在身體其他部位的例子，而連結問題所在與受傷部位之間的就是經絡，這也就如同讓發生在身體 A 點的事故影響到 D 點的症狀。由於骨盆的受傷，這位女士肯定在骨盆通往大腦的一條經絡上造成了堵塞，因而對腦內掌管語言的部分造成了干擾。所以有人去看中醫的時候，可能會對去治頭疼結果

醫生卻問些關於足部的問題而大感訝異，更遑論最後頭痛醫的不是頭卻是腳。我曾經就遇到過有人找我治膝蓋痛，結果發現堵塞卻是在這個人的臀部，而當我解除了臀部上的堵塞，膝蓋的疼痛就頓時消失了。

正如我在此章前面所述，因為堵塞的關聯而產生的感覺，是以一個特定的順序而進展的。堵塞通常會引起疼痛，中醫有句老話叫「痛則不通，不通則痛」，事實上，這還算是比較好的狀況，最壞的情況是發展到了器官損壞或諸如關節衰壞等局部問題。有時候，如果一個堵塞存在的時間長了，其周遭部位或沿著同一條經絡上的某個部位就會開始惡化，並可能因此而導致癌症的發生。

讓我們來看一看一些因為經絡堵塞的典型後果所引起的疼痛。儘管所有中西醫的醫療人員都對疼痛有所研究，但我在此以個人的觀察總結出三種類型的疼痛：

- 感染引發的疼痛。一個典型的例子就是病毒感染，這通常與遍布於全身的疼痛相關。疼痛不一定會集中在一個地方，而往往是全身各處都感覺得到。
- 器官或結構性損傷造成的痛感。例如你被割傷就會感覺到痛，如果你的器官出現了問題，比如潰瘍等，也會痛。這種痛是由身體的損傷所引起的，而與氣的堵塞所引起的痛有所不同。
- 氣堵塞所造成的疼痛。這是一種由經絡的堵塞而引起的局部疼痛，通常它就出現在堵塞之處，中醫師們會利用這種類型的疼痛來查出堵塞。

外氣療法可以迅速地解除由滯留在堵塞周圍的累積濁氣所造成的疼痛，有幾種手法可以做到這點。在每種手法中，施療者將其自身的內

氣引導流向病人身體的一點。要記得外氣是內氣發放出體外的現象，因此，為了施行外氣療法，施療者應在丹田處儲存額外的內氣以供所需。

外氣療癒師通常通過他們的手來發放外氣。例如，在掌心中央就有一個叫「勞宮穴」的地方，通過此穴，大量的氣得以發放出來，從掌心發放會使氣散布在一個比較大的區域範圍內。在中國，有專門施行外氣療法治療的療癒師，甚至在一些醫院裡還特別設有外氣治療的專科，但我相信，大多數療癒師都慣於使用的掌心發放法，而有異於我所採用的手法。

依據我的經驗，以手掌來進行外氣療法，是在為身體某一部位提供療癒之同時，以傳送更多能量來增強病人氣場的一種方式，但因為如此，氣的涵蓋面較廣，以至於療癒師無從得知發功的效果會怎樣。你若僅僅是盲目地輸送氣，而對你的施治是否有效果沒有獲得足夠的信息反饋，當然對於是否有幸能成功療癒或是打通堵塞，你也就只有聽天由命了。

氣還可以通過尖端——如指尖等處——發放出來，這樣可以發出一股相當集中的氣流，就好像是雷射光束一樣，由指尖導向特定的一點上。儘管有其他一些方式，但是用手掌或指尖來施行的外氣療法則是最常見的方式。

我有時會用手去抓掉滯留在堵塞處的多餘之氣，這是一種既可移除滯留濁氣，又可立時減輕病人疼痛的超有效手法。但是，這種手法並不能導致痊癒的效果，因為它沒有解決堵塞的問題。只要堵塞還在，氣就會隨著時間而聚積，進而會重新變得遲滯而渾濁。總之，療癒之關鍵是從經絡上去除堵塞。

　　每當我看病人的時候，我通常會先用手來感應一下（圖 8-1）。我用心地去感覺出堵塞的位置、大小，還有它的嚴重程度，甚至它形成的時間長短。要達此目標有賴於手指和手上的高靈敏度，這種靈敏度可能無法通過訓練來取得，你只能是與生俱來，或者是經由親身體驗而開發出來，因為沒有人能夠把你訓練成變得敏感。

　　用我的指尖，我順著經絡的運行方向走，一旦我找到了堵塞之所在，我就會在沿著經絡的兩點之間——一端是在堵塞處之前，而另一端在堵塞處之後——隔空來回移動我的指尖。也就是說，我在離病人身體很近的距離，引導一股很集中的外氣氣流在堵塞處往返滑動而不觸碰到病人。只要你的指尖夠敏感的話，當你的手掠過這個區域時，你就能感覺到堵塞的存在，這感覺就像你的指尖通過了一個有摩擦阻力的地方。我會不斷來回地移動手指隔空掠過這個地方，直到我能在通過時感覺到平滑無礙為止，那時，我知道堵塞已經被打通了。這種手法我發現是最有效的。

　　依我個人的體驗，有三種因素會影響外氣療法的效果。第一個因素就是我的手指尖端與病人皮膚表面之間的距離，我可以簡單的說，就是「愈近愈好」——即是我的指尖距離病人身體愈近而不碰觸到對方，則療效就愈好。但是，這裡有一個重點，就是我不碰到病人是個關鍵。當我做外氣療癒時，我需要保持我對於氣的敏感度，如果碰觸到了病人，我就會馬上失去對氣的感應。而且，如果碰觸病人的話，我比較可能會把我所治療病症的殘留效應接收到我自己身上（我在後文中會討論「殘留效應」）。因此，為了使我的手指不碰觸到病人，我盡量使它們與病人的皮膚保持在一英寸左右的距離。

　　第二個決定外氣療法有效性的因素，是我的能量水平與我所治療的病人的能量水平之間的差距。如果我們之間的能量水平相差愈大，那麼治

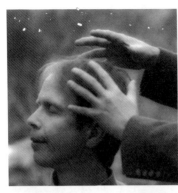

圖 8-1 筆者正在運用外氣療法進行診斷。
（攝影：David Lebe）

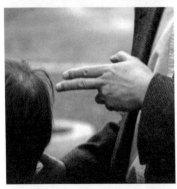

圖 8-2 運用指尖手法進行外氣治療。
（攝影：David Lebe）

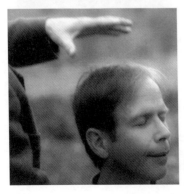

圖 8-3 運用手掌施行外氣治療。
（攝影：David Lebe）

療就愈加有效。這也就是說，如果病人的能量與我的能量相比，是非常微弱的話，那麼這個治療可能是非常強而有效的；反之，如果病人的能量與我的能量不相上下的話，那麼效果將不會太過顯著，而我所耗費的時間也相對要增加。

第三個因素就是頻率的匹配，就是說我需要將能量以病人所需求的頻率傳輸給他，治療的有效與否取決於我轉變傳輸頻率的能力。譬如我想激活某一條經絡，我需要發送出的能量，就要具有能夠使這條經絡發生共振的頻率；如果我不能提供病人所需要的相匹配的頻率，那麼，療效將不會太理想。曾有人問我如何知道自己發送出的是什麼頻率，我無法說明我是如何知道的，但我確實是做得到。同樣地，我能實際上在共振頻率被激活時明確知道，因為當時的效果是顯而易見的。

通常當堵塞被消除後，疼痛就會終止。只要不再有別的問題，諸如器官損壞或感染等，我們就可以認定病症是得到了治癒。如此，疼痛通常也不會反覆了。

我想舉幾個我運用外氣療法的實例來結束這一節的討論。首先的一個例子與我的兒子于健有關。當他四歲的時候，他患了耳朵感染並持續了數月之久。我太太和我帶他去看醫生，醫生開了抗生素，但病情卻不見好轉。我們也試了自然療法，但都不奏效。最後醫生建議動手術，但是被我否決了。一晚，正當我的妻子遠在中國做研究時，于建突然開始哭喊起疼痛。我太太一直都不贊成我運用外氣對兒子進行治療，但此時她不在家，而我又沒有其他辦法能幫助兒子，於是，我決定來試一試。我就將上述的外氣療法施於我兒子的耳朵，一會兒的工夫，我看見有血紅色的液體從他的耳朵裡流出來而感到驚恐不已。不過，除此之外，他倒是看來還好，同時也停止了哭泣，並且看起來似乎已不再疼痛了，但

是我當時還是被嚇得忐忑不安。第二天，我急忙帶著兒子去看醫生，結果醫生說積液突破了他的耳膜而流出，因而緩解了耳內的壓力。醫生告訴我于健看來好極了，而且不再需要作手術了。于健耳朵的感染就此好了，從此再也沒有復發過。

我也用過外氣療法對我的女兒于容進行治療。在她還是個嬰兒的時候，我們注意到她的淚管有些問題，如果一天內我們沒有清理她的眼睛的話，她的眼瞼就會黏糊在一起，而使她無法睜開眼睛。醫生說需要動個手術，但她當時還太小，所以我們決定等一等。而到了這時候，我已慣於以外氣療法為別人治療了，於是我決定來治一治自己的女兒。結果在接下來至少六個月的時間裡，我對她不斷地診治了許多回，但始終沒有在她的眼睛一帶找到癥結的堵塞。有一天她在睡覺的時候，我突然想到有可能這個堵塞根本不在眼睛附近。於是，在搜尋一會兒後，我就在她的臉頰處找到了一個堵塞。然後，我疏通了這個堵塞，而她從此再也沒有淚管方面的困擾了。

大約在十年前，一個朋友急電我尋求我的幫助，因為他剛出生的女兒的臍帶中被發現只有兩條血管，而不是正常的三條。醫生們擔心這個異常可能表示著一個未知的隱患，結果事實證明他們是對的，因為這個嬰兒一直沒有排便。對此，她的父母和醫生們盡了一切努力但都無濟於事。我朋友打電話給我的時候，他們已排定了手術的時程。他家住在長島，我聞訊立即趕到醫院去。在完全沒有碰觸到嬰兒的情況下，我為其施行了外氣療法來除去其腸部的堵塞，結果在幾分鐘的時間內，這個小嬰兒就排便了。因此，她不再需要動手術了，而且也沒有出現過任何的後遺症。

人體中有幾個部位是多條經絡的交匯之處，例如在肩部，我們能觀察

到一個經絡的大匯聚：有些是從軀幹或胳膊通往頭部的，而另一些是從頭部通向身體的各個部位的。肩膀就像是一個繁忙的交通匯集路段：有些經絡僅是在這裡通過，而有些則與其他經絡相交於此。正因為這個部位的經絡路徑是如此地錯綜複雜，因而毋庸置疑，肩部的問題自然是頗為常見的。無論是中醫或是西醫，肩膀的毛病一向被視為是難以對付和治癒的。其中有一種常見的肩部病症叫「五十肩」，就是指一般人在五十歲左右容易患上的肩部僵硬與疼痛。

我有一位韓國朋友，當時是在我任教的大學裡負責保健科學方面各學院的總院長。有一天他來找我解決肩膀的毛病。那時候，他所負責的部門包括一個脊椎整療學院、一個自然療法學院，以及針灸等其他的一些學科。過去一年來，他為了減輕肩部的疼痛已試盡了各種不同的專業療法，但都不奏效。要知道，東方人通常都不太好意思拉下臉在這種事上求助於朋友，而他之所以會來找我，是由於他實在害怕他整條胳膊最終會廢了，因為那時候他已經痛到每天早上起床後都抬不起胳膊了。而在我施以了兩回的外氣治療後，他的毛病就完全消失了。

在上例的情況下，雖有好多條經絡交匯於一處，但外氣療法卻能無視於其複雜性而仍然能發揮其功效。其實不論你面對的是一條或多條經絡的堵塞問題，處理這個過程的原理是一樣的。你先是找到堵塞點，然後再來疏通它。這就像是在解開一個線團中的結一樣——你得有耐心地依次一條一條地解開，一次一條線的來。

一個完整的經絡系統就像血液循環系統一般地具有主要的經絡主幹道（十二正經加上奇經八脈）以及繁雜的支絡與孫絡，形成一個傳導氣的網絡。氣不但可上下循環全身不休，而且流通至各個器官、筋骨、關節、肌肉、血管乃至於皮膚與毛髮。氣與血共生共榮並以氣為血帥，共

同滋養與護衛全身各處。 這也就是說，氣不通暢的地方，血就不流暢。氣血不暢，就會產生病變。小則疼痛、發炎、腫脹，重則潰爛、壞死或結節、長癌。

假使外氣能有效解除氣在經絡上的堵塞進而消除疼痛，同理可知，一些因氣血不暢所造成的身體部位或器官上的病變，也應該可以藉由外氣療法而得到改善甚或治癒。這樣的案例多不勝舉，但基於篇幅的關係，就此按下不談了。

信息氣療癒

如果你對於我以上所述的外氣療法感覺難以置信的話，那麼，以下的內容可就更遠遠超出你的想像了。但是不管你是否相信它的存在，信息氣療癒卻是千真萬確的。它就像是任何我們無法看到、聽到、聞到、嘗到或觸摸到，但是仍然存在的那些精神現象一樣地真實。

信息氣療法不同於任何其他我所知道的療法。現行於東西方的各式醫學療法均是直接作用於身體的，採用某些形式的物理療法或藥物。甚至外氣療法也可算是一種物理療法，雖然它並未直接作用於肉體上，但卻作用於人體的氣場或能量層，來改善內氣的流動進而治癒病症。正如我在第三章中所述，內氣和外氣兩者在本質上都是物質性的，相反地，信息氣療癒則不藉以任何物質性的條件介入來展開療癒。

縱觀歷史，確曾發生過有人成功地以祈禱而達成療癒效果的事蹟，本書一開始所敘述之麥考德（Phil McCord）的故事就是這樣一個例子。此外還有關於道人和氣功師替病人遙診遙治的傳述，但是這些傳述從未經

過證實。當然，這些故事中有些可被視為是軼聞事跡，然而其中大多數還僅止於坊間的傳說與神話。至今還沒有人能確切地描述出這到底是種什麼樣的療法，它是如何進行的，還有它能達到什麼樣的效果。

在這一段落中，我將提出我個人對於信息氣療癒的實驗心得。我的目的是要率先開端來描述它到底是什麼、我在療癒時做了些什麼，以及其所產生的結果。

首先讓我們來看看信息氣療癒究竟是什麼：它是一種運用精神能量來進行治療的方法。從我做過的上千次開功──我將精神能量引導進入參加課程班的學員們──所得來的體驗中，我開始探索運用精神能量來進行療癒的想法，並思索著為建立一套這類療癒方法的理論所需要的依據。這本書就是作為傳達我所領悟到的一個步驟。

精神能量不遵循物理法則，它是無所不在的，沒有任何事物能阻礙精神能量往返於任何地方。比方說有一位療癒師在甲地，而病人在乙地，那麼，精神能量能夠毫無疑問地往返於甲乙兩地之間，而不在乎這兩地之間的距離有多少。於是，僅有的問題就是如何把精神能量轉化到物質世界裡，這種轉化至關重要基於兩個原因。首先，沒有了它，療癒就不會發生。為了使精神能量在物質體中產生效應，某種形式的從精神到物質的轉化就必須發生。另一個由精神向物質轉化的必要原因，就是它要為療癒師提供信息與反饋。沒有這種反饋，療癒師就沒有辦法來引導療癒的進行。

我逐漸開始相信精神能量向物質能量的轉化是發生在人腦之中──若不是在療癒師的腦中，就是在病人的腦中。這種轉化隨著信息往返於病人和療癒師之間而發生，就像是兩台電腦之間的相互對話。我深切地認為

大腦在療癒過程中占有非常重要的一部分，因為我們已認識到，我們在日常運作下其實只使用了我們大腦中百分之十的神經元，那麼，其餘百分之九十的功能是做什麼用的呢？我懷疑，至少有一部分的腦容量是用於精神與物質世界之間的轉化功能。

現在，我們來看一下我在實施信息氣療癒時都做了些什麼。當我在施行開功時，我其實什麼都不做，就如我之前在別處所談過的；但當我施行療癒時，則大不相同，因為信息反饋是這個過程中不可或缺的一部分。每當我為需要幫忙的人施治時，我獲得的信息反饋是以一種感覺的形式來呈現；簡單地說，就是我會感應到患者的病痛，雖然這麼說也並不是十分地準確。而更為正確的說法，是由於我親身體驗到的感覺使得我能得知正發生在另一人身上的什麼病況。

我相信我們之中的大多數人都對我們所摯愛的人有過感同身受的體驗。當好友或家中成員在電話中或書信裡描述他們的病痛時，我們有時候卻也能夠清晰地感同身受。成功的氣功師們同樣是如此——他們通常能感受到別人的疼痛，不管是自願或是非自願，距離是近或是遠。這已經是一個為大家所公認的現象。

我總是有此類的體驗。我每當去一家商場或電影院，而感應到我周圍的人所正在承受的痛楚或不適，已屬家常便飯。我可能在我的胸口感到疼痛，從而知道我身旁的人患有心臟疾病；如果我正在與朋友通電話，而突然在太陽穴處感到一陣疼痛，我就知道我的這位朋友正在頭疼。為此，我常與別人進行核實，而且次數頻繁到足以證實了我所感受到的就是他們所正在經歷的。由於這種情況經常發生，這也就是我通常會避免去擁擠場所的原因。

這種靈敏性對於任何使用信息氣為人療癒的人來說是非常關鍵的。如果你也或多或少地具有這種靈敏度，我相信你就有可能進一步增強這個能力；但如果你沒有這種靈敏度，那麼，你就很可能無法練就這種本領來用信息氣為人治療。

我每次在施展信息氣療癒時，情況均各有所異，因我所治療的人而有所異。我假設任何施行這種療癒的人都有其各自的方式，可能根本就不存在一種所謂的標準方法。每個人的腦都不一樣，所以相同的一個信息，到每個人的腦中將其轉化為物質性的感覺和含意就會因人而異。這就好比將一篇文章從英文轉譯為中文，若有五位譯員來分別地翻譯，結果就會出現五個至少有些許差別的譯本。

我發現到，要使信息氣療癒有效力的話，它可能需要被治療者具有相當的接收性。這是依據我的經驗所得，然而我至今還未能證明這點，但我認為如果患者不具有接收力，尤其是當他本身在抗拒這個過程，那麼，這個療癒可能就不會太有效用。

對我來說，最容易療癒的案例就好比當我在和朋友通話時，他說他有頭疼，然後我就用這個療法來治療。在這種情況下，我的朋友知道我在做什麼，並且也希望我的幫忙，通常問題立刻迎刃而解。

我還發現到，當我治療一個處於危急狀態的人，比我治療一個相對健康的患者的療效要更為顯著。這點深具意義，如果你理解我在第四章中所提示的「氣是道的一種實質的表現」，所以氣遵循道的原則，而道的本質就是平衡。老子在《道德經》中說：「反者，道之動；弱者，道之用。」[9]意思就是當道出現時，對立的兩極就會趨於平衡，道增強弱者，同時又削弱強者。所以隨著氣在患者與我之間的來回流動，氣將會

對最有需要的患者產生最大的作用。

接下來我將舉出幾個我用信息氣療癒產生療效的實例。然而,有些案例(如以下兩個例子),我無法證明療癒的發生是由我的治療所造成的。

有些案例是我確實施行了信息氣療癒,而且結果證明是成功的,但被療癒的人並不知道我做了什麼。其中一個案例是關於一位香港的電視台新聞主播,每次我去中國大陸,都會看她的節目。幾年前,她在歐洲旅遊時,她所乘坐的列車發生了出軌的事故,她經搶救送往醫院時已陷入昏迷狀態。我在中國大陸看到新聞報導,一位英國醫生宣告她已腦死,我當下就決定要幫助她。接下來連續三個晚上,我都為她施行一到兩個小時的信息氣療癒。在英國醫生的宣告之後的同一時間,中國政府派出了一支醫療團隊前往英國對她進行治療,並把她帶回了北京。結果,她清醒了,也開始復原了,雖然至今她尚未完全恢復身體功能,但卻持續在進步中。儘管我無法證明,但我相信是我做的信息氣療癒幫了她。事發後有很長一段時間,我都在想究竟是什麼造成了她的轉變——究竟是我的介入?或是中國醫療團隊所做的?此一事件使得那位帶領醫療團隊的主治醫師變得非常出名,人們驚訝於她竟然能夠成功地挽救一位英國醫生已經宣告腦死的病患。然而,有一天,我在電視上看到了一個節目正在訪問這位主治醫生。她非常實事求是地說,她與這位女主播的療癒沒有任何關係,同時她要求大家不要再將腦死的病人送去給她治療,因為她沒有辦法治癒他們。

我另一個匿名治療的案例是一名臺灣的女士,她乘坐的廂型客車在被另一輛轎車衝撞後翻覆。她當時即因腦震盪而陷入昏迷狀態,她的一條前臂也遭損毀,醫生們對她的病情均抱持著悲觀的態度。我透過網路電視看到現場直播中,她的市長丈夫悲戚失聲地祈求大家助其夫人度過難

關。我因他真情流露的請求而為之動容，於是我決定試試看能不能幫助她一把。而在我施以信息氣療癒不過幾個小時後，就有新聞報導宣稱她開始顯示出了生命跡象，並且她的病情也有了好轉。

在這兩個案例中，我雖然有一些跡象顯示信息氣療癒可能是有神效的，但卻都不是證據確鑿的。因而現在我要舉一個有真憑實據的實例，來證明信息氣這種療法確實有效。

大約七年前，我的好友建國打電話告訴我說，他九十歲的父親正處於昏迷狀態，生命垂危，醫生說他們對他的病情已無計可施了。我問建國是否願意讓我試試看我能不能幫上忙，他說他要與母親商量一下，結果不到十分鐘，他的母親打電話回來，是的，他們希望我能盡我所能地幫忙，因為他們已別無選擇了。於是，我施展了信息氣療癒，結果不到兩個鐘頭，老人的情況就有了好轉。我告訴建國，他父親會好起來的，當然，我所說的「好起來」是指他能夠活下去，並能正常運作，而不是說能夠完全地痊癒。就這樣，我好友的父親不斷地康復起來，很快地，他還能夠跟護士們開起玩笑來了。

想不到約三個月以後，建國兄又打電話給我。他問到：「你究竟是什麼樣的醫生啊？」他當時跟他的父親在加州，他的父親正因為呼吸困難在搶救中，情況再一次變得非常嚴重，我告訴建國兄我會盡力幫忙。經過我親身體驗所得來的感覺，我意識到是呼吸道被異物堵塞了。當我在康州的家中為其施行信息氣療癒時，建國兄一直在電話上，站在他的父親的床邊，距離我足有三千哩遠。沒有幾分鐘的工夫，他開始叫喊說一大團一大團的濃厚黏液從他父親的口中冒出來，而且黏液連綿不斷地湧出。建國不斷地擦掉痰液，一直等到他父親排完黏液之後，他的呼吸就暢通了。後來，他又保持良好地過了幾年，直到最後安詳地離世為止。

在我施行信息氣療癒之前，我會先使自己平靜下來。我必須聚精會神於我的患者身上，其餘則什麼都不做。我之所以稱之為「信息氣療癒」，主要是因為有信息氣在兩人之間來回傳遞，有點像無線電通信一樣。曾有人問我，我做的是不是就是將療癒能量發送給對方，我想，更為正確的說法應該是，我親身體驗了對方所感受到的。這就像是我變成了對方，我承受著他的感受，並努力幫他消除任何堵塞，進而改善這個人的症狀。當我在做外氣治療時，我發現經絡中的堵塞在我的指尖越過它時，我所感覺到的就像是遭遇到了阻力或摩擦力；而在我施行信息氣療癒時，一些相似的情況也會發生——只是我感覺到的不是阻力，而是對方身體狀況的感知。我將這種疾病或傷痛的感覺納入我自己體內，然後再努力去清除它。

當建國兄的父親發生呼吸困難時，我也能感覺到自己頭部的堵塞。當試著去打通堵塞時，我能夠實際上感覺到什麼時候是成功的，什麼時候沒有。我總是能明白什麼時候我做的是否有效。正當我感覺堵塞被清除的那一刻，我正好聽見建國喊說他父親的嘴中冒出了黏液。

以上的例子都描繪出信息氣療癒在急救狀況下所展現的驚人力量。這些也許有人會視為是巧合或意外，但近年來我又經歷過多次緊急救援的醫療事件，我每次都是在病患家屬的請求下涉入的，而且有幸大多數都能如願達成救人命於須臾，甚或起死回生之使命。我發現有了家屬的信任與支持再加上現場醫護人員的配合，信息氣療癒幾乎沒有令人失望過。

我想在此與大家分享的最後一個關於信息氣療癒的故事，就發生在我寫這本書的時候。黛博拉曾在此寫作計畫中協助過我，而那時她經診斷得知患了乳腺癌。黛博拉住在匹斯堡，我們是在十幾二十年前認識的，過後已有十餘年沒有見過面了，我們一直透過電話和電子郵件來一起工作。

當黛博拉在幾年前第一次告訴我她發現乳房有腫塊時，我得以運用信息氣來為她進行檢查，並告訴她這個腫塊不是惡性的。而在她家人的催促下，她又去看了醫生，經過一系列的乳房 X 光檢查之後，根據這些檢查結果，她被告知需要接受雙乳的切片檢查，我也鼓勵她去做這個檢查，最後醫生在三個不同的部位做了切片取樣。

結果他們找到了惡性腫瘤，但卻不是在最初發現腫塊的地方。當我再用信息氣為黛博拉做檢查時，我也確認了切片檢查所檢測出的惡性腫瘤，我還在她的頭部一條經絡上發現了一個堵塞，而同一經絡也有經過右乳外側，那正是惡性腫瘤所在的地方。這個堵塞在信息氣療癒下輕易地解除了，不過這樣的幸運並不是經常發生的，有時想要發現並解除堵塞是非常困難的。無論如何，我又刻意等了兩個星期，並每日為她檢查以確保堵塞沒有反覆，然後才告訴她堵塞已經消除了。一旦消除了堵塞，癌自然也沒有了。一般來說，經絡上的堵塞會引起氣血的流動變得遲緩，而正是這種遲緩導致了癌的發展。這就像是一條溪流被堵住了，因而水流自然會變得遲滯一樣。一旦堵塞消除了，氣的運行就回歸正常，也就可以自然地把一些東西清理乾淨。從確診出癌以後的兩個月，黛博拉又去做了一次 PET（正子造影）和 CT（電腦斷層）掃描，結果在她身上沒有發現任何癌的存在跡象。這件事至今已遠超過五年了，她一直都沒有接受任何常規的治療，也沒有再出現任何癌的跡象。

我不知道是否有別人能夠施行我所謂的信息氣療癒。不過，我想應該會有，主要是基於長久以來一直都有關於遠距離療癒的傳述，但由於缺乏證據，這些傳述通常僅止於被當作是軼事傳聞罷了。因此，我一直在私底下自己做些實驗與研究。除了為家人和朋友特別做之外，我對其他人施行這種療法時都有一個比較執著的要求，那就是我只願意對已經別無選擇的人來施行療癒，也就是那種其他所有辦法都試了，或者已被其

他所有醫師都放棄掉的患者，若非如此，我就無法確認任何療癒的結果是否與他人的介入有關。總之，這個程序需要有可靠的科學家通過公證的實驗來進行徹底的研究，也只有通過這個辦法，我們才能證實信息氣療癒究竟是不是一種令人信服的治療方法。

無論如何，設想信息氣就如我所述是自然的、天生的或是人類潛能的，那會是如何一番憧憬？就以療癒而言，信息氣療癒展現出無比地優越性。不論它的無害與無侵入性，它的精神性本質使它充分具備了「無」的優勢。舉例來說，它可以是無限量的，在大型流行疫情氾濫下，它可能力挽狂瀾拯救眾生。它可以無遠弗屆，需要緊急救難時，不論多偏遠、多遙遠——深山、荒漠、極地中，乃至於外太空裡，都難不倒它。它還可以無處不及，從經絡、血管、器官、骨骼、頭顱內到手術刀、先進科技甚或藥物所不能及的地方都攔不住它。總之，它所可能帶來的利益正在考驗著我們的想像力。

關於醫學未來發展的幾點想法

醫藥和治療是維繫我們健康和生活品質的關鍵所在，我們人生的幸福與保障依賴於醫藥的實行，但問題是：我們滿意我們現在所得到的嗎？這個問題的答案因人而異。但是，若當你或你所愛的人生病了，結果群醫卻束手無策的時候，你就會開始懷疑是不是另有一個更好的方式存在；而經常也只有在這個時候，人們才會開始祈求一個奇蹟的出現。

　　不管你是不是一名中醫或西醫的支持者，我都無法想像有人會不同意近代西方醫療照護與保險的費用已經高到令人無法忍受的地步。在二〇〇九年用在保健方面的支出占了美國國民生產總額的 17.3%，這是從一九六〇年的 5% 和二〇〇〇年的 14% 一路上升而來。據估計，十年內，在美國每五美元中就有一美元將會被用於保健上面。[10] 從經濟的觀點來看，美國的保健系統已是無法維持下去，因此，現在正是一個千載難逢的好時機來引入自我療癒的方法。這種方式不但能使你保持健康，並且能照著你自己的方式來保障，同時至少能夠減少——若無法免除——你的醫療開支以及一些不必要的程序。

　　有些人可能會認為我在本章所討論的這些氣的療法，可以作為取代目前的現代保健系統之絕佳選擇，但我個人卻不以為這種方式有可能替代普及於社會基層的現行醫療方式，而這個論斷是基於幾個方面的原因。一是可靠的療癒師之可得性：外氣療法和信息氣療癒都需要特殊的靈敏性，很少有人能夠通過訓練來以此類方式施行療癒；還有，僅憑一個人聲稱能夠以氣來為人療癒，並不意味著他真的有這樣的能力；而且，至今還沒有一個可靠的方法能夠評鑑此類特定療癒師的有效性。另一個原因會是在可負擔程度：對於這類療癒的需求，無疑地將遠遠超過有限的療癒師所能供應的，因此他們的療癒服務將會變得昂貴。最後一個因素是，我們對氣的療法缺乏足夠的瞭解，包括它們對療癒師會造成什麼樣的影響；我在前面提到過「殘留效應」這回事，當一個療癒師用氣為人進行療癒時，有可能發生殘留效應，也就是說，病人殘餘的疾病會留滯在療癒師的身上，正是由於這種現象的存在，師傅們總是不鼓勵弟子去從事這類療癒工作。也因此，從事療癒的人通常會限制每天療癒病人的數量，以確保他們自身的安康。

　　在此我可以列舉一個關於殘留效應的簡單實例。有一天我的兒子于恩

抱怨說他的胃不舒服，我告訴他我會幫他調整一下。在上床睡覺以前，我想起來，就以信息氣為他調治。一個懂得傳統中醫的人會說于恩患的是胃火過旺，於是我打通了他的一些經絡，然後就倒頭睡去了。不料到了半夜裡，我突然醒來發現自己在流鼻血，這對我來說是很不尋常的。於是第二天一早，我就問兒子夜裡有沒有發生什麼事，然而他說（就像一個典型的青少年一樣）：「沒啊！」然後我就問他有沒有流鼻血，他回說有，不過這是他近一年來第一次流鼻血。于恩的流鼻血是因為他的身體正在釋放引起胃部不適的火氣和壓力，而我的流鼻血則是因為治療我的兒子所產生的一個殘留效應。

儘管氣療癒有著種種人才資源上的限制，但是氣療癒所具備的優良特性卻適足以用來為未來醫療發展指引甚或啟發一些方向。首先是它的無害與無侵入性，黃帝內經靈樞篇開宗明義第一章就明述為針刺法立綱記經之初衷既是為愛民計。黃帝不忍百姓在醫病過程中為藥物與尖石所傷而希望「以微針通其經脈，調其氣血」。極其諷刺的是，進化數千年後的我們，竟然假科技之名卻背道而馳。

現代醫學號稱是先進科技之極致傑作，但我們卻對許多所謂「不治之症」的治癒毫無頭緒。病毒疫苗的開發對控制流行性病毒的大量擴散發揮了很大的功效，但對治癒病毒性疾病（如愛滋病、紅斑性狼瘡、病毒性肝炎等等）卻沒有太多進展。同時，對諸如自閉症、過動症、巴金森症甚或阿茲海默症等的腦部疾病的治療（不僅是控制病情）至今亦是一籌莫展，更遑論與癌症宣戰已近半個世紀仍毫無勝算。

我們每年花費在研發藥物、醫療器械與相關科技上面的金額是以天文數字來計算，而且全世界最頂尖的人才也為之所用。究竟為什麼造成醫學的進展如此的牛步呢？事實顯示並非是我們沒有盡力。那麼為什麼會

找不到合理的解決方案呢？ 假以時日會有辦法嗎？ 我想大多數人都是抱持悲觀態度的。 但失敗者是沒有悲觀的權力，更不能有自滿的心態。所有醫療相關從業人士都應該敞開胸懷接納不同論述，就如同「禮失求諸野 」一般。如今的醫學是偽科學，因為它缺少嚴謹的理論基礎和令人信服的統計數據來證實它的科學性。真正的科學不是花拳繡腿先演再說，而是先提出說法再小心求證。在實踐中要得到充足的重複效果才有可能被接受。萬物不是看得見的（有）才是科學，看不見的（無）就不是。有的無的，有一定效果的就是科學的。

再者， 政府有義務要主導並輔導醫學的科技研發，而不是任由甚或支助利益團體來主導或支配醫藥的發展方向。 因為利益之所趨，可能使我們難以發現解救病患的方案。科學的探索是在找出事實的真相，而真相所顯現出來 的現象可能不是目前的科學水準所能理解的，就像量子理論連愛因斯坦都要質疑一般。執政者應當效法黃帝愛民的精神，不僅要盡力為百姓尋求治癒疾病的方法 ，而更要找出不傷害病患的治療方法 。

就目前和可預見的未來而言，我認為我們還是得繼續依賴於現有的醫療系統來維繫我們的健康與療癒。同時 ，我也要強調東西方醫學都有其可取之處，要是能取各家之長而加以保留，將屬明智之舉。目前來說，西醫特別擅長於危機處理，現代化的西醫院是你遇到腿部骨折、燒傷、車禍或心臟病發作等事件時的最佳選擇，而中醫在治療和預防慢性病，例如癌症、糖尿病、關節炎或心臟疾病等方面則較為有效用。

然而 ，兩個系統都必須有所改進。西醫需要發展出一套理論以助於確定疾病的真正起因，進而真正地去解決健康上的問題，而並非僅僅去處理病人的症狀 。東方的醫學，特別是中醫需要結合更多的先進技術，去發展出一種更為可靠的診療方法 。我並不是建議中醫師採用更多諸如放

射線等的侵入性診斷法，但現在中醫所用的號脈診法的準確性，取決於醫生的技能，因而使得那些經驗不足的資淺醫生的病人們，就會因為不確定他們是否有得到準確診斷，而處於劣勢。正如我先前所述，未來有可能會開發出新的技術而使得所有病人都能對他們的病情得到一個高度精確的診斷，並且這種精確度甚至會超越當今最靈敏且最有經驗的醫師所能提供的。除此之外，人工智慧的專家系統能為醫師提供相關專家解決類似問題的經驗資訊，而便利於治療的過程。總之，我深信，我們的未來會是光明和充滿希望的。

當然，最好的醫療體系就是你永遠也不需要去動用它的那個。為了確保你長久的健康與壽命，沒有比採納一個諸如先天氣運動一樣的自我療癒的例行鍛鍊更為明智的舉措了。當然，有做自我療癒鍛鍊並不表示你就永遠不再需要醫療照護了，而是意味著你將運用你先天的能力來認識你自己，進而能療癒你自己。總之，通過採納如先天氣運動一般的例行鍛鍊，能夠使我們充分利用精神能量的無窮潛力，以致一生都能保持健康和平衡。

參考文獻

1 Tom Monte and the Editors of *Natural Health Magazine, World Medicine: The East-West Guide to Healing Your Body* (New York: Putnam Publishing Group, 1993), pp. 42–46.
2 Ralph W. Moss, PhD, "Mammography, Biopsy and the Detection of Breast Cancer: A Special Report by Ralph W. Moss, PhD" (2006) p. 1. www.cancerdecisions.com.
3 www.ausbildungszentrum-nord.de/Literatur/Fachartikel/englisch/Tmedicine-and -pulse.htm.
4 Richard Kass, "Traditional Chinese Medicine and Pulse Diagnosis in San Francisco Health" (Dissertation, Social Welfare Department, University of California at Berkeley, 1990), www.ausbildungszentrum-nord.de/Literatur/Fachartikel/englisch/Tmedicine-and -pulse.htm.
5 王唯工：《氣的樂章：氣與經絡的科學解釋，中醫與人體的和諧之舞》（如第七章，注 2）。
6 中國人將療癒性按摩稱之為「推拿 」，目的就是為了疏通經絡。這是脊椎整治療法、骨科和按摩相結合的方式，甚或可以說有助於療癒骨骼以及關節上的問題。
7 American Heart Association, "Heart Disease & Stroke Statistics: 2010 Update At-A-Glance," p. 13. Available at http://americanheart.org/downloadable/heart/1265665152970DS-3241%20HeartStrokeUpdate_2010.pdf.
8 *Biographies of the Divine Transcendents* (Shenxian zhuan). www.sagesource.net/ china/translations/pengzu.html.
9 老子：《道德經》第四十章。
10 Noam N. Levey, "Soaring Cost of Healthcare Sets a Record," *Los Angeles Times*, February 4, 2010

chapter 9 |
第九章
生命，死亡與解脫

對死亡的恐懼是與對生命的恐懼如影隨形，
而生活充實的人卻可以隨時預備著死亡的到來。

—馬克 · 吐溫（Mark Twain）

當你出生時，你在啼哭而全世界歡欣。
善度你的一生以至於在你離世時，
全世界在哭泣而你卻歡欣。

—美國原住民諺語

我在此章開頭引述了一段美國原住民的諺語，因為它正好符合了我所發現相關生與死的一種現象。大多數的我們都是啼哭著來到這個世界，因而有時我在想，這是不是意味著我們其實並不樂意被帶到這個世界上來。然而，目睹嬰兒誕生的人卻通常是欣喜萬分的。與之相對，有人臨終時卻往往是一番反轉的場景。臨終的人經常都企盼死亡，而且我發現他們往往也都存有接受死亡的態度。對許多人來說，尤其是飽受病痛折磨的人，甚至會欣然接受死神的到來。不過，他們身邊的人卻往往是悲痛萬分。

我第一次開始關注生與死的議題，是在經歷了一個原本認為是失敗的案例之後。那是在大約十五年前，一位住在曼哈頓的女士打電話給我，因為她從朋友那裡聽說過我，於是打電話給我，請求我去紐約上州看看能不能幫幫她病危的父親。我在此姑且就稱呼她為芭芭拉。我當時被她的懇求所打動而答應去跑一趟，可是當我到達醫院時，芭芭拉的父親卻不是像我想像中病危者那般地奄奄一息，他不但精神奕奕，竟也還可以輕易地談話，並且是行動自如。我們聊了一會兒，他給我看了一本他正在閱讀的書，那是本有關於如何為死亡做好準備的書。依我看來，他似乎已經做好了面對死亡的準備。當時，我用外氣療法做了所有我所能做的，他很能接受我所做的，而我卻發現他並沒有任何需要我幫助舒緩的問題。但是在我離開後不到一星期，我卻被告知了他的死訊。

那是在幾天之後，我出乎意料之外地接到了芭芭拉特意打來向我表達感謝的電話。坦白說，我不明白她為何要感謝我。因為就我當時的認知，我是失敗的，主要是我並沒有能夠挽救她父親的性命。當然我現在已經很清楚芭芭拉之所以感謝我，是因為我幫助她父親能安詳地離開人世，但在那個時候，我卻完全無法理解，甚而為之困惑不已。

假若你做一個實驗失敗了，一位傑出的科學家會告訴你，你絕對沒有真正地失敗，因為你總是能從你的失敗中學到些東西。我在芭芭拉父親一事上的經驗，致使我認識到我們對於生與死的瞭解是多麼地貧乏，正也是因此而促使我萌發了寫這本書的動機，更尤其的是，這一章。自從那次與芭芭拉父親的相處，我就開始把握各種機會來觀察死亡的過程，並進而開始為與死亡纏鬥中的人們提供協助。

在這一章中，我想要把本書所提出的眾多線索都匯集在一起，並且顯示出它們是如何編織出我們所知道的生命、死亡與解脫的影像。這裡所說的「解脫」，我指的是精神體從肉身中的分離，其中尤其是，我們需要審視一下精神能量在這些過程中所起的關鍵作用。

生命

我們生而不知「為何而來」，大多數的我們都過於忙碌於生活而無暇顧及這個問題。從一出生起，我們就變得很忙——吃喝、玩樂、學習、工作和奮鬥——而且除非我們刻意地去干擾此一人生過程，否則，我們的餘生都將會繼續在此忙碌之中度過。

而其中一件讓我們終日疲於奔命的事情，不外乎就是保持我們的健康。不論我們是如何貧窮或富裕，我們全都面臨著健康問題，而且都渴望擁有健康。維持身與心的健康是一項終生的任務，而且我們還得時時關照著。唯有良好的健康，才可能使人一生過得豐富同時也是愉悅的。但

是，需要加以說明的是，生理上的健康對我們一生所帶來的影響可是無法與心理和精神上的健康所帶來的能相提並論的。為了要過一個精彩而有意義的人生，你也許不需要擁有身體的健康，但卻一定要有心與靈的健康。

史蒂芬・霍金就是這樣一個無視身體殘缺的健康卻依舊功成名就的激勵人心之實例。霍金已被公認為是當今世界上最舉足輕重的理論物理學家，足以與牛頓和愛因斯坦相提並論，然而，在一九六〇年代初期，在他還很年輕的時候，他就被確診患有萎縮性脊髓側索硬化症（通常也稱作葛雷克氏症）。當時他被認為活不過兩、三年，然而，至今半個世紀過去了，霍金還是活著，儘管他幾乎是完全癱瘓了，只能借助於一個由其眼睛下面的肌肉所操控的言語合成器來說話，不過，他卻仍然任教於劍橋大學，同時還是一名暢銷書作者。除此之外，我們還能找出很多像霍金一樣的人，他們忍受著身體上嚴重的病痛，卻仍朝著人生的目標、成就和圓滿而邁進。但是，你能夠指出幾個患有嚴重的心理或精神問題的人還過著精彩而有意義的生活呢？

我的意思是說，儘管身體健康是很重要的，但是以生活品質而言，它卻未必比心理和精神上的健康來得更為必要。基於此，應該可以理所當然地假設，我們會好好照顧自己來維繫我們的心理和精神的健康，至少不少於我們對身體的重視程度。然而，實際狀況並非如此，至少不是在西方社會。

在西方，同時也正日益蔓延至全世界，我們對物質的傾向影響著生活的各個層面，包括我們是如何看待健康。即便我們之中的大多數人都已經意識到我們不僅僅是個肉身而已，但是在我們考慮要用什麼來使我們健康時，我們卻幾乎完全以物質層面來思考。因此，當我問別人他們在

維護生活和健康方面有什麼需求時，他們通常列出的也都是充斥著物質性的東西——食物、空氣、水、鍛鍊，還有（常見的）很多很多的錢。

為了要顯示這種觀點是多麼的局限，我要求你在這些必需品中僅選其中一項來考慮，結果食物會是或接近位居維繫生命和健康所需物品的榜單之首，因為我們都深信我們需要利用吃東西來獲得能量。還有誰會不贊成這一說法呢？作為一名工程師，我可以提出物質不滅定律來支持這一信念，來「證明」我們是需要供應物質性能量——在我們這個情況下，就是食物——來維繫身體的生理功能。

而我卻要聲明這個信念是錯誤的。或許我們並不一定需要靠食物來獲得能量進而維持身體健康，而事實上是有可能不靠進食來維繫生命和健康的。

我之所以做出如此論斷，源自十餘年前一件令人驚訝的事。那時我定期到米蘭進行開功課程，在我的第三次或第四次行程裡，一位男子特地跑過來尋求我的意見。他是個義大利人——我就叫他馬力歐好了。他在一年前參加過我的開功課程班。他憂心忡忡地說：「我什麼東西都吃不了了。」當時，馬力歐的身體狀況非常好，同時也保持著符合他體型的體重，除了幾個月都沒有進食任何東西以外，他一切都很正常。他說就在開始練先天氣運動之後不久，他就發現他沒有了進食的慾望和需求。

我微笑著告訴他，他正在體驗著許許多多中國人所夢寐以求的事情。這種不需進食而維生的本事一直在東方屬於傳奇事物，但事實上也確有發生——雖然罕見，但確實有案例存在。在中國的文獻記載中，有闡述這種不需進食之事，乃是通往成仙之道的必經階段。所以對中國人來說，大多數都會習以為常地接受這種可能性。我甚至曾經見過有人聲稱

具備這個能力，然而卻不是真的，這些人不是在自欺欺人就是存心要糊弄他人，因為很顯然地，他們看來就是一副營養不良的樣子。在我與馬力歐的這番談話以前，老實說，我還未見到過任何一個能夠不靠食物而活命的人，而他本人卻對發生在他自己身上的事情完全毫無頭緒。

這種以精神能量取代食物而得以存活——而且維持了強壯與健康的身體——的現象我們稱之為「辟穀」，這是一項古遠流傳的修練。一本關於「辟穀」的古籍出現於一九七〇年代考古學家在湖南省的一個兩千年古墓中所發掘出的眾多文物中，而也就是在同一個墓葬中出土了我在第三章中所述的《導引圖》。這本帛書具名為《卻穀食氣篇》，書中的記載是在教人如何逐步減少食物的攝入，直至完全脫離食物而生活。

在湯姆・唐（Tom Tam）的《辟穀：氣功禁食之道》（*Pi Gu: The Way of Chi Gong Fasting*）這本書中，他為辟穀做了辯解，他認為辟穀並非僅是一個傳說。作為一名針灸師和氣功師，他在書中對禁食與辟穀狀態兩者之間做了嚴格的區分。他說，「西方的禁食方法不能持續很久，是因為他們沒有與氣有任何形式的結合。有多少人能夠禁食一個星期都不吃東西呢？但是，在辟穀的狀態下，人們卻能夠堅持一個星期、一個月，甚或有時候長達一年。」[1] 在辟穀的狀態下，人不感覺飢餓，但卻體驗到更大程度的健康、強壯和體能。對此，他解釋說，辟穀狀態下所用的氣來自於宇宙或原本就儲存於體內的氣。[2]

我要大家清楚，我並不是鼓勵大家去停止飲食。但是不像一些氣功師一樣，我並不相信辟穀是一種可以經由人的刻意努力來致使其發生的狀態，同時我認為致力去引發它可能是個危險之舉。但是如果辟穀是自然發生的，就像發生在馬力歐身上的，那可就是個天賜之福。

馬力歐的故事固然美好，但我之所以在此引用它，是因為它挑戰了物質現實中最基本的一個假設——即我們為了要存活下去就必須要吃東西。這個假設的問題在於，沒有將我們並非僅是純物質性生物體的事實考慮進去。要是作為純物質性生物體的話，我們確實有吃的必要。但是因為人和其他所有生物一樣，都是由肉體和精神兩部分組成的，因此就有可能超越對於食物的需求。所以通過練先天氣運動而增加了精神能量，結果致使馬力歐進入了辟穀的境界，並且不再有進食的需求了；也可以說，他的物質體能夠單單從精神能量中獲得滋養。假使精神能量可以提供物質養分，那麼，如果我們能夠研究出如何將精神能量轉化為物質能量，那還有什麼其他可能會發生的呢？如果我們對於物質現實最基本的假設——即我們都需要進食來維持生命和健康——是不準確的，那麼，還有多少事物是因為我們全憑物質性的視角來觀察這個世界而蒙蔽了我們自己呢？

讓我們來審視一下所謂的身體健康究竟代表著什麼，尤其是，在我們的身體健康上「心」所扮演的角色。設想以兩類身體都健康且強壯的人為典型的例子。第一類是個心思單純、快樂，而且知足的人，他們一心專注在自己的事務上，而且從不與人爭鬥，總體來說，符合這些特性的人比較容易在身體上表現得非常健康。另一類人則是意志堅強且有主見的人，同時也是個有錢有勢的人，像這一類的人在當權時通常會是非常健壯的，不過，一旦他們失去了權勢，往往用不了多久就會在身體上出現問題。你可以親眼見證它的發生，特別是那些政客們，因為他們的一生都是比較公眾化的，所以可以相當清楚地知道他們何時掌權及何時失勢。上述這兩類人在許多方面都是大相徑庭的，而唯一的共同點就是頭腦清晰和良好的身體健康狀況。

現在再來設想另外兩類的人，他們在身體健康與強度方面都有問題。

第一類是老是心煩的人，他們無時無刻不在琢磨接下來要做什麼，在他們的日子裡充滿著內心的掙扎，像這樣子的人經常會感到疲憊，他們還可能因之而筋疲力竭，同時也不會有健康的身體。第二類人是意志薄弱的人，他們總是畏首畏尾，無法專注，或者說不能在任何事情上下定決心。這兩個類型的人通常身體虛弱，而這兩類人所缺少的，除了健康的體魄之外，就是心的力量。

心對於身體健康有著巨大的影響，雖然我們尚不知道造成這種關聯的是什麼樣的機制，但我相信它一定與精神能量有關。正如在第六章中所闡釋的，其中我立論說明了我們同時擁有物質的心（既是「心 」）和精神的心（既是本「性 」）。我將心視為身體的一部分，也是通往物質世界的門戶，而本性則是通往精神世界的門戶。經由先天氣的作用，心也許能使精神能量得以進入體內，然而這種情況僅有當心平靜的時候才會發生；如果心過於活躍或被物質的慾望所蒙蔽，那麼，精神能量是不可能進得了身體的。這也就是為什麼大多數的靈修都會要求你從放空你的心來做起。

現在，讓我們再重新以心與健康這兩點來審視一下不同類型的人，而這一次則要檢驗精神能量會怎麼樣與身體健康發生關聯。先來考量心思單純相對於心思繁瑣之人。一個心思單純的人就是那種心境相對清空的人，因此提供了精神能量得以加入的空間，所以一顆空靈的心也就是大多數做禪修或練氣功的人所努力要達到的境界。同時值得注意的是，心思單純的人通常在身體上也比較容易是健康的。對比之下，心思繁瑣的人就比較不能接收到精神能量，因為他老是在繁忙中，因而他的心也總是盈滿的。結果他與心思單純的人比起來，也比較易於在身體上顯得虛弱與不健康。如此看來具有諷刺意味的是，一味地沉溺於健康問題卻往往反而會使得這種人的心更為混亂。

　　我們還發現，意志堅強和意志薄弱的人之間也存有同樣的反差。一個意志堅強又有權勢的人，有可能在他需要時有能力來運用精神能量。他可以說是典型的那種很少關心他自己而勇於開放接納的人，結果他卻往往也因此身體會強壯和健康。反之，一個意志薄弱、總是擔驚受怕的人，很可能不會有吸引精神能量的能力，因為他總是害怕，他心中常常被自身的擔憂所占據。這樣一個膽怯、憂慮的人的通常具有一顆封閉的心，而他也就是那種典型的體質虛弱和不健康的人。

　　如我在前面幾章中所闡釋的，當你提升了你的精神能量水平的同時，由於先天氣的作用，你的物質能量水平也幾乎都會隨之增加。反之亦然，當你的精神能量減少時，你的物質能量往往也會隨之減少，進而你的身體狀況通常會跟著惡化。也許你對於你自己的精神體並沒有任何實質的掌控，但你確實能對你的心有某種程度的控制。就算沒有什麼其他辦法，你總可以放空或平靜你的心。通過這麼做，你專注在你精神的安康，然而你卻同時造福了你的身體和你的靈魂。

　　其實要增進身體健康最有功效的方法就是去增加你的精神能量。當你專注於精神層面，你就是在讓先天氣去增加你體內的物質能量，進而改善你總體的身體健康。不僅是專注在精神上比在物質上要更容易，而且如此帶來的潛在利益也遠較為大。精神能量是無窮的，而當你用來成事的東西是無限的話，你就正處於所謂的奇蹟會發生的場景中了。

死亡

當我小的時候，我們都是在學校接受疫苗注射。大家都按班級排隊，然後一個一個注射我們要打的疫苗，不論你是誰，沒有一個人逃得了挨這一針。我還依稀記得在隊伍中排隊等著打小兒麻痺症疫苗，就好像是永無止盡地等下去一樣。我那時候大約六歲，我的掌心是溼冷的，同時我還必須強自挺直雙腿，來避免膝蓋不自禁地顫抖起來。我怕極了是因為我不知道那一針會有多疼，而我更害怕會在同學面前像個膽小鬼一樣地哭出來。我現在回想起來，那種無名的恐懼可要比打針本身更來得糟糕。結果一輪到我打過了疫苗，就再也不會管到底有多疼，只覺得這一切的過去就是一種解脫。

在我們心靈的深處，我們每一個人對於死亡都不會感到自在的，這就像一個不自願接種疫苗的孩子在排隊等待打針一樣，我們之所以會害怕是因為我們不知道該期待什麼。當你面對死亡時，你會是平靜呢？還是害怕？你會感到疼痛嗎？你會是迎接死亡呢？還是抗拒它？依我的經驗，瀕死的人通常會認為死亡是一種解脫，不管他們是不是處於疼痛之中。

死亡幾乎是每個人都無法逃脫的宿命。我說「幾乎」是因為不朽登仙或許是有可能的，而且如我在第二章中所述，有證據顯示一些精神導師們能夠不通過死亡這條途徑而使靈體從肉體中分離。但是，超凡入聖並非我在此所關注的重點。我關心的是以我們這一整體的物種來看，而且在大多數情況下，我們最終都會死亡。

　　大多數人害怕死亡是因為不知道死後的世界會是怎麼樣的。我們通常關心我們「去哪裡」比我們「從哪裡來」要來得多。在邁向死亡的路程中，我們實則是在向未知的世界前進，我們害怕那些我們看不見的和我們不知道的東西，這就像當我們進入一間黑屋子我們常會感到害怕一樣，主要是因為我們看不見裡面有什麼。

　　所有的宗教都關注於如何幫助人們盡可能地多理解死亡，和死後會發生些什麼事。而科學，在另一方面，卻除了肉身會潰散分解外，沒有為我們提供一個關於死後會發生什麼的合理和邏輯的說明。在這個議題上，很少見到可靠的科學研究，而且除了從一些有過瀕死經驗的人們的描述外，幾乎完全沒有任何關於死後世界的資訊。這種情況並不是因為努力不夠，而是其中一定有個原因造成我們缺乏有關於死亡和死後可能會發生些什麼的資訊。或許，死後的境況是根本不可能用物質性詞句來敘述的。因此，在本章中，我將會盡量避免以物質手段來檢視死亡和解脫，才不會繞著同一個圓圈做無謂地追尋或致力於蒐集物質性的證據。

　　首先，我將「死亡」定義為「人的物質體與精神體的分離」，或者是由物質與精神能量之間巨大的差距而引起的分離。在死亡之後，身體就會變為是一種純粹物質性的東西，然後通常會隨著時間而分解殆盡。然而，精神離開了身體後，說不定還是繼續存在下去，所有的宗教都異口同聲地認為有一部分的我們會持續下去。其中大多數宗教都認為最好的歸宿是死後的永生，而最壞的則是在某種形式上永世不得超生的地獄。依照大多數宗教的說法，一個人現世的作為——也就是一個人活著的時候是行善還是行惡——決定了他死後的去向。同時多數宗教的信仰還存有著絕對善惡分明的看法，以及死後會因善得賞因罪受罰的概念。

　　除此之外，還有沒有另一種觀點存在的可能性呢？是否還有另一種方

式來面對死亡的恐懼呢？我在科學上的訓練，致使我對於萬事萬物都抱持著存疑的態度。我一直被訓練去探索不同的觀點來看待事物，因此就算針對死後世界的問題，我也是同樣地對待。結果我發現，起源於印度的宗教與哲學為我們提供了另一種有用的觀點。有一些在印度教、佛教和耆那教之間常見的幾個觀點，我認為尤其值得闡述。

其中第一個就是「業」的概念，也就是我們的所有作為都有因果報應的概念。業報的理論認為，你在生命中每個時刻的處境都是你過去思維和行為的結果，而你在當下的思維與行為也終會在未來產生後果。業報實為一個關係因果的自然法則，而與絕對的善與惡的見解或我們為原罪而受罰的觀念無關。

第二個重要的概念是「輪迴」，即是靈魂的重生使之連續不斷的存在。輪迴的學說認為靈魂是經歷過一系列的生命體而延續著，根據此種說法，當人死了，死亡的僅僅是他的身體，而靈魂則以另一個身體和另一個生命而重生。有證據顯示輪迴確實存在，曾經在許多案例中，人們在催眠狀態下，能夠淋漓盡致地描述出他們在前世中的若干細節。在坊間已有許多書籍深入探討了這種議題，輪迴一詞望文生義就似乎象徵著以一個輪子來代表了永無止盡的出生、生命、死亡和重生的循環，而我們唯有在達到了覺悟的境界才得以跳脫出此一循環。也就是說，一直要到我們獲得這種解脫為止，我們都深陷在這個無休止的循環之中。

覺悟成佛的可能性是第三個有助於這項討論的重點。這個概念是印度哲學和宗教的核心，因為只有達到了覺悟的境界才能夠超脫「生」與「重生」的循環。佛教徒稱此境界為「菩提」，意味著對宇宙真諦的領悟，同時包含著如同在夢中覺醒的意蘊。如在第五章中所提及，菩提達摩教導說，只有在你見到了你的「本性」才能得到覺悟，而覺悟則是破

除業報的唯一途徑。

我發現這三個概念——「業」、「輪迴」與「覺悟」——提供了一個有助於瞭解死後世界的模型。它們也許與實際發生的情境完全無關，但它們確實為死後世界提供了一種可能並易於理解的詮釋。

現在讓我們來審視一下死亡的過程，此過程我們可以將其視為從物質轉化成非物質的一個過程。在第二章中，我們使用了下面這樣一個模型的變體來闡明物質與精神能量在不同平衡狀態下的平衡狀況。現在，我們借用這個模型來助以解釋死亡的過程。

正如圖 9-1 所示，健康是在一個物質與精神能量水平皆高並處於平衡的狀態。你的能量水平愈高，你的健康狀況就會愈好。如果物質健康衰退了，先天氣就會通過減少精神能量水平而使總體能量水平維持在相對平衡的狀態。除非發生了些什麼而改變了這一動態功能，否則這個降低能

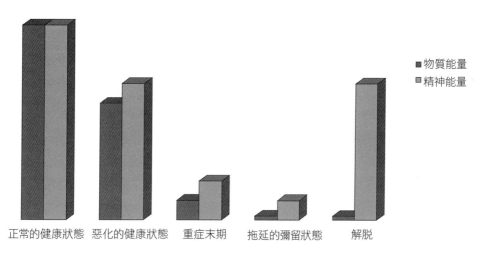

圖 9-1 在生命、健康、解脫亦即死亡的不同狀態下能量水平差異的圖示。

量水平的過程會一直持續下去。而當一個人的物質健康來到了一個終期的階段，也就是到了他即將死亡的時候，他的精神能量水平也會處在相對低迷的狀態，這也就是為何鮮少見到末期病患會持續保有良好精神狀態的原因。

在一些實際的案例中，這個臨終的過程可能會持續很長一段時間，並且最終的結果是使人「很難死掉」，這種狀態所表現的就是上述圖示中所標示的「拖延的彌留狀態」。我認為這種彌留狀態是發生在物質能量與精神能量都極度低下，同時兩者之間又沒有足夠的差距使之分離得開的時候。先天氣的平衡作用能保障人們避免死亡，換句話說，這種物質與精神間平衡的堅持不懈致使生命得以延續。不過在這種狀態下，物質能量將會持續衰退。這種拖延的彌留狀態通常會延續下去，直到最後肉身告終而收場——在這種情況下，此人將有個很遲緩的死亡過程，然後會經歷一次微小能量的自然解脫。因而有人為了避免這種彌留狀態的長期折磨，轉而選擇某種形式的自殺以了其生。當然，這兩種情況都不是一種適當的解脫方式（我在下文中將闡述何為「適當的解脫」）。那麼，此人或他的親人所剩下的唯一選擇就是找到一種能夠讓精神能量迅速增長的辦法，如此可以使精神順利從肉體中自然地分離出來，還有這樣做可使過程變得快速而且有力。

注意在圖 9-1 中標示著「解脫」的那個階段，顯示出精神能量要遠遠比物質能量高出許多，而這就是我所提到的所謂「適當的解脫」的一個圖示。我所謂的「適當」，就是指具有足夠高的精神能量水平能使解脫過程變得安詳而且理想。我的目的是想以圖解方式來闡明，在解脫的那一刻，我們的物質與精神能量水平之間的相對差異。當物質能量在消逝時，所僅存下來的微量精神能量相對於殘存的物質能量，會顯得無限地大——如果我們從兩者相對的比例來看的話。假使一個人的物質能量幾

乎已歸零，那麼即使是極小量的精神能量也是相對強大的。我相信人在死亡的那一瞬間需要那種比差——一個精神能量的水平要比物質能量的水平來得顯著地高——以為了獲得一次強有力的解脫。

解脫

生命之初，我們的宿命就已冥冥註定人生的終點必將是死亡。不論我們如何面對它，我們每一個人都會來到死亡面前，並親身體驗從肉體世界解脫的過程。解脫就發生在死亡的那一剎那間，而就在那一時刻，物質體與精神體分離開來。不過在我們能開始思考分離是如何發生以前，我們首先需要檢視一下精神能量在死亡與解脫過程中所扮演的角色。

所有我們視為自己所擁有的物質性的東西——如房子、衣服、錢，甚或是我們與他人的關係——只是暫時在我們活著的時候是屬於我們的。我們一旦死了，這些都只得置於身後了。我們死後所能擁有的——包括我們本身的所有——僅僅是精神能量。所以說，精神能量就是我們唯一真正的所有。我據此推論，我們在死亡那一刻所擁有的精神能量的大小決定了我們解脫的類型，以及我們死後可能具有的選擇。

基於我的本業是一名航空工程師，我就用太空航行的類比來助以說明。現在假想你要去太空旅行，那麼你的火箭推力大小就決定了你的選擇自由。火箭推力愈大，你就能飛行得愈遠，因而你就有更多自由來選擇你的目的地。所以說，只要火箭的推力夠大，你就能去到任何地方。

　　我想精神能量在死後所扮演的角色，依我的類比，就好比是火箭的推力。假設印度的宗教和哲學是對的話，那麼當我們在死亡時，我們所受到的業力控制就與火箭受到重力控制是相當類似的情形。大多數人在死亡時都沒有足夠的精神能量使他們能從業力的控制下掙脫出來，當然我這裡指的是擁有正常精神能量水平的普通人。而也正是由於他們的業，他們就只有認命而一再地輪迴重生。要讓你自己能從業力控制中脫離出來──同時也增加你來生的選擇──的不二法門就是去提升精神能量。我相信，當你往生時，你的精神能量水平愈高，你死後就會有愈多的選擇。

　　現在，讓我們來看一看在兩個極端的情況下會發生些什麼。一種極端，如果你的精神能量變得夠高，你就可以藉此由業力控制下從無盡的生、活、死然後再重生的輪迴中跳脫出來。而這也就是佛家所謂的「覺悟」，或者是說你成佛了。在另一個極端，則是你的精神能量已耗盡。依據印度哲學來說，你將會重生成為一個較低等種姓的成員，或一個較低等形態的生命體。

　　重點是要注意，在死亡的那一刻你所擁有的精神能量，可能與一般宗教理念中對你生前行為的善惡在死後會得到相當報應的看法，是沒有什麼直接關係。你的精神能量水平跟靈魂的救贖可不是同樣的東西，它們完全是兩碼子事兒，同時，你在你的一生中累積了多少精神能量與你的解脫也是不相關的，關鍵是你在死亡的那一刻擁有多少精神能量。事實上，你是如何度過你的一生並無關於在你臨終一刻所擁有的精神能量，惡行並不會影響你的精神體和你的精神能量之水平。我不是在為惡行開脫，而只是要說清楚這兩者是完全不相干的事實。恰好在我們太空旅行的類比中，這兩者都各有其對比的位置。為此類比，我們可以說你的一生都在為你身後的太空遊程做準備，那麼，你是怎麼樣過你的一生無疑地會對所能擁有的火箭的大小和完整性做出貢獻；但是，不管你有的火

箭有多大和多麼完備，你能航行到哪兒去卻是由火箭在發射升空時實際
具有的推力來決定的，也就相當於你在臨終那一刻所擁有的精神能量水
平，那才將是在你旅途中實際的動力所在。

　如果我的理論是正確的，那麼你臨終的那一刻可能就是你一生中最重
要的時刻。佛教裡也再三地提示我們，在往生的那一瞬間是至關重要的。
在許多佛經中都有強調此一論點，但卻鮮少有人真正理解為什麼。當
然，佛經中並不是使用「精神能量」這樣的用語——而它們論的是「覺
悟」，但是我深信它們所指的就是此事。由此可知，死亡的過程是決定
你解脫結果的關鍵因素，甚至可以說，你離開此生時的精神能量水平愈
高，你解脫的結果就愈佳。針對這一點，我們還需要仔細地來討論一下。

　雖然我還無法告訴你該怎麼為死亡時刻做準備，但我卻可以建議該如何
做才能夠避免造成「不完美」的解脫。首要之務就是要避免任何形式的
自殺或他助自殺，而且要使整個死亡過程自然地進行。當人們會想要結
束他們自己的生命時，通常是因為他們感到絕望，一個人可能是在久病
不癒之後感到無望，更尤其是當他正處於疼痛之中時，他或許盼望能快
點一了百了，但卻偏偏還要苟延殘喘下去。由於先天氣的作用確保人不
會輕易地死去，主要是因為他仍存留一些物質能量，同時精神能量水平
也還未能高到足以使靈肉分離，於是有些人在這種情況下開始尋求自我解
脫的方法，他們甚或可能找人幫助其自殺。我非常置疑這種方式是否合
適——並不是基於道德層面的考量，而是以他們自己精神上的福祉而論。
當一個人無法死去時，這通常意味著此人的精神非常低落，我認為人在
這種死不了的情形下，準確地講是因為他們都有一個偏低的精神能量水
平。儘管他們可能渴望於早日得以解脫，而先天氣卻為保護他們而不讓
他們在精神能量低下時死去，於是他們就會繼續處於彌留狀態。在這種
情況下，自殺會是一個確保死亡的方式，但卻不會提供一個理想的解脫。

精神能量水平會上下起伏。所以最好的辦法就是等待一個人的自然過程能夠完成，就是等精神能量能夠高到足以使靈肉產生自然地分離，理想狀況就是一個人在精神好的狀態下死去，而非在精神能量在較低水平的時候。

有一個現象經常出現在瀕死的人當中。他們通常都已經非常虛弱，連說話都有困難，但在臨近死亡的時刻，他們又會突然變得較有精力了，他們變得又有活力起來了，我們有句成語描述這一刻的景象，稱這個現象叫做「迴光返照」。就猶如落日的餘輝一般，瀕死的人在他臨終前的那一刻散發出他人生最後一抹光芒。假如我們想像瀕死的過程就像是我們朝著光亮走去，所以一個人在臨終之前，他回眸一瞥人間的最後一眼，而同時天光的反射正映在他的眼中。我的理解是在那一刻，臨終者所剩留下來的所有物質能量立刻全部轉化為精神能量。突然間，就出現了一股支撐此人的巨大能量，因而足以用來送他上路。我料想，此刻所有的痛苦也都會中止，而此刻所顯示的就是一個我所謂的死亡過程之徵兆。在那一瞬間，這個人在能量上發生了轉變——因而獲得了解脫所需要的精神能量。

我開始認識到精神能量在死亡與解脫過程中所起的作用，是由一九九六年起在助手泰勒的協助下所展開有關於此課題的研究。我的初衷是想要藉由試驗來檢驗我的理論是否正確——即當人們在臨終前遭受到彌留期拖延的折磨，而早已失去了求生的慾望時，增強他們的精神能量就能夠使他們較順利地完成他們的自然死亡過程。為此我們特意去尋找合適的實驗對象：必須是處於重病末期即將死亡，但是卻持續拖延活著超過六個月以上的病人，包括那些已陷入昏迷、癱瘓，或處於極度虛弱狀態的人。我們對這些我們要做試驗的對象顯得是格外地小心翼翼，同時我們也對病人家屬沒有絲毫隱瞞我們研究的目的，我們坦誠地向他們詳細解釋清

楚我們所要做的實驗。在每一實例中，家屬們都理解，並同意我們將他們的親人作為實驗的對象，因為他們深切感受到病人在遭受痛苦當中。結果我們實驗的對象有些是已經陷於不治待死狀態超過一年，甚或多年。而在這些案例中，病人的一家人也都早已痛苦疲憊不堪。

在每個案例中，我所做的不過就是將精神能量發送給徘徊在生死之間的病人，然後我就等待並觀察情況的演變。在本質上來說，我做的其實就是一次開功。當我將精神能量傳導給一個重症末期的病人時，有兩種結果可能發生。一種是患者有可能開始好轉，我認為如此的發展是因為對精神能量的增加所起的反應，先天氣相應地增進了物質能量而導致病人的健康狀況發生了逆轉。實際上來說，此人可能脫離了死亡，而這就是我為什麼必須要對每個病人的家屬說清楚所有可能會發生的情形。同樣地，這也是我開始為建國的父親施行信息氣療癒之前我向建國和他的母親所說明的狀況，而他們的故事我已在上一章敘述過了。當時我問建國兄他父親是不是一位生命的鬥士，他回說他父親簡直就是個了不得的鬥士，於是我告訴他，他父親活下去的機會很大。後來，他父親的情況果然好轉，並且又多活了好幾年。然而，另外一種可能的結果則是，輾轉於彌留之際的病人因此而順利往生。在這種情況下，精神能量的增加導致精神與物質能量之間水平的差距加大，從而致使了靈肉分離的發生，結果造成病人自然地死去。

我在這樣的實驗上一共做了大約十個案例。在每個案例中，結果病人都去世了，而且都不超過一個星期，但是最常見的是發生在我發功的當日或次日。我相信，在這一類議題上這樣的發現被記載下來是空前的——即當人們在彌留狀態下長期拖延而無法死去的時候，增加他們的精神能量水平會使他們能夠順利地自然死亡。在這裡，我需要澄清一點，我自始至終從未見過，甚或認識其中任何一位參與這項研究的實驗對象，而

且也未對他們施用過任何侵入性甚或物質性的手段，我在每一個案例中所做的就是將精神能量發送給這些徘徊於生死邊緣的人。他們每個人都在很長一段時間裡距離死亡如此之近，以至於他們的親人都認為他們是該離去的時候了。所以在每一個案例中，病人的家人都為他們所摯愛的親人能夠結束痛苦的折磨，並安詳地離世而感到心慰，就如下面這封信中所展示的。這封信來自一位朋友，我在她的父親掙扎、徘徊於彌留之際時曾助他一臂之力，而我在採用這封信之前也得到了她的同意。

最敬愛的丁老師：

我竟不知該從哪裡開始——這還是小問題——更不知如何找到一種感謝的方式來表達充滿我心的所有感激之情。您無私的付出和獨特的天賦是無以倫比的。我的父親於七月十五日離世，也就是在您慈悲地特意為他遠距離發功之後的一個星期。在那之前的三個星期中他都處於極度痛苦之中，雖結合了多種不同的藥物治療，但最後還是因為您的介入才使得我的父親能夠有系統地在身體上一天多過一天地放開他自己，因而是平和且沒有痛苦地離世。這讓我們在每日悲痛於失去他的同時，又為我們帶來了極大的安慰。我的父親是一位善良、高尚、優雅、耐心和寬厚的人，我們將永遠懷念他。感謝你讓他能夠安逸地離開這個世界。

愛戴您的唐娜

為了進一步闡明我對精神能量和死亡過程的觀點，我將在下文中列舉幾則關於我下過工夫的幾個人的故事。第一例是關於一個小女孩，她的母親曾在大約十來年前來上過我的課程。那時候，這個孩子大約才五歲，卻患了腦腫瘤，接受了腦部手術，但是因此造成了全身癱瘓。這位母親嘗試了所有可能幫助孩子的辦法，一般情況下，如果有人用如此多

種治療方法，我通常不會答應療癒他們，轉而我會鼓勵他們繼續他們現有的治療。但這一次我卻被這位母親為使孩子恢復健康所做的努力而打動了，於是，我同意為這個女孩盡一份心力。她是一個漂亮的小姑娘，在一年多的時間裡，我為她發功療癒過許多回。有好幾次都是她母親在女兒危急狀況下打電話向我求救，她們住在距離我家大約不過五分鐘的車程，所以每次她一打電話來，我就趕過去，進行發功療癒，然後女孩的情況就跟著好轉了。但是，真正問題之癥結所在是女孩子自己感到絕望，已喪失了活下去的慾望，更何況，父母離異又相互不和睦。有時候我得去女孩的父親家裡為她療癒，結果這位父親竟在我施行療癒的時候在一旁拍照，意圖為發生什麼留下證據。可想而知，這讓我感到很不舒服。

在為這孩子療癒了大約一年的時間，我知道她活的時間不多了。有一次在我即將出遠門的前夕，我告訴她的母親這可能是到了盡頭了，我不確定她是否真切理解我的意思。等到我回來，我獲悉這孩子去世的消息。其實對我來說，這是個讓我難以啟口來談論的故事，因為當時這位母親不能諒解我放手讓她的小女兒離世而去。同樣是為人父母，我完全能夠理解她的悲痛，但我懷疑她是否明白她的女兒已經走到她生命的盡頭了。假使這孩子尚有一絲願望要活下去的話，施加的精神能量就能夠幫助她活過來；但是一旦她已經放棄了活下去的願望，若我再發送精神能量給她，這個小女孩只有走得更快。所以說，不管我們愛一個人有多深，我們都無法強迫生命的去留。

我在橋港大學執教期間，我通常會在耶誕節時出外遠行，因為那時正值學校放長假。我的習慣是在耶誕節當天出發。但在二○○四年和二○○五年這兩年，我都在臨出發前接到了朋友的求助電話。

　　第一次求助電話是伊莎貝爾打來的，她是參加過我先天氣運動課程班的一位學員。伊莎貝爾患有癲癇發作的病症，我在二〇〇四年的耶誕節大約一週前到紐約布朗士的一家醫院看她。她一看到我，精神立刻振奮起來。我為她發了功，盡量使她感覺舒服一些。大約半小時後，我離去時在醫院的大廳見到了她的兒子。他一直在外頭等著我，但當我告訴他，他的母親將不久於世時，他隨即失聲痛哭起來。

　　後來，伊莎貝爾的侄女寫信告訴我，她是在聖誕夜當天過世的。她在信中寫到，在我探望過之後，伊莎貝爾癲癇發作的次數接著增加了，但症狀卻一次比一次減緩。她一開始是因癲癇發作入的院，而結果卻也還是癲癇發作讓她最終留在了那裡。在最後一週的時間裡，伊莎貝爾多數時間都在沉睡中度過。當人們在趨向死亡的過程中，精神能量的注入如果不是使人變得更加健壯，那麼就是助人能快點離世，而這一切都將因人而異。

　　二〇〇五年的平安夜，我接到另一名參加過我課程班的學員——蘇菲——的電話。她顯得非常焦慮，她的母親已進入一家費城的醫院有好幾個星期了，而醫生在試圖為她診斷。他們在當天稍早已經為她動手術移除了一個心律調整器——它造成了血凝成塊，並堵塞了一條主要血管。蘇菲的母親手術後的情況很糟，所以蘇菲問我說能不能開車到康州來接我去看一看她的母親。但我不得不拒絕她，因為第二天一早我就要搭飛機去中國大陸，不過我告訴她，我在我這裡就可以幫她的忙。在我發功為她母親檢查過後，我告訴蘇菲，她母親非常虛弱，同時狀況非常嚴重。我在她的胸部發現了一處堵塞，那個我倒是有辦法很快來解除。第二天，蘇菲來電話告訴我，她母親看上去好些了，她的臉頰上有點顏色了，還有她臉上的水腫也好像消了些。

在我的旅途中，蘇菲不斷地打電話給我。她告訴我，醫生認為他們為她母親用的藥可能減少了她大腸內的供血而導致了組織的壞死，他們想要進行手術來切除。但我告訴蘇菲雖然大腸是有問題的，但是沒有必要動手術，更何況她的母親可能會因此而無力存活下來。

但是，我所不能告訴蘇菲的就是去阻止她聽從醫生的話，儘管醫生的診斷有誤，而我所能做的不過就是一再地告訴蘇菲，她母親真正需要的是調養和恢復她的體力。那回，我到中國大陸後與蘇菲最後的一次通話信號非常不好，當時我在車上，因此很難聽清楚她在說些什麼，但我大致上理解她說的內容是醫生仍堅持手術是必要的。後來等我回到美國，我得知他們還是開了刀，但結果卻發現大腸組織其實沒有切除的需要。儘管如此，蘇菲的母親卻由於這場手術而在第二天就去世了。

這道理很簡單，就是當你的物質能量已經非常虛弱的時候，動手術將會進一步地削弱你的體能。而手術的麻醉只會更增加風險，因為當你在麻醉時，你的大腦是處於不工作的狀態。雖然我無法證明這一點，但依照我的分析，當你已經處於一個極度虛弱的狀態時，又在麻醉的影響之下，將會置你於更大的危險中，因為這將使你的精神更易於在此刻分離出去。無論如何，蘇菲的母親最起碼在她往生時應該是滿盛著精神能量而去的。蘇菲對於母親逝世的悲痛，更因夾雜著由於醫療疏失致死的事實而感到自責，在她母親去世後的幾週裡，我開導蘇菲要認清她母親有她自己的人生道路要走，所以我們要讓我們的親人在塵緣已了時，能無所掛礙地離去，就像我們的孩子長大了要出走到世界上去闖蕩一樣，我們的雙親也會離開我們而邁出他們接下來旅程上的步伐。

建國的父親就是那個經過我發功療癒後又活了好幾年的人，他是個生命的鬥士，並擁有非常堅強的意志。稍早在此章中我說明了意志力與身

體健康之間的關係，而意志力同樣也具有決定生死的能量。如果某人意志堅強，求生慾強的話，那麼，他在使用外部精神能量時的能力就會大有不同，從而會重新獲得能量。如果某人不想再活了，他可能會利用這些精神能量而達到平和的死亡。建國的父親逐漸地開始視他自己的生命就如同是對這個家的責任一樣。建國的母親告訴我，她的丈夫是在她生日後的那一天離世的，她相信丈夫是硬撐到那一天的，只是因為他不想讓妻子在過生日的當天或之前成為寡婦。甚至在他生命的最後時光，他都還能掌控自己的死亡，而這種控制是需要極大的意志力和大量的精神能量的。當你獲有了充分的精神能量，你就會更加有能力來掌控自己的死亡。

我相信建國的父親如果不是因為他所接受的醫療的話，應該還會活得更長。西方大多的醫療方法都是侵入性的，這可能反而會給原本需要救治的人帶來傷害，尤其是在他的能量低下的時候，而這也正是發生在蘇菲母親身上的情形。當建國的父親發生呼吸困難時，醫生沒有想辦法清除堵塞，而是使用了他們慣用的方法——將一根管子插入喉嚨幫助呼吸。要知道，年歲高的人很難輕易地擺脫對這種儀器的依賴，而如果插管不成功，醫生就會實施氣管切開術，這可能會使情況更糟。雖然年輕人通常有能量進行復原，但大多數老年人不可能從這樣的醫療程序中恢復。

最後，我還要講一個故事。這個故事是關於一個我從沒有為她發功療癒過，或更實際地說，是從未見過的一位女士。在第七章中，我談到過我的朋友力娜的母親的一個難以置信的故事——有關一個住在北京患有慢性心臟病的女士。當醫生為其進行心電圖檢驗時，竟然沒有發現任何活人所應具有的典型心電活動。也就因為這個狀況，力娜的母親有時會有呼吸困難的情形，特別是當天氣變冷或當她感覺疲倦的時候。儘管如此，力娜的母親每天還是要長時間的工作。我認為她之所以能堅持下

去，是因為她擔心若她出了事沒有人可以照顧力娜。這種擔心在中國的父母間很常見。我相信是她的意志力和念力讓她能夠持續存活下去，從力娜還不滿十歲，而她剛患上呼吸困難的毛病開始，一直到力娜進了大學的第一個學期，她都還是過著正常的生活，其中包括得定期去醫院接受治療。最後她的離世竟也跟她的一生一樣地平淡無奇：那一天，她如往常一般地為丈夫做完了早飯，清洗乾淨身體，然後上床去小睡一會兒，而她就在睡眠之中悄然地離開了人世。力娜告訴我，她母親的遺容看上去顯得很安詳，就像仍然在酣睡中一樣。

我不相信大多數人會有力娜母親所擁有的意志力。但是，當生命臨終的解脫來臨之時，我們卻有著提升精神能量水平的能力。我寫作此書的目的之一，就是要幫助人們認識生與死的關係。如果你記不住此書中其他的內容，那麼就請謹記住一點：當你臨終時，請務必要找到一個方法來提升你的精神能量水平，這麼做，你就能助益死亡的過程，從而完善你的解脫。在這裡，我無法告訴你如何提升你的精神能量水平，因為你需要用適合你自己的方式來做。或許你應該請你的牧師來給你讀聖經，或是請你的神父為你行膏油禮，也或者是請你的拉比或阿訇來為你祈禱，還有。說不定你也可以練先天氣運動。但是不管你如何為之，最重要的是要增加你的精神能量水平。

我們以能量的形態來到這個世界上，但一旦我們成了人身，我們就變得沉溺於物質的世界之中。大多數的我們都忽視精神，至多不過是在我們的大半輩子裡空談精神罷了。我們都忽視了精神能量，儘管在事實上那是我們離世時所唯獨僅有的東西，既然精神是所有的一切當中真正要緊的，那它不就正是那個所該去追求的嗎！

先天氣運動解脫之道

　　一個人要如何才能獲得精神能量以協助死亡和解脫的過程呢？儘管世上可能有很多方式來達成此目的，而先天氣運動則是唯獨一個我所能證實的方法。這一論斷是我根據在全書中所列舉的證據而做出的，另外再加上取自於菩提達摩經論中兩段相關的陳述。在《血脈論》中，菩提達摩明示：「臨終之時，不得取相，即得除障。」而在《悟性論》中，他在描述其大坐禪優勝之處時說道：「若作此會者，一切諸相不求自解，一切諸病不治自差。」菩提達摩敘述得非常清楚，一個人要想在臨終時突破所有的障礙，就需要脫離諸相，而要想從諸相中解脫出來的大法就是練會他的大坐禪。正如我在第五章中所闡明的，我相信菩提達摩所指稱的「大坐禪」與我所謂的「先天氣運動」是同一種修練。

　　我們來審視一下關於「諸相」的這個概念，這是針對修佛者的一個具有特殊含義之用語，它代表了所有物質性的東西乃至於我們對於物質所存的觀念。而要理解「諸相」的最好方式，不外乎就是退一步來思考一下你所憧憬的所謂完美人生之願景。到底什麼是完美的人生呢？總而言之，常理中所有關於完美人生的任何想法，都是所謂的「諸相」。

　　它們之所以被稱為「諸相」，是因為物質世界所呈現出的是具體的和穩定的，縱然在事實上，這個世界上的萬物卻皆是無常的。所有一切我們所擁有的或在乎的事物都是無常的，這其中當然也包括了生命本身。擁有自己所愛的人、財富、健康、物產，乃至於好的名聲——這些都是會變的，這些都是物質世界裡的東西，而就其本質而論，都是短暫的，它們都可能今天擁有但明日就可能失去。我們有時候可能會感到幸運和滿

足，但霎那之間我們就可能會失去我們所擁有的任何東西，甚或所有的一切。事實上，這種現實中變化多端的本質就是造成我們對我們的人生感到不快樂與不滿足的原因。為了避免物質世界的無常所伴隨帶來的痛苦，我們可以選擇讓我們自己從物慾中解脫出來。總之，我們對物質的依賴愈少，我們就愈向精神靠近。

在第四章中，我討論了「中道」的概念，說明了真正的中道並不是永恆不變的，它是隨機而變的。當我們改變了我們對物質事物的欲求，中道也就隨之而變。如果你要過一個令你滿意的人生，那麼我建議去尋找「中道」將會是極其有效之途徑。事實上，我也不知道有什麼更好的辦法了。因為中道是一個確定平衡的特別有效的辦法。

我們對於物質的依靠愈少，則我們為維生所需求的物質能量也就愈少。通常來說，如果一個人不是在瀕臨死亡或沒有練先天氣運動，那麼先天氣會在物質能量減少時，致使精神能量跟著降低從而創造出一個假性的平衡。然而，當你有規律地在練先天氣運動時，則你的精神能量就會保持在一個高的水平，並且極有可能會隨著時間而逐漸增長，同時物質能量也將維持在足夠高的水平以滿足你在物質上的需求。

一個揣摩關於組成我們的物質和精神能量的法子，是把它們想像成是蹺蹺板的兩端。當我們的能量確實是處於平衡的狀態時，它們會是對等的——就像蹺蹺板保持在完全地水平一樣。但是，觀察過小孩們坐在一個蹺蹺板上的人都知道，絕對的平衡是極為少見的。每一次當任何一端的重量與其位置有所改變時，一個新的均衡點就會產生，因而當大家的動作都停下來時，你會看到那個新的均衡點就表現在蹺蹺板的傾斜度上。正如蹺蹺板一樣，我們的物質與精神能量之間的均衡也是很少會達到完美的平衡。終盡我們的一生，我們的能量水平和它們之間的均衡都在不

斷地變動與調整之中。

當你在練先天氣運動的同時，將會逐漸放緩你對物質世界的執著，以蹺蹺板來比喻，就意味著你的能量水平會向一端傾斜，以至於精神能量的一端會比較高。這就是練習先天氣運動如何能使人獲得精神能量，從而有助於自身的死亡與解脫之過程，所以說，這是支助解脫非常有效的一種方式。

我發現當今世界上有許多人——當然也包括一部分本書的讀者——正在尋找長壽的秘方。雖然我沒有這種秘方，但卻有一些關於長壽所需條件的線索。我在第二章中曾提出討論，為何彭祖能活得如此異常地長壽，就是因為他擁有一套能使他在物質上的需求減到最小程度的自我修練方法。但是，先前我在描述他的個人修行時，我雖有發現，但卻沒有提到的，是一些歷史文獻中所揭示出彭祖在他那些修練之外的另一個面向，那就是他與他的妻子間頻繁的性生活。在他長命的歲月裡，他有過許多個妻子——一個接著一個的，他對於性無休止地需求，不僅成了他勤勉地個人修練的一部分，同時也可能就是他活了八百多歲的關鍵所在。他的個人修練使他的精神能量水平得以增加，而他對性的慾望則使其物質能量水平也隨之保持在相對高的水平之上。當然，除了性之外，世上還存有許多物質的慾望或追求，包括食物、財富、生意和學識等。但是，在眾多的物質慾望中，無論如何，唯有食與性是自然的需求。因此我懷疑，要想長壽，人在遵循為保有個人高精神能量水平的修行之餘，還需要同時維持個人對一項自然物質需求的慾望。

許多人將長壽視為所有成就之最。對於長壽的渴望是一種對物質世界依賴的體現，這在許多方面上都類似於對於財富、聲望或權力的渴望，這可能就是源於人對於死亡和未知世界的恐懼。但是，祈求長壽可能也會

有問題的，兩千多年前，道家的莊子在其所著之《莊子》一書中對於長壽有這樣的說法：「壽者惛惛，久憂不死，何苦也！」[3]——也就是說，長壽者大多渾渾噩噩地過日子，總是為能否長生不死而憂心忡忡，這又是何苦來哉呢！

　在我看來，能夠平衡對長壽的渴望是體現於事實上「人生不如意者十之八九」。你只要想想看，一個人為滿足一生中所有物質上的需求所遭遇到的種種苦惱與艱難，那麼，你就應該質疑長壽究竟是不是一生中最遠大的目標。這尤其當你不巧又是個運氣不好的傢伙——缺少金錢、地位乃至於愛。如果每天都要為維持生計而奮鬥，那你可能就不會有那麼大的興致要活得長命百歲了，因為命愈長也就意味著要拼鬥的日子愈多。現在換個情況來看，假如你是個幸運兒，那麼長壽很可能就是你要努力達成的一個目標了。你可能會有你自己的養生長壽之道，就好像有人有積累豪宅、益友或好酒之道一樣。然而，就算你是夠幸運的，也不能保證你不必為滿足一生中所有的物質需求承受痛苦，再怎麼說，也得為了維持你的身分地位所要付出的努力而焦慮，同時也要為這個世界上的經濟、環境、和平、家庭，乃至財富等會對你的幸福發生影響的事物而擔心。要是你真能長壽，那就幾乎可以說，你勢必注定要經歷為朋友與親人的離去所帶來的憂傷、失落和孤獨；而且幾乎每個人都會在一生中體驗過若干的失望與不如意，我想這些都足以使我們更傾向於不再留戀此生而願意離去。當然，如果我們一直都是快樂的，那我們自然也就沒有人會想離開這個世界。過多的失望會使我們變得可能會鬆開牢牢握住的生命，從而使得解脫自然而然地發生。

　從生命中自然的解脫，有可能是平穩與安詳的，或者，也有可能是煎熬與顛簸的。這也就因此使得如何讓一個人能夠自然且安詳地解脫他自己顯得特別重要了。就好像療癒患病最好的方式就是通過有效的自我療

癒一樣，解脫的理想方式就是通過自我解脫——在這裡，我的意思是指要對你自己此生的解脫負起責任，因而要盡可能為一個強而有力的解脫準備好應有的條件。

幾乎所有的文明中，許多信仰和規範都為此一目的而產生，而且它們通常都主導著生活在其影響下的人們的一生。在西方，人們要上教堂並遵循由教堂所定下的教條，還有更多的文化裡也都各有各的神和偶像。但它們都有一個共同點：即對精神世界中虛無縹緲且深不可測的力量的信仰。禮拜上帝或佛陀、研習聖經或佛經、祈禱、冥想和自虐都是一些人們所相信會有助於自我解脫的方式，但是卻不存在單獨的一種方式，能夠讓所有人都將之接納為唯一的正確方式。若是我們調查過所有現存的方法，我們會發現它們全都包含著各種形式的物質活動，而且都是以心念帶動的，也正因為這樣，所以它們的效益是有限的。

以菩提達摩為例，他就不鼓勵大家用物質的方式來實現自我解脫。在這一點上，他回應了老子的「無為」哲學並以為這是悟道的唯一法門。達摩提倡要見你的本性，而非以使用物質方法或行動來為之。他在《悟性論》中針對這一點直接予以闡述：

夫修道者，身滅道成。亦如甲拆樹生。此業報身，念念無常。無一定法。但隨念修之。亦不得厭生死，亦不得愛生死。但念念之中，不得妄想。則生證有餘涅槃，死入無生法忍。

眼見色時，不染於色。耳聞聲時，不染於聲。皆解脫也。眼不著色，眼為禪門。耳不著聲，耳為禪門。總而言，見色有見色性不著。常解脫。見色相者常繫縛。不為煩惱所繫縛者，即名解脫。更無別解脫。善觀色者，色不生於心，心不生於色。即色與心俱清淨。

在這段話中，菩提達摩是專注在解脫上面。他特意的指出，事實上沒有什麼固定的方式來幫助達成一個從此生強有力的解脫，此外，他又闡明「道」在我們完全脫離對物質的依附之前不會對我們自然顯現。

每天從事先天氣運動的鍛鍊能夠為你敞開無窮的精神能量，如此每日例行地啟動你的先天氣能使你得以見性，你將因而逐漸領悟到物質世界無常的本性，並將變得愈來愈不依戀於物質之諸相。雖然你的兩種能量水平仍將像蹺蹺板的兩端一般上下互動，但是，隨著時間的演進，每每均衡的態勢也會對應著精神能量的持續增加而發生改變。你的這種進程是快是慢，就取決於你對物質需求與諸相的依附程度。如果你力行鍛鍊先天氣運動，並相對地較少依賴於物質之諸相（因而也較不迷惑）的話，那麼將會獲得相對較多的精神能量，因而你也將漸漸轉變成更易於趨向一個完美的解脫。

當你在接近你人生的盡頭並做好準備要解脫時，先天氣運動會根據你的物質依附狀態而改變你的均衡狀態，隨著你減少對物質需求的依賴，精神能量將隨之而增加。這種狀況會一直持續到完全脫離物質依附的一瞬間，同時，會在精神能量上發生一個指數性地急劇增加，這樣的結果就造成了精神從身體的解脫，而且會是毫不費力地完成。在我看來，這可算得上是先天氣運動所帶來的一個優越的好處。

最後結語

　　在本書中，我概要地闡述了我的看法：一個人，就如同所有生命體一樣，是一個物質體與一個精神體的結合。我在此章中，探索了關於死亡的涵義，即是這兩者能量體的分離，同時也藉由引述一些我的親身體驗來支持這個論點。當然，還需要在這方面做更多的研究，因為唯有如此，我們才有可能獲得更多事實的真相。

　　活得健康又死得安逸幾乎是每一個人一生最重要的目標中的兩項，這兩者同時也是所有文明環繞著發展的重心。譬如說，醫藥、衛生和農業都是為了幫助我們活得健康而發展出來的，而宗教的興起則是為了提供我們對於死後問題的答案以及平息我們對於死亡的恐懼。雖然我在整本書中都盡力去弄清楚這一點，但我不相信我們能夠完全清楚要活得健康與死得安逸所必須要的是什麼。事實上，在我們的認知裡，我們可能對其中隱含的真理缺乏一些基礎的要素。

　　這本書呈現了我的論點：我們所缺失的正是我們對於精神能量作為生命之關鍵要素的認知，而對精神世界的視而不見，或至多將其歸納於宗教的領域裡，我們已經無法去理解或實際上來討論有關生命、死亡與健康的議題。因此，我視這本書為一塊敲門磚，我希望能為上述這些議題帶來一線曙光，而使人們能夠明瞭原本不太清晰的東西。我的冀望是有一天我所做的，能被用來幫助他人建立一個關於生命與死亡在能量基礎上的統一理論，以及利用精神能量於療癒上或舒緩死亡過程的方法。我的看法是生命、死亡和健康的議題沒有必要繼續籠罩於難以理解的陰影之下，因為我們終將有一天能夠完全地理解真理。而在我探索真理的路

途上，我所得到的許多體驗都反映了自古以來哲學家們的智慧，其中尤其是兩千五百多年前老子所言「無有入無間」，這句話或許可以說成是「沒了所有（無有）就得以進入無的世界（無間）」。而我所體驗到的就直接呼應著此言，即是我們在物質上做得愈少，就離精神世界愈近。

而進入精神世界的鑰匙就是「無為」，要想讓先天氣為你運行，靠的不是物質性的作為，相反地，是「無為」。通常在尋求關於先天氣的真理時，我們總是傾向於在我們自身之外來求助，然而，那裡並不是真理所在之處。誠如菩提達摩所忠言的，我們只需要去見我們的自性，而去見你的自性就是去發現你與精神的世界——有奇蹟的世界——是一體又一樣的。而你我之所以存在就是因為這個精神世界為我們生存所不可或缺的一部分。一旦你見到了自己的本性，你的本性和你的先天氣就會與你一起去獲取精神世界中無窮的力量源泉。你能利用這種能量來增進你身體的健康，或者，當你走到你人生的盡頭時，這種能量能使你的精神體可以完成從此物質世界中的一次安詳和強大的解脫。

我在本書一開頭就討論了奇蹟的發生，而正如我所述，我本身並不相信奇蹟的存在，因為我非常清楚地知道，大多數人所稱為奇蹟的事情，僅僅是那些以我們目前的理解水準所無法解釋的事件。歸因於對精神事實的忽視，我們已將通往奇蹟的世界之門關上了。對我來說，在這本書中揭示許多故事來與人分享實為不易，因為我並不想由於有能力施展奇蹟般的療癒而著名。這不是我寫作這本書的初衷，我也不想因此而成名。我覺得把我的時間和精力用在倡導重新發現我們的世界和我們自己的新途徑，作為一個研究和解惑的人，會更加地有意義。

我寫這本書的目的就是要將所謂奇蹟的世界開放給眾人，使大家都得以進入而受益。而你就是那個受益者，你和我與所有生命體一樣，全都

是由此奇蹟的能量所組成的，所以實在沒有什麼需要做的。

最後，我想不到什麼更合適的方式來為本書畫上句號，唯有呼應在心中回蕩著耶穌那震耳欲潰的話語——療癒你自己。

參考文獻

1 Tom Tam, *Pi Gu: The Way of Chi Gong Fasting* (Oriental Cultural Institute Press, 1998), p. 9.
2 同上，頁 7。
3 莊子：《莊子》

若有興趣獲得更多有關於先天氣運動的資訊，請參訪：

www.NaturalChiMovement.com

國家圖書館出版品預行編目資料

先天氣運動：進入奇蹟的世界／丁天格著. --
初版. --臺北市：書泉，2018.02
　面：　公分
ISBN 978-986-451-094-8 (平裝)
1.氣功
413.94　　　　　　　　　106007210

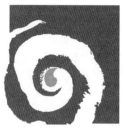

4903

先天氣運動：進入奇蹟的世界

作　　者 ― 丁天格 (2.8)

發 行 人 ― 楊榮川

總 經 理 ― 楊士清

副總編輯 ― 王俐文

責任編輯 ― 金明芬

封面設計 ― 陳威伸

出 版 者 ― 書泉出版社

地　　址：106台北市大安區和平東路二段339號4樓

電　　話：(02)2705-5066　　傳　　真：(02)2706-6100

網　　址：http://www.wunan.com.tw

電子郵件：shuchuan@shuchuan.com.tw

劃撥帳號：01303853

戶　　名：書泉出版社

總 經 銷：貿騰發賣股份有限公司

電　　話：(02)8227-5988　　傳　　真：(02)8227-5989

地　　址：23586新北市中和區中正路880號14樓

網　　址：www.namode.com

法律顧問　林勝安律師事務所　林勝安律師

出版日期　2018年2月初版一刷

定　　價　新臺幣380元